Avrum Bluming
und
Carol Tavris

Östrogen!

Avrum Bluming
und
Carol Tavris

Östrogen!

Warum eine Hormonersatztherapie in den Wechseljahren die Gesundheit von Frauen verbessert und ihr Leben verlängert – ohne das Brustkrebsrisiko zu erhöhen

VAK

VAK Verlags GmbH
Kirchzarten bei Freiburg

Titel der amerikanischen Originalausgabe:
Estrogen matters

ISBN 978-0-316-48120-5

Aus Gründen der besseren Lesbarkeit wurde im Text die männliche Form gewählt; alle Angaben beziehen sich selbstverständlich auf Angehörige aller Geschlechter.

Bibliografische Information der Deutschen Nationalbibliothek
Die Deutsche Nationalbibliothek verzeichnet diese Publikation in der Deutschen Nationalbibliografie; detaillierte bibliografische Daten sind im Internet über http://dnb.d-nb.de abrufbar.

VAK Verlags GmbH
Eschbachstraße 5
79199 Kirchzarten
Deutschland
www.vakverlag.de

Übersetzung: Rotraud Oechsler
Lektorat: Nadine Britsch
Layout: Karl-Heinz Mundinger
Umschlag: Agentur Guter Punkt, München
Satz & Druck: Friedrich Pustet GmbH & Co. KG, Regensburg
Printed in Germany
ISBN: 978-3-86731-220-2

Für meine Patientinnen, deren Vertrauen, Verständnis und Mitwirkung meine Forschung ermöglicht haben – und für meine Frau, die alles möglich macht.

Avrum Bluming

Fakten werden die Statistik letzten Endes aushebeln.

Bernadine Healy

Die Wahrheit ist die Tochter der Zeit, nicht der Autorität.

Francis Bacon

Inhalt

EINLEITUNG

Wer hat die Hormonersatztherapie auf dem Gewissen?

Vor Kurzem erhielt Avrum eine E-Mail von einer ihm unbekannten Frau – ein gemeinsamer Freund hatte sie an ihn verwiesen –, die sich mit einem verdächtigen Ultraschall-Befund ihrer Brust quälte. Im Mammogramm war eine mutmaßliche Zyste entdeckt worden, daher hatte der Radiologe den Ultraschall angeordnet, und das Ergebnis ließ auf einen bösartigen Tumor schließen. Die Frau schrieb, sie sei „am Durchdrehen", voller Verzweiflung und sehe schon eine totale Brustamputation auf sich zukommen; wenn es möglich wäre, den gesamten Oberkörper operativ zu entfernen, fügte sie hinzu, dann würde sie sogar das machen lassen. Diese Frau war eine 55-jährige Universitätsprofessorin für experimentelle Psychologie, jedoch völlig panisch, noch bevor überhaupt eine Biopsie gemacht worden war.

Avrum ist sich der Angst absolut bewusst, mit der selbst die Verdachtsdiagnose Brustkrebs einhergeht. Er ist seit vielen Jahren Facharzt für Onkologie und etwa 60 Prozent seiner praktischen Tätigkeit gelten der Erforschung und Behandlung von Brustkrebs. Bei seiner Frau Martha wurde 1988 im Alter von 45 Jahren Brustkrebs diagnostiziert. Sie hatte einen kleinen Knoten entdeckt, der gutartig schien, aber trotzdem entfernt werden musste, und er kann sich lebhaft an seine eigenen Ängste erinnern, als der Chirurg, der die Operation durchführte, sagte: „Tut mir leid, Av. Es war ein Karzinom." Er fühlte sich, als würde er mit Martha an der Hand den felsigen Pfad eines hohen Berges entlanggehen, und sie hätten plötzlich den Halt verloren. Zwei Tage später sagte ihnen der Chirurg beinahe beiläufig, die Gewebeproben, von denen er nach der

Entfernung der Geschwulst eine Biopsie hatte machen lassen, sähen völlig normal aus. Avrum gewann seine Fassung zurück. Was auch immer jetzt noch auftauchen könnte, es gab eine gute Chance, dass Martha geheilt werden würde.

Die häufig bemühte Statistik, dass jede 8. Frau (12 Prozent) irgendwann in ihrem Leben an Brustkrebs erkranke, ist in einem Gesamtzusammenhang zu sehen: Das Risiko, dass eine Frau Krebs bekommt, ist vorhanden, das ist richtig – aber nur, wenn sie das Alter von 85 Jahren erreicht. Patricia T. Kelly erklärte es in ihrem Buch *Assess Your True Risk of Breast Cancer* (zu Deutsch etwa: „Beurteilen Sie Ihr wirkliches Brustkrebsrisiko"; nur in englischer Sprache) so:

- Das Risiko einer 35-jährigen Frau, *in den nächsten 10 Jahren* an Brustkrebs zu erkranken, liegt bei 1:227 (0,4 Prozent).
- Bei einer 40-jährigen Frau liegt es bei 1:68 (1,5 Prozent).
- Bei einer 45-jährigen Frau beträgt es 1:42 (2,4 Prozent).
- Bei einer 60-jährigen Frau beträgt es 1:28 (3,6 Prozent).
- Eine über 70 Jahre alte Frau hat das höchste Risiko mit 1:26 (4 Prozent).[1]

Woher kommt also die Aussage, dass jede 8. Frau dieses Risiko hat? Sie kommt daher, dass die Risiken der einzelnen Alterskategorien *addiert* werden: 0,4 plus 1,5 plus 2,4 und so weiter. Wenn Sie 60 Jahre alt sind und bei Ihnen kein Brustkrebs diagnostiziert wurde, dann haben Sie in den kommenden zehn Jahren nur noch ein Risiko von 7,7 Prozent (12 Prozent minus das Risiko jeder Dekade, die Sie bereits hinter sich gebracht haben); das Brustkrebsrisiko in jedem 10-Jahres-Zeitraum ist niemals höher als das maximale Risiko von 1:26. Doch die bei Weitem wichtigste Statistik ist diese: Mehr als 90 Prozent der Frauen, die aktuell die Diagnose Brustkrebs erhalten, werden geheilt und den meisten bleibt eine Chemotherapie oder entstellende Brustamputation erspart.

Marthas Krebs wurde vor 30 Jahren diagnostiziert. Nach der (brusterhaltenden) Entfernung des Knotens, der Lumpektomie, wurde sie bestrahlt und mit Chemotherapie behandelt, und der Krebs ist nicht zurückgekehrt. Durch die Chemotherapie wurden jedoch die Wechseljahre ausgelöst; sie litt unter schweren Symptomen, die unvermindert anhielten. Sie beklagte sich nicht, denn sie wusste besser als ihr Mann, was den Frauen damals als „Das gehört zum Leben“ zugemutet wurde. Doch sie litt ganz sicher. Jahrelang hatten die Frauen, die Avrum behandelte, von denselben Symptomen berichtet: Hitzewallungen, Verlust des sexuellen Interesses, schmerzhafter Geschlechtsverkehr aufgrund von Scheidentrockenheit, Schlafstörungen, Herzrhythmusstörungen, unbegründete und untypische Panikattacken, Konzentrationsstörungen und – was Martha besonders störte – ein unklares Denkvermögen wie etwa Schwierigkeiten, sich an Telefonnummern zu erinnern oder gar der Handlung eines Buches zu folgen.

Daher befasste sich Avrum eingehender und systematischer mit den Symptomen der Wechseljahre und ihrer Behandlung. Zweifelsfrei am wirksamsten war damals – und ist es auch heute noch – Östrogen. Da die Östrogenersatztherapie (Abkürzung: ERT, von engl. *estrogen replacement therapy*), bei der ausschließlich Östrogen eingesetzt wird, mit dem erhöhten Risiko eines Endometriumkarzinoms (auch Uterus- oder Korpuskarzinom, einer Krebserkrankung der Gebärmutterschleimhaut) einhergeht, wird Frauen, die ihre Gebärmutter noch haben, eine Hormonersatztherapie verordnet (Abkürzung: HET, engl. HRT von *hormone replacement therapy*) – Östrogen plus Progestin / Progesteron –, die die Vorzüge des Östrogens ohne das erhöhte Risiko eines Endometriumkarzinoms bietet.* Martha bat Avrum um ein Rezept für Östrogen. Viele seiner menopausalen Patientinnen, die im Laufe der Jahre auch wegen Brustkrebs behandelt worden waren, hatten dasselbe Anliegen. Sie hatten sich über schwere Einschränkungen der Lebensqualität beklagt und hofften, dass das Östrogen für eine Verbesserung sorgen würde. Wegen der weit verbreitenden Sorge, dass Östrogen das Risiko eines Rezidivs,

* Diese Abkürzungen sind derzeit im Gespräch, denn viele Ärzte und Laien stoßen sich an dem Begriff „Ersatz“. Manche ziehen „Hormontherapie“ vor (obwohl sich das auf eine Einnahme von Hormonen für jedes Problem beziehen könnte) und andere hätten gerne „Hormontherapie für die Wechseljahre“, was auch nicht viel besser zu sein scheint. Da die Begriffe ERT und HET immer noch üblich sind und den Unterschied zwischen einer Östrogenmonotherapie (ERT) und einer Therapie mit kombinierten Hormonen (HET) deutlich machen, werden sie in diesem Buch verwendet.

also der Wiederkehr des Brustkrebses, bei diesen Frauen erhöhen könnte, hatte er bislang davon abgeraten. (Wie Sie in Kapitel 6 erfahren werden, ist das nicht der Fall.)

Bis Anfang der 1990er-Jahre hatten Forscher die Vorzüge des Östrogens 50 Jahre lang nachgewiesen und alle in der medizinischen Literatur umfassend dokumentiert. Östrogen hielt nicht nur die Wechseljahressymptome bei den meisten Frauen erfolgreich unter Kontrolle, sondern senkte auch das Risiko von Herzkrankheiten, Hüftfrakturen, Darmkrebs und Alzheimer deutlich. In einem redaktionellen Beitrag von 1991 im *New England Journal of Medicine* mit dem Titel „Uncertainty About Postmenopausal Estrogen: Time for Action, Not Debate“ (zu Deutsch etwa: „Verunsicherung über Östrogen in den Wechseljahren: Zeit zum Handeln, Schluss mit den Debatten“), wurde über einen Rückgang der koronaren Herzkrankheiten (atherosklerotische Veränderungen der Koronararterien) von 40 bis 50 Prozent berichtet, an denen mehr als achtmal so viele amerikanische Frauen starben als an Brustkrebs.[2] Die Framingham-Langzeitstudie berichtete über 50 Prozent weniger Hüftfrakturen durch Osteoporose, an denen jedes Jahr ebenso viele Frauen starben wie an Brustkrebs.[3] (Bei der Framingham-Studie wurden die Probanden, die zu Beginn der Studie 30–60 Jahre alt waren, in der Stadt Framingham in den USA ab dem Jahr 1948 über 30 Jahre regelmäßig alle 2 Jahre nach einem festgelegten Schema untersucht; Anm. d. Übers.) Zwei Studien, eine von der University of Wisconsin und eine von der American Cancer Society (Amerikanische Krebsgesellschaft), berichteten von einem 50-prozentigen Rückgang des Risikos, an Darmkrebs zu erkranken oder daran zu sterben. Und eine Studie der University of Southern California berichtete über einen 35-prozentigen Rückgang des Alzheimerrisikos. Bei den Frauen, die nicht von Brustkrebs betroffen waren, ergaben die Studien kein erhöhtes Risiko, daran zu erkranken, selbst bei denjenigen nicht, die 10 bis 15 Jahre lang Östrogene genommen hatten. Am auffälligsten war, dass Frauen, die eine Östrogentherapie machten, länger lebten als Frauen, die keine Hormone erhielten. In einem Bericht im *Journal of the American Medical Association* von 1997 wurde erwähnt, dass „die HET die Lebenserwartung fast aller Frauen in den Wechseljahren um bis zu drei Jahren erhöhen sollte."[4] In der Analyse wurde geschlussfolgert, dass bis zu 99 Prozent der Frauen in den Wechseljahren von der HET profitieren würden, wie die sinkenden Krankheitszahlen und die höhere Lebenserwartung ergeben hatten.

Somit verwundert es nicht, dass in den 1990er-Jahren ein ziemlich breiter Konsens bezüglich der Vorzüge einer Östrogenmonotherapie (ERT) und einer Hormonersatztherapie (HET) in der Medizinerschaft bestand. In ihrem 1995 erschienenen Buch *A New Prescription for Women's Health: Getting the Best Medical Care in a Man's World* (zu Deutsch etwa: „Ein neues Rezept für die Gesundheit von Frauen: Wie man die beste Gesundheitsfürsorge in einer Männerwelt bekommt"; nur in englischer Sprache) stellte die Kardiologin Bernadine Healy (als bislang einzige Frau) an der Spitze der National Institutes of Health (NHI, „Nationale Gesundheitsinstitute") fest, dass viele der Hauptrisiken, mit denen Frauen mit zunehmendem Alter konfrontiert werden – Herzkrankheit, Schlaganfall, Osteoporose und Alzheimer – „durch eine Hormonersatztherapie erheblich gemindert werden können." Infolge dieser Datenlage, schrieb sie, plane sie „ohne mit der Wimper zu zucken" eine HET, wenn sie in die Wechseljahre komme:

> Für mich sind die Vorzüge absolut bemerkenswert. Nach der Zusammenfassung aller Berichte komme ich zu dem Schluss, dass eine langfristige Hormonersatztherapie einem die Weiblichkeit zwar nicht für immer zurückbringt, doch sie bietet ganz klar die Chance, länger gesund zu bleiben. Die gesundheitlichen Vorteile der HET hinsichtlich einzelner Krankheiten oder Organe sind schon beeindruckend. Betrachtet man sie jedoch in der Gesamtheit, sind sie absolut überzeugend. Die Gesamtgesundheit einer alternden Frau bestimmt im Wesentlichen ihre Lebensqualität und ermöglicht ihr, die letzte Hälfte ihres Erwachsenenlebens als Segen und zweitschönste Zeit zu betrachten.[5]

Und dann fügte sie hinzu: „Die Entscheidung gegen eine Hormonersatztherapie ist auch eine Entscheidung, die die Gesundheit betrifft, ebenso wie die Entscheidung gegen eine Grippe- oder eine Hepatitisimpfung.

Aus meiner Sicht haben Frauen vor der Menopause einen Gesundheits- und Überlebensvorsprung. Im gebärfähigen Alter sind sie vor vielen Problemen geschützt, von denen Männer betroffen sind. Ich sehe keinen Grund, diesen Vorteil nach der Menopause aufzugeben – nicht, wenn ich das verhindern kann."

Heute, mehr als 20 Jahre nach Bernadine Healys veröffentlichtem Ratschlag, sind die Vorzüge des Östrogens von den Warnungen vor den Risiken übertönt worden, die durch Berichte von den WHI-Studien entflammt und erstmals 2002 veröffentlicht wurden. (Women's Health Initiative; eine „Initiative für die Gesundheit der Frau", die 1992 von den National Institutes of Health ins Leben gerufen wurde. Sie befasste sich mit der medizinischen Forschung in den Kernbereichen gesundheitlicher Probleme älterer Frauen und konzipierte dazu klinische Studien; Anm. d. Übers.) In diesen Berichten wurde behauptet, dass die HET absolut gefährlich sei, dass sie das Risiko von Brustkrebs, Herzkrankheiten, Schlaganfällen und Demenz erhöhe – allesamt Krankheiten, die zu einer Verkürzung der Lebenserwartung führen. Hunderttausende von Frauen, die bereits Angst vor Brustkrebs hatten, beendeten die Hormonersatztherapie umgehend. Sie wurden meist von ihren Ärzten darin bestärkt. Im Internet finden Sie bis heute Warnungen von medizinischen Zentren, die sich auf die WHI-Studien beziehen und Frauen von einer HET abraten oder sie nur für einen kurzen Zeitraum empfehlen.

Wie wir Ihnen jedoch in einer eingehenden Betrachtung der WHI-Studien zeigen werden, waren manche dieser Behauptungen übertrieben, manche irreführend und manche einfach nur falsch – und mehrere Prüfer distanzierten sich schließlich davon. Es ist uns klar, was für eine gewaltige Behauptung das ist. Die Women's Health Initiative, also die Initiative für die Gesundheit der Frau, vermutlich der Goldstandard der empirischen Forschung, von staatlicher Seite bis zur Höhe von einer Milliarde Dollar finanziell gefördert – und wir bestreiten die Glaubwürdigkeit der Ergebnisse? Ja, das tun wir, und wir hoffen, dass Sie verstehen warum, wenn Sie dieses Buch gelesen haben.

Bei der Gelegenheit möchten wir auch gleich mit einer weitverbreiteten Annahme aufräumen, auf der die Sorgen bezüglich der HET beruhen:

dass nämlich Östrogen Brustkrebs verursacht. Als Avrum begann, die allgemein akzeptierten Meinung über Östrogen infrage zu stellen, befand er sich plötzlich in derselben Position wie die Ärzte, die es wagten, die ehemals allgemein gültige Überzeugung von den Vorzügen einer radikalen Brustamputation anzuzweifeln, für die sich der Chirurg William Halsted Ende des 19. und Anfang des 20. Jahrhunderts einsetzte. Die Maßnahme beruhte zum Teil auf Halsteds Theorie, dass sich Brustkrebs fast ausschließlich von seinem Ursprungsort in die umgebenden Gebiete ausbreitet. Ein Tumor in der Brust? Dann ist es wichtig, den Tumor, die gesamte Brust und das Gewebe in der Nachbarschaft zu entfernen – eine „radikale" Maßnahme.

Diese Auffassung klang logisch, war weithin anerkannt – und falsch. In den 54 Jahren zwischen 1927 und 1981 wurden in 24 Studien mehr als 4 000 Brustkrebspatientinnen untersucht, deren Behandlung sich auf die Lumpektomie (brusterhaltende Entfernung des Tumors) und eine meist nachfolgende Bestrahlung beschränkte. Mit Ausnahme von zwei Studien waren die Überlebenszahlen selbst bis zu 30 Jahre später ähnlich wie die der Patientinnen, die mit unterschiedlichen Varianten der radikalen Brustamputation behandelt worden waren. Randomisierte Studien und Beobachtungsstudien ergeben nach wie vor, dass die brusterhaltende Operation nahezu immer zumindest ebenso erfolgreich ist wie die Brustamputation. Doch die Zahlen der Brustamputationen, insbesondere der beidseitigen, als Behandlung von lokalem Brustkrebs steigen seit 2006 – eine weitere Ausprägung der mit Brustkrebs einhergehenden Angst. Bei der überwiegenden Mehrheit dieser Fälle ist die Entfernung der Brust nicht angezeigt und wird auch nicht empfohlen. Doch viele Patientinnen sind in Panik, so wie die Frau, die an Avrum schrieb: „Nehmen Sie sie ab, nehmen Sie beide ab – dann muss ich mir keine Sorgen mehr machen." Sie würden lieber die Schmerzen, die Unannehmlichkeiten, die länger dauernde Genesung und die körperlichen Beeinträchtigungen einer ausgedehnten Operation verkraften wollen, als mit der unbegründeten Angst zu leben, denn die erweiterte Operation bietet keine größeren Heilungschancen.

Wie Halsteds irrige Auffassung, dass sich Brustkrebs von seinem ursprünglichen Ort aus in umliegendes Gewebe verbreitet, ist die Ansicht, dass Östrogen Brustkrebs verursacht, zwar logisch, weithin akzeptiert, aber eben falsch. Folgende Erkenntnisse, die in diesem Buch detailliert besprochen werden, sollten uns zu denken geben:

- Wäre Östrogen eine wichtige Ursache von Brustkrebs, würden wir erwarten, dass die Fallzahlen nach den Wechseljahren zurückgehen, wenn der Östrogenspiegel natürlicherweise absinkt. Stattdessen nehmen sie aber zu.
- Wäre Östrogen kanzerogen, also krebserregend, würden wir kaum erwarten, dass es Frauen, die an Brustkrebs leiden, einen Nutzen bringt. Man würde Patienten mit Lungenkrebs ja auch nicht durch eine drastische Erhöhung ihres täglichen Zigarettenkonsums behandeln. Aber hohe Östrogendosen sind bei metastasierendem Brustkrebs wirksam eingesetzt worden, und Frauen, bei denen der Krebs während einer HET oder einer Östrogenmonotherapie (ERT) diagnostiziert wurde, haben nachweislich häufiger eine bessere Prognose als solche, die sich nach einer Diagnose keiner Hormontherapie unterziehen.
- Die Überzeugung, der Östrogenspiegel, der sich im Laufe des Lebens bei einer Frau ansammelt, trage maßgeblich zu Brustkrebs bei, beruht auf schwachen und im Wesentlichen unwesentlichen Indizien. Sie beruht auf der Vorstellung, dass eine Frau, die ihre erste Monatsblutung (Menarche) sehr früh bekommt (wenn der Östrogenspiegel zu steigen beginnt) und spät in die Menopause eintritt (wenn der Östrogenspiegel steil absinkt), ein höheres Krebsrisiko hat. Doch dem ist nicht so. Zudem ist das Endometrium (Gebärmutterschleimhaut) im Vergleich zur Brust viel empfindlicher gegenüber jeglichen krebsfördernden Auswirkungen von Östrogen. Wäre „überschüssiges" Östrogen also ein Mechanismus, dem zufolge das Brustkrebsrisiko mit der Dauer der fruchtbaren Jahre steigt, dann sollte das Risiko von

Gebärmutterkrebs ebenfalls mit diesen Ereignissen in Zusammenhang stehen. Doch das ist nicht der Fall.

- Einige normale Brustzellen haben auf ihren Zellmembranen Rezeptormoleküle für Östrogen, und viele betroffene Frauen mit einem Östrogenrezeptor-positiven Brustkrebs nehmen verständlicherweise an, Östrogen „füttere" diese Art von Brustkrebs. Doch das stimmt nicht. Wenn dieser Rezeptor auf der Membran einer Brustkrebszelle gefunden wird, heißt das meist, dass der Brustkrebs so langsam wächst, dass er solch eine normale Zelleigenschaft übernimmt. Tatsächlich sind nämlich bei den meisten Brustkrebsfällen die Östrogenrezeptor-positiven Zellen gar nicht diejenigen, die wuchern. Einen ähnlichen Mechanismus hat man auch für Progesteron identifiziert. Das Vorhandensein eines Östrogen- oder Progesteronrezeptors auf der Oberfläche einer Brustkrebszelle bedeutet nicht, dass der Brustkrebs durch Östrogen oder Progesteron verursacht wurde. Zudem sind die Brustkrebszellen in einem frühen Stadium und jene Zellen, die sich bei Brustkrebs vermehren, im Allgemeinen Östrogenrezeptor- und Progesteronrezeptor-negativ.[6]
- Während einer Schwangerschaft sind die im Blut zirkulierenden Östrogenkonzentrationen mindestens zehn Mal höher als in anderen Lebensphasen einer Frau. Frauen, die während einer Schwangerschaft mit Brustkrebs diagnostiziert werden, haben jedoch eine ähnliche Prognose wie Frauen im gleichen Brustkrebsstadium, die nicht schwanger sind. Zudem hat ein Schwangerschaftsabbruch bei Frauen mit einer kurz vorher gestellten Brustkrebsdiagnose, wodurch der erhöhte Östrogenspiegel im Blut beseitigt wird, weder Vorteile für den Verlauf, noch für die Prognose der Krankheit.

* * *

Avrum und Carol sind seit vielen Jahren sehr gut befreundet. Sie lernten sich kennen, als Avrum das Leben von Carols Schwägerin mit einer erfolgreichen Therapie bei einer seltenen Blutkrankheit rettete, die durch ein Schlaganfallmedikament verursacht worden war. Sie entdeckten ihre gemeinsame Leidenschaft, wissenschaftlichen Daten auf den Grund zu gehen, und teilten das Engagement, Pseudowissenschaft und „Modetherapien“ zu entlarven; Avrum auf dem Gebiet der Medizin, Carol auf dem Gebiet der Psychologie. Die Geschichte der HET, eine Therapie, die zur Behandlung von speziell bei Frauen stattfindenden Veränderungen im Leben konzipiert wurde – eine Therapie, die von manchen Forschern hochgelobt, von anderen verdammt und schließlich von einer großen landesweiten Studie zu Fall gebracht wurde –, war für sich genommen faszinierend, aber auch eine perfekte Fallstudie für Carols Interesse an geschlechtsbedingten Vorurteilen im Gesundheitswesen und in der Forschung.

Und so beschloss Carol eines Nachmittags vor mehr als zehn Jahren, Avrums Vortrag über die HET bei einem ärztlichen Fortbildungsseminar zu besuchen. Sie ging hauptsächlich der Freundschaft wegen hin. Sie war keine Befürworterin von Hormonen und hatte ohnehin kein persönliches Interesse daran; sie hatte die Wechseljahre symptomfrei hinter sich gebracht. Ihr 1992 erschienenes Buch *The Mismeasure of Woman* (zu Deutsch etwa: „Die falsch vermessene Frau“; nur in englischer Sprache erhältlich) enthält ein Kapitel über Hormonersatz; sie war nicht völlig gegen die Therapie, befürwortete sie aber auch nicht uneingeschränkt. Zu der Zeit teilte sie die Ansicht vieler, die für die Gesundheit der Frau eintraten, dass das Konzept des Hormon-„Ersatzes“ an sich problematisch sei, da es darauf schließen ließ, dass die normalen Veränderungen im Leben automatisch einen Mangel erzeugten, anstatt, nun ja, eben normale Veränderungen zu sein.

Und dann beobachtete sie fasziniert, wie Avrum die Argumente, deren zufolge die HET ein ernsthafter Risikofaktor für Brustkrebs sei, systematisch auseinandernahm. Er präsentierte eine Aufstellung von Brustkrebsrisiken (s. Kapitel 1). Zu den geringeren Risiken gehörte die Einnahme von Presomen (Premarin) – mit einem geringfügigen Risiko. Die riskanteren Faktoren schlossen den Verzehr von Fisch, eine zusätzliche Portion Pommes frites pro Woche im Vorschulalter und den Beruf der Flugbegleiterin bei einer skandinavischen Fluglinie ein. Alle diese

Zuordnungen waren schwach, unwahrscheinlich und in der Realität ohne Bedeutung, und sie alle bargen ein größeres Risiko als Presomen (Premarin), doch alle fanden Eingang in medizinische Zeitschriften.

Volltreffer! Carol erkannte, dass sie und Avrum die gleiche Leidenschaft hatten: Auch er befasste sich mit Nachweisen, die der herkömmlichen Denkweise widersprachen, und stellte sich der Verärgerung, mit der die meisten Menschen darauf reagieren. (Sie sagen selten „Danke". Sie sagen überhaupt nicht sehr viel.) Sie war daher nicht überrascht, als Avrum ihr erzählte, wie viele Schwierigkeiten er hatte, wenn er seine Kollegen davon zu überzeugen versuchte, dass sie bezüglich der Gefahren einer HET und der Zuverlässigkeit der WHI-Studien eventuell falsch lagen. Carol bot ihm eine Zusammenarbeit beim Verfassen von Artikeln für seine Medizinerkollegen an; sie wurden schon bald von den Fachzeitschriften *Cancer Journal* und *Climacteric* veröffentlicht.[7] Auf die detaillierten Untersuchungen der Arbeiten über die skandalösen Datenmanipulationen der WHI-Studien reagierte das medizinische Establishment mit – Schweigen.

Das war die Geburtsstunde dieses Buches. Ebenso wie jahrzehntelange Nachweise schließlich die wissenschaftliche Rechtfertigung einer radikalen Brustamputation zu Fall brachten, deuten jahrzehntelange Nachweise darauf hin, dass nun auch die Zeit gekommen ist für eine andere Meinung über Östrogen in den Köpfen der Mediziner. Wir werden zeigen, wie der mächtige Glaube, dass Brustkrebs durch Östrogen verursacht wird, ansonsten angesehene, ernst zu nehmende Forscher blind machte für die tatsächlichen Aussagen ihres eigenen Datenmaterials. Und wir werden zeigen, wie der mächtige Glaube, dass die Befürworter von Östrogen alle von den großen Pharmakonzernen gekauft sind – was bei einigen auch tatsächlich der Fall ist –, viele verantwortungsbewusste Männer und Frauen unter den Frauenrechtlern, Wissenschaftlern und Gesundheitsaktivisten verblendete und sie davon abhielt, diese Daten ernstzunehmen.

Folglich möchten wir an dieser Stelle zunächst einmal deutlich machen, dass weder Avrum noch Carol in irgendeiner Art und Weise Wyeth (2009 von Pfizer gekauft) oder irgendeinem anderen Pharmaunternehmen verpflichtet ist. Carol ist seit Langem eine entschiedene Kritikerin der pharmazeutischen Industrie, und Avrum empfing und empfängt keine Arzneimittelvertreter in seiner Praxis, geschweige denn nahm er Einladungen zum Abendessen an, auch keine teuren Füllfederhalter, gut honorierten Vortragsangebote oder Auftragsartikel, und es gab auch keine Pizza, keine Bestechungsgelder oder Zuwendungen im Gegenzug für ein Rezept. Ein anwaltlicher Vertreter der Firma Wyeth nahm im Jahr 2005 mit ihm Kontakt auf, und Avrum erklärte sich bereit, in einem Fall als sachverständiger Zeuge aufzutreten, da seine bereits veröffentlichten Arbeiten die Rolle von Hormonen bei der Entwicklung von Brustkrebs infrage gestellt hatten. Er wurde nicht für eine Stellungnahme engagiert.

Im Jahr 2017 bekam Avrum eine E-Mail einer ehemaligen Patientin, die in eine andere Stadt gezogen war:

Sehr geehrter Herr Dr. Bluming,

heute hatte ich einen Termin bei Frau Dr. L. wegen eines neuen Rezeptes für die Hormone, die ich einnehme. Sie sagte mir schnell, ich solle mir einen anderen Arzt suchen, da sie die HET nicht verschreiben könne und werde. Damit eine Patientin Hormone bekommen könne, sagte sie, dürfe sie nicht älter als 62 Jahre sein (ich bin viel älter) und müsse Hitzewallungen haben – die ich nicht habe, weil ich ja Hormone nehme. Sie würde mich nicht weiterbehandeln, wenn ich auf den Hormonen bestünde. Schließlich stellte sie mir ein Rezept für nur einen Monat aus und riet mir, mich nach einem anderen Arzt umzusehen. Diese Medikamente haben mir sehr geholfen und ermöglichten mir die Teilnahme am Leben, anstatt nur noch auf dem Sofa zu sitzen und mich weder bewegen, noch denken zu können. Was mache ich denn jetzt? Zu wem kann ich gehen? Wie kann ich einen Arzt finden, der mich unterstützt und sich um das kümmert, was nötig ist?

Als Avrum den Brief der Patientin las, fragte er sich, wie ihre ansonsten kompetente junge Onkologin sich so strikt gegen die Hormonersatztherapie hatte stellen können, dass sie nicht in der Lage war, deren Vorteile für die vor ihr sitzende Patientin zu erkennen, die seit mehr als 20 Jahren eine HET bekam. Zur Beantwortung dieser Frage werden wir uns die Auswirkungen der Hormonersatztherapie auf die Symptome in den Wechseljahren, die Herzkrankheiten, die Knochengesundheit, die Lebenserwartung und Krebs ansehen und Empfehlungen abgeben, welche Richtung wir von hier aus einschlagen. Wenn eine Frau versucht, sich für oder gegen eine Östrogenmonotherapie oder eine Hormonersatztherapie zu entscheiden, ist sie es sich schuldig, über deren Vorzüge und Risiken Bescheid zu wissen, und genau das hat dieses Buch sich zur Aufgabe gemacht.

Alles, was Menschen tun, birgt Risiken: Die Straße überqueren, Aspirin schlucken, heiraten. Ja, im Fall von Östrogen gibt es natürlich einige berechtige Bedenken bezüglich der Risiken, und wir werden sie diskutieren. Doch wir werden argumentieren, dass die medizinischen Experten in ihrer Sorge über die sich für einige Frauen als gering erweisenden Risiken übersehen, wie überwältigend der Nachweis der erheblichen Vorteile ist, den Östrogen für die meisten Frauen hat. Die Angst vor Brustkrebs hat den Frauen einen Schrecken vor Östrogen eingejagt und sie in Scharen davon abgebracht – eine Angst, die so groß ist, dass eine gebildete Frau sich zu der Behauptung verleiten ließ, sie würde für eine Heilung „ihren gesamten Oberkörper“ opfern, noch bevor überhaupt eine offizielle Krebsdiagnose gestellt worden war. Wir hoffen, dass mithilfe dieses Buches die Angst durch ein vertieftes Verständnis ersetzt wird, das es den Frauen ermöglicht, unter der Anleitung sachkundiger Ärzte Entscheidungen zu treffen, die auf Wissen beruhen – anstatt auf unbegründeter Besorgnis und falschem Alarm.

Kapitel 1

Verursacht Östrogen Brustkrebs?

„Ja."

„Nein."

Mutmaßungen und kontroverse Debatten kreisen seit mehr als 100 Jahren um diese Frage, und allein dieser Umstand liefert schon einen Hinweis auf die Antwort. Richard Feynman, Nobelpreisträger für Physik, hatte eine gute Methode, um den Wahrheitsgehalt in der Wissenschaft zu testen. Er sagte: „Wenn etwas wahr ist, dann ist es tatsächlich so, dass die Wirkungen immer deutlicher hervortreten, je länger Sie Ihre Beobachtungen fortsetzen und je effizienter die Beobachtungen werden."[1] Wenn Sie Ihre Beobachtungen fortsetzen und nur verworrene und widersprüchliche Antworten erhalten, dann stimmt entweder etwas mit Ihrer Methode nicht oder, was noch wahrscheinlicher ist, mit Ihrer Hypothese.

Fortschritte in der Wissenschaft werden selten durch eine einzelne dramatische Erkenntnis oder ein experimentell gewonnenes Ergebnis erzielt. Meist sind sie das Resultat zahlreicher kleiner Schritte und Schlussfolgerungen, von denen viele in dieselbe generelle Richtung deuten und der Entwicklung einer Idee Raum geben, die dann überprüft und entweder verifiziert oder widerlegt werden kann. Leider setzen sich nicht alle Wissenschaftler so objektiv mit einem Ergebnis auseinander wie Feynman es tat. Falsch zu liegen war für ihn ebenso aufschlussreich, wie recht zu haben. Doch viele Wissenschaftler hätten natürlich – wie fast alle Sterblichen – lieber recht und manche sind, wie wir in diesem Kapitel sehen werden, bereit, die Ergebnisse ihrer Versuche so zu verbiegen, dass sie zu ihren Theorien passen.

Das Bestreben, Brustkrebs zu verstehen und erfolgreich zu behandeln, gibt es schon sehr lange.[2] Ende des 19. Jahrhunderts behaupteten einige Ärzte, dass es einen kausalen Zusammenhang zwischen einem Produkt der Eierstöcke – höchstwahrscheinlich Östrogen – und der Entwicklung und dem Fortschreiten von Brustkrebs geben könnte. Im Jahr 1882 berichtete Thomas William Nunn von einer Brustkrebspatientin in der Perimenopause, der Zeit kurz vor den Wechseljahren, deren Erkrankung sechs Monate nach der letzten Menstruation zurückging. 1889 machte Albert Schinzinger den Vorschlag, bei Brustkrebs-Patientinnen im gebärfähigen Alter die vorzeitige Menopause durch die Entfernung beider Eierstöcke auszulösen, was dann hoffentlich dazu führen würde, die Krankheit zurückzudrängen, denn er hatte beobachtet, dass Brustkrebs bei älteren Frauen weniger aggressiv war als bei jüngeren. Schinzinger führte die Operation aber nie durch, da er seine Kollegen von ihrem potenziellen Nutzen nicht überzeugen konnte. Doch sechs Jahre später, im Jahr 1895, entfernte George Thomas Beatson beide Eierstöcke bei einer Frau, die an einem ausgedehnten rezidivierenden Brustkrebs litt. Der Tumor der Patientin bildete sich vollständig zurück und sie lebte nach der Operation noch vier Jahre. Ein Jahr später, 1896, entfernte der englische Chirurg Stanley Boyd beide Eierstöcke einer Frau mit metastasierendem Brustkrebs; nach der Operation lebte sie noch 12 Jahre. Boyd schrieb später: „Meine Arbeitshypothese ist, dass die innere Sekretion der Eierstöcke in manchen Fällen das Krebswachstum begünstigt."

Das war fast ein halbes Jahrhundert lang der Stand der Dinge.

Im Jahr 1942 entwickelten Forscher Methoden zur Gewinnung großer Mengen Östrogen aus dem Urin trächtiger Stuten, und die Firma Ayerst Laboratories produzierte die ersten Östrogentabletten, die sie „Premarin" nannten (nach engl. *pre*gnant für schwanger und *mar*e's ur*in*e für Stutenurin; hierzulande als Presomen im Handel; Anm. d. Übers.). Ayerst begann in den 1950er-Jahren mit der Vermarktung des Präparats zur Behandlung von Wechseljahressymptomen, eine Aktion, die in den 1960er-Jahren durch die Veröffentlichung des atemberaubenden Bestsellers *Die vollkommene Frau* des New Yorker Gynäkologen Robert Wilson noch verstärkt wurde.[3] Das Buch versprach Jugend, Schönheit und ein erfülltes

Sexualleben für Frauen in den Wechseljahren durch Östrogen. Wilsons Sohn Ronald erzählte der Reporterin Gina Kolata von der *New York Times* später, dass Ayerst alle Kosten seines Vaters in Zusammenhang mit der Entstehung des Buches übernommen hatte und dessen Forschungsgemeinschaft, die Wilson Research Foundation, finanzierte.[4]

Diese euphorische Unterstützung von Östrogen erhielt in den 1970er-Jahren einen Dämpfer durch die Entdeckung, dass die Fälle von Endometriumkarzinom, einer im Allgemeinen heilbaren Krebsart der Gebärmutterschleimhaut, bei all diesen „vollkommenen" Frauen, die sich einer Östrogentherapie unterzogen, um das Vier- bis Achtfache stiegen.[5] Anschließende Studien berichteten, dass die Zugabe von Progesteron, eines weiteren weiblichen Hormons, das mit Östrogen einhergehende erhöhte Gebärmutterkrebsrisiko nicht nur aufhob, sondern sogar vor diesem Krebs schützte; bei Frauen, die Progesteron zusammen mit Östrogen erhielten, trat er seltener auf als bei Frauen, die gar keine Hormone nahmen.[6] Daher bekommen seit den 1980er-Jahren Frauen, denen die Gebärmutter entfernt wurde und die danach mit einer Hormontherapie beginnen, nur Östrogen (Östrogenmonotherapie, ERT), während Frauen, die ihre Gebärmutter noch haben und mit einer Hormontherapie beginnen, Östrogen plus Progesteron (also die „normale" HET) erhalten. Varianten von synthetischem Progesteron, die entwickelt wurden, um die Resorption des Medikaments zu verbessern, werden als Progestine bezeichnet.

Heute gilt die Hauptsorge aller nicht mehr dem Gebärmutterkrebs, sondern dem Brustkrebs – und die mögliche Rolle, die Hormone bei seiner Ursache spielen. Im Laufe der 1980er- und 1990er-Jahre gab es jedoch wenige Hinweise, die diese Sorge rechtfertigten. Ganz im Gegenteil, es gab ein ganzes Feuerwerk an beruhigenden Forschungsergebnissen:

- Eine 1986 von der Epidemiologin Louise Brinton geleitete Studie am National Cancer Institute ergab kein statistisch relevantes erhöhtes Brustkrebsrisiko bei Frauen, die Presomen (Premarin) nahmen, auch nicht bei denjenigen, die es länger als 20 Jahre genommen hatten.[7]

- Eine 1988 von Bruce Armstrong in der Forschungsstelle Epidemiologie und Präventivmedizin (Research Unit in Epidemiology and Preventive Medicine) der University of Western Australia durchgeführte Meta-Analyse von 22 Studien ergab keinen statistisch erfassbaren Zusammenhang zwischen einer Östrogenmonotherapie und Brustkrebs.[8]
- Eine 1991 von der Epidemiologin Julie Palmer an der Medizinischen Hochschule der Boston University geleitete Studie ergab kein erhöhtes Brustkrebsrisiko bei den Frauen, die Presomen (Premarin) nahmen, selbst nach einer Einnahme von 15 Jahren nicht.[9]
- Eine ebenfalls 1991 erfolgte Analyse von 28 Studien durch den Biostatistiker William Dupont und den Pathologen David L. Page an der Medizinischen Hochschule der Vanderbilt University ergab keinen Zusammenhang zwischen einer Östrogenmonotherapie und Brustkrebs.[10]
- Im Jahr 1992 wurde die erste randomisierte, placebokontrollierte Doppelblindstudie zu diesem Thema veröffentlicht. Zweiundzwanzig Jahre zuvor hatten die Gynäkologin, Geburtshelferin und Medizinwissenschaftlerin Lila Nachtigall und ihre Kollegen am Medizinischen Zentrum Langone der New York University 168 postmenopausale Frauen, die dauerhaft in einer psychiatrischen Einrichtung untergebracht waren, nach dem Zufallsprinzip aufgeteilt; eine Gruppe erhielt eine HET, die andere ein Placebo. Nach mehr als zwei Jahrzehnten waren 11,5 Prozent der Frauen, die das Placebo nahmen, an Brustkrebs erkrankt, aber keine der Frauen, die Hormone nahmen.[11]
- Da Frauen, die sich bei einer gutartigen Brustkrankheit einer Biopsie unterziehen, ein leicht erhöhtes Brustkrebsrisiko haben, begleiteten Wissenschaftler 3303 Frauen, die zwischen 1958 und 1960 an der Vanderbilt University eine solche Biopsie durchführen ließen. Die durchschnittliche Dauer der Verlaufskontrolle betrug 17 Jahre. In dieser Studie, die 1989 veröffentlicht wurde, hatten Frauen, denen nach der Biopsie Östrogen gegeben wurde – auch die, in deren Familien es Fälle von Brustkrebs gab – in der Folge selbst kein erhöhtes Brustkrebsrisiko.[12]

Natürlich gab es einige widersprüchliche Studien – die gibt es in der Medizin immer –, doch bis zum Jahr 2000 bestand zwischen den wichtigsten Fachzeitschriften, Forschungsinstitutionen und führenden Onkologen Einvernehmen darüber, dass Östrogen das Brustkrebsrisiko nicht erhöht.

Eine Konsenskonferenz, die 1987 stattfand und über die im *British Medical Journal* (BMJ) berichtet wurde, kam zu dem Schluss, dass „klar definierte epidemiologische Studien zur Östrogenmonotherapie keine Hinweise auf eine Gesamtzunahme des Brustkrebsrisikos bei postmenopausalen Frauen geben."[13]

In einem Leitartikel von 1993 im *New England Journal of Medicine* (NEJM) stellten die Endokrinologen Kathryn Martin und Mason Freeman vom Massachusetts General Hospital in Harvard fest: „Aufgrund der verfügbaren Nachweise empfehlen wir, dass alle postmenopausalen Frauen für eine Hormonersatztherapie in Betracht gezogen und über deren Risiken und Vorteile aufgeklärt werden."[14]

Laut einer Studie, die 1995 von der Epidemiologin Janet Stanford von der University of Washington durchgeführt wurde, „hat es nicht den Anschein, dass die Verwendung von Östrogen und Progestin (HET) mit einem erhöhten Brustkrebsrisiko in Zusammenhang steht (...) Im Vergleich zu den Frauen, die in den Wechseljahren keine Hormone einnehmen, hatten die Frauen, die sich acht Jahre oder länger einer HET mit Östrogen und Progestin unterzogen, ein vermindertes Brustkrebsrisiko."[15]

In einem Artikel des *New England Journal of Medicine* wurde 1995 von den ersten Ergebnissen der Nurses' Health Study berichtet, einer Langzeitstudie mit Krankenschwestern, an der 121 700 examinierte Krankenschwestern teilnahmen, die von 1976 bis 1992 begleitet worden waren. Die Frauen, die sich der HET unterzogen, selbst diejenigen, die sie länger als 10 Jahre durchführten, hatten zu keinem Zeitpunkt ein erhöhtes Brustkrebsrisiko im Vergleich zu den Frauen, die nie eine HET machten.[16]

Eine 1996 von Dawn Willis geleitete prospektive Studie mit 422 373 Frauen, die unter der Schirmherrschaft der American Cancer Society durchgeführt wurde, ergab, dass die Frauen, die bereits eine Östrogenersatztherapie gemacht hatten, ein zwar geringes, aber statistisch signifikant verringertes Risiko hatten, an Brustkrebs zu sterben.[17]

1997 zog Nananda Col, damals Wissenschaftlerin am New England Medical Center und an der Medizinischen Hochschule der Tufts University, in einem Artikel die Schlussfolgerung: „Unsere Analyse legt nahe, dass die HET bei den meisten Frauen, die erst kurz vorher in die Menopause kamen, zu einer höheren Lebenserwartung führen wird und dass das für manche Frauen mehr als drei Jahre mehr Lebenszeit bedeuten könnte."[18]

Ebenfalls 1997 untersuchte der Epidemiologe Thomas Sellers am Moffitt Cancer Center der University of Minnesota die Daten einer Stichprobe von 41 837 Einwohnerinnen aus Iowa im Alter zwischen 55 und 69 Jahren, um zu ermitteln, ob die HET bei Frauen, die familiär mit Brustkrebs vorbelastet waren, mit einem erhöhten Brustkrebsrisiko einherging. Doch das war nicht der Fall.[19]

Im Jahr 2006 untersuchte der Biostatistiker Masahiro Takeuchi die Fälle von 9 000 Japanerinnen und stellte fest, dass all die Frauen, die eine HET machten, mit einer geringeren Wahrscheinlichkeit an Brustkrebs erkrankten als all jene, die keine HET durchführten.[20]

Ebenfalls 2006 berichtete die Women's Health Initiative, die „Initiative für die Gesundheit der Frau" – über die noch sehr viel zu sagen sein wird –, dass für postmenopausale Frauen, die eine Östrogenmonotherapie gemacht hatten, selbst nach sieben Jahren Nachsorge kein erhöhtes Brustkrebsrisiko bestand.[21]

2005 machten der Epidemiologe Timothy Rebbeck und seine Kollegen an der Medizinischen Hochschule der University of Pennsylvania eine verblüffende und kontraintuitive, also dem gesunden Menschenverstand widersprechende Entdeckung. Sie analysierten die Daten von 462 Frauen prä- und postmenopausalen Frauen mit einer BRCA1- und BRCA2-Mutation. Diese Genmutationen sind dafür bekannt, dass sie das Eierstock- und Brustkrebsrisiko erhöhen. BRCA-positiven Frauen wird meist zur Entfernung beider Eierstöcke geraten, weil dadurch das Risiko von Eierstockkrebs drastisch reduziert und das nachfolgende

Brustkrebsrisiko halbiert wird. Wäre ein infolge der Entfernung der Eierstöcke geringerer Östrogenspiegel der Grund für einen Rückgang des Brustkrebsrisikos, wie viele Onkologen glaubten, wäre es unlogisch, diesen Frauen Östrogene zur Linderung der Wechseljahressymptome zu verschreiben; das wäre in der Tat ein gefährlich hohes Risiko. Doch das ist es nicht. Die Forscher verglichen die Daten von BRCA-positiven Frauen, die nach der Entfernung ihrer Eierstöcke einige Jahre lang eine Hormonersatz- oder Östrogenmonotherapie gemacht hatten, mit denen von Frauen, die nie Hormone genommen hatten – und sie fanden kein erhöhtes Brustkrebsrisiko.[22] Auch Andrea Eisen nicht, eine Onkologin am Sunnybrook Regional Cancer Center in Toronto, die die Fälle von 472 BRCA1-positiven postmenopausalen Frauen untersuchte, von denen eine Hälfte Hormone nahm und die andere nicht. Sie schlussfolgerte, dass „bei postmenopausalen Frauen mit einer BRCA1-Mutation die durchschnittlich etwa vierjährige Einnahme von Östrogen nicht mit einem erhöhten Brustkrebsrisiko einherging; *tatsächlich ging die Einnahme von Östrogen bei dieser Gruppe mit einem deutlich verminderten Risiko einher*."[23] [Hervorhebung durch die Buchautoren] Dieses Ergebnis wurde 2016 repliziert, wie die Wissenschaftlerin Joanne Kotsopoulos, die sich an der School of Public Health der University of Toronto mit Brust- und Eierstockkrebs befasst, in einem Bericht über Multicenter-Studien schreibt. (Sie werden in mehreren Zentren von mehreren Untersuchern durchgeführt; Anm. d. Übers.). Nochmals: Frauen mit einer BRCA1-Mutation, die sich im Durchschnitt 4 Jahre und 3 Monate einer HET unterzogen hatten, hatten kein erhöhtes Brustkrebsrisiko.[24]

An dieser Stelle könnten Sie sich fragen: „Warum kam überhaupt irgendjemand auf die Idee, dass Östrogen das Brustkrebsrisiko erhöht?" Wir dachten schon, Sie würden diese Frage nie stellen.

Diejenigen, die Gründe für die Gefahren von Hormonen liefern, zitieren vor allem zwei Studien, um ihre Argumentation zu stützen. Eine wurde 1989 im *NEJM* von einem Team angesehener Forscher unter der Leitung von Leif Bergkvist und Hans-Olov Adami von der chirurgischen Abteilung des Universitätskrankenhauses im schwedischen Uppsala veröffentlicht. Das Ergebnis war erschreckend: Ein um 440 Prozent erhöhtes Brustkrebsrisiko bei Frauen, die sich einer HET unterzogen hatten.[25] Dieser Artikel wird weiterhin als Nachweis für die Gefahren der HET zitiert.

Sehen wir uns die Studie also an. Die Forscher analysierten die ärztlichen Verschreibungen für alle Frauen rund um Uppsala, die eine Östrogenmono- oder eine Hormonersatztherapie machten – das waren mehr als 23 000 Frauen. Anstatt die Patientenakten all dieser Frauen zu durchforsten, was eine zeitraubende Angelegenheit gewesen wäre, wählten sie eine Untergruppe aus, etwa jede 30. Patientin, und kamen so schließlich auf 638 Frauen, die zwei aufeinanderfolgende Fragebögen ausfüllten. Bei Frauen, die nur Östrogen nahmen, fanden sie kein erhöhtes Brustkrebsrisiko. Bei einer nicht näher beschriebenen kleineren Anzahl der 638 Patientinnen, die Östrogen und Progestin erhielten, hatten die Autoren eine statistisch erwartete Wahrscheinlichkeit von 2,2 Brustkrebsfällen errechnet. Stattdessen erkrankten 10 Frauen an Brustkrebs – was einer Erhöhung des Risikos um satte 440 Prozent entsprach. Bei solch geringen Zahlen hätte die Erhöhung ein statistischer Ausreißer sein können, und tatsächlich räumten die Forscher ein, dass ihr Ergebnis statistisch nicht relevant sei. Wir wiederholen das gerne noch einmal: statistisch *nicht* relevant! Doch da es sich um das Titelthema im *New England Journal of Medicine* handelte, sorgten die 440 Prozent für solch einen Wirbel, dass viele Ärzte das „erhöhte Risiko" hinausposaunten, als wäre es aussagekräftig. In einer zweiten Studie, die kurz nach der ersten veröffentlicht wurde, berichteten dieselben Autoren sogar von einer *besseren* Prognose für die Krebspatientinnen, die zum Zeitpunkt der Diagnose Östrogen einnahmen, als für jene Frauen, die das nicht taten.[26]

In einem Artikel, der die erste der im *NEJM* veröffentlichten Arbeiten begleitete, schrieb die biomedizinische Wissenschaftlerin und Professorin an der Abteilung für Familienmedizin und Öffentliche Gesundheit an der University of California in San Diego, Elizabeth Barrett-Connor: „Für die durchschnittliche nordamerikanische Frau, die ein Drittel ihres Lebens in der Postmenopause verbringt, scheinen die Vorteile von Östrogen nachhaltig fundiert zu sein. Meiner Ansicht nach sind die Daten nicht aussagekräftig genug, um eine sofortige Änderung unserer Herangehensweise bei der Hormonersatztherapie zu rechtfertigen.[27] Der *Harvard Medical School Health Letter*, der Gesundheitsreport der Medizinischen Hochschule der Harvard University, überprüfte die schwedische Studie ebenfalls und kam zu dem Schluss, dass der Unterschied in der Statistik zwischen 2,2 und 10 Patientinnen zu gering für ein statistisch belastbares Ergebnis sei, geschweige denn rechtfertigen würde, die vorherigen Forschungsergebnisse größtenteils zu kippen, die „uns bislang keinen Anlass gaben, einen deutlichen Zusammenhang zwischen dem Östrogenersatz und Brustkrebs zu erwarten."[28]

Die zweite große Studie, die von HET-Kritikern zitiert wird, wurde 1997 in der Fachzeitschrift *Lancet* veröffentlicht. Das war die Collaborative Reanalysis, eine gemeinsame Neuanalyse von 51 epidemiologischen Studien aus 21 Ländern, die 52 705 Frauen mit Brustkrebs und 108 411 Frauen ohne Brustkrebs umfasste. Aufgrund des enormen Umfangs der Studie und des Ansehens ihrer mehr als 20 Mitarbeiter (von denen viele in ein „Who is Who" der Krebsforschung aufgenommen werden könnten), wird sie immer noch häufig als eine der maßgeblichen Untersuchungen über Hormone und Brustkrebs zitiert. Die Forscher – unter der Leitung der Epidemiologen Richard Doll, Richard Peto und Valerie Beral vom Ausschuss für die Analyse und schriftliche Abfassung des Projekts – berichteten, dass es bei den Frauen, die sich in der Vergangenheit, egal wie lange, einer HET unterzogen hatten, keine Zunahme von Brustkrebs gab. Sagten die Forscher dann „Gute Nachrichten!" und machten weiter? Mitnichten; sie analysierten ihre umfangreichen Daten erneut, um zu schauen, ob sie nicht doch irgendwo noch eine Untergruppe von Frauen auftun konnten, die ein mit der HET einhergehendes erhöhtes Brustkrebsrisiko zeigte. Und sie wurden fündig, indem sie die Frauen herausfilterten, die zum Zeitpunkt ihrer Befragung die HET seit mindestens fünf Jahren durchführten.[29] Wie gering war die Erhöhung, die sie fanden? Selbst bei dieser künstlich konstruierten Auswahl betrug die erhöhte Anzahl von Brustkrebsfällen bei hundert Frauen, die zehn Jahre oder länger Östrogen nahmen, gerade einmal 0,6 Prozent – es handelte sich also um weniger als einen zusätzlichen Fall.[30]

Willkommen in der Welt der WHI-Studie

Im Juli 2002 gaben die Nationalen Gesundheitsinstitute (NHI) eine Presseerklärung heraus, die alle Medizinjournalisten weltweit aufhorchen ließ: „Das Nationale Institut für Herz-, Lungen- und Blutkrankheiten der NHI hat die Women's Health Initiative, eine große klinische Studie über die Risiken und Vorteile einer kombinierten Östrogen-Progesteron-Behandlung bei gesunden Frauen in den Wechseljahren, aufgrund eines erhöhten Risikos von invasivem Brustkrebs vorzeitig gestoppt." Auf diese Meldung folgte eine weitere des *Journal of the American Medical Association*, noch bevor die wissenschaftliche Arbeit dort veröffentlicht worden war: „Hormontherapie-Studie wegen erhöhten Brustkrebsrisikos gestoppt". Das *JAMA* fügte hinzu, dass die Studie nicht nur wegen eines erhöhten Brustkrebsrisikos gestoppt worden sei, sondern auch wegen eines erhöhten Risikos von „Herzkrankheiten, Schlaganfällen und Lungenembolien".

Diese Presseverlautbarungen sorgten für eine Lawine aufgeregter Schlagzeilen: „HET mit Brustkrebs in Zusammenhang gebracht", meldete die BBC. „Hormonersatz-Studie ein Schock für das medizinische System", schrieb die *New York Times*, die den Gynäkologen und Geburtshelfer Wulf Utian zitierte, der zugleich geschäftsführender Direktor der North American Menopause Society war: „Das ist die größte Bombe, die in meiner über dreißigjährigen Tätigkeit in diesem Bereich je hochgegangen ist."

Das stimmte sicherlich. Die WHI war die größte prospektive Studie, bei der Frauen nach dem Zufallsprinzip entweder Hormone oder ein Placebo bekamen und dann über einen längeren Zeitraum beobachtet wurden.[31] Diese Methode gilt als Goldstandard, das „Nonplusultra" der wissenschaftlichen Forschung, denn wenn man Frauen, die sich für die Einnahme von Östrogen entscheiden, einfach mit jenen vergleicht, die das nicht tun – wie das viele frühere Studien taten – kann man nicht sagen, ob Frauen durch Östrogen gesünder werden oder ob gesündere Frauen Östrogen nehmen.*

* Dennoch haben Überprüfungen der medizinischen Literatur, in der die Ergebnisse aus Beobachtungsstudien mit denjenigen randomisierter kontrollierter Studien verglichen wurden, ergeben, dass beide Methoden oft zu ähnlichen Ergebnissen kommen. Dieses wichtige Anliegen wird in den Kapiteln 3 und 8 näher besprochen.

Die WHI-Studie kostete fast eine Milliarde Dollar; die beteiligten Forscher waren führende Ärzte, Statistiker und Epidemiologen aus den ganzen USA, und die Ergebnisse wurden in den renommiertesten medizinischen Fachzeitschriften publiziert. Kein Wunder, dass die Mitteilung Panik unter den Millionen von Frauen auslöste, die Hormone nahmen und, was ebenfalls kein Wunder ist, dass die HET-Verschreibungen binnen kurzer Zeit um bis zu 70 Prozent einbrachen.[32] Auf die Panik folgte die Verwirrung; die Zeitung *Newsweek* resümierte in einem langen Artikel mit dem Titel „Was soll eine Frau jetzt machen?“ Sollten Frauen, die Wechseljahressymptome haben, kurzfristig oder über viele Jahre aus Angst vor Brustkrebs, Herzkrankheiten oder einem Schlaganfall auf die Vorzüge der HET verzichten? Sind ihre Sorgen durch die vermeintlichen Erkenntnisse der WHI-Studie berechtigt?

Beginnen wir mit der Behauptung zum Thema Brustkrebs. Die Prüfer der WHI-Studie berichteten, dass die nach dem Zufallsprinzip zur Einnahme von ausschließlich Östrogen vorgesehenen Frauen kein erhöhtes Brustkrebsrisiko gehabt hatten. Diejenigen, die ihre Gebärmutter noch hatten und der kombinierten Östrogen-Progestin-Behandlung zugewiesen wurden, hatten im Vergleich zu den Frauen, die nach dem Zufallsprinzip das Placebo erhielten, ein geringfügiges erhöhtes Brustkrebsrisiko (1,26). Der Faktor 1,26 bedeutet eine Erhöhung des *relativen* Risikos um 26 Prozent (weitere Informationen zum wichtigem Unterschied zwischen relativem und absolutem Risiko finden Sie auf S. 42–44). Nur wenigen war dieser Satz aufgefallen: „Die Erhöhung des Auftretens von Brustkrebs um 26 Prozent bei der HET-Gruppe erreichte im Vergleich mit der Placebo-Gruppe so gut wie keine statistische Bedeutung.“ „So gut wie keine“ bedeutet, dass die statistische Bedeutung nicht erreicht wurde, und das bedeutet, es hätte eine Scheinkorrelation gewesen sein können. (Wissenschaftler sind irgendwann einmal übereingekommen, dass die Ergebnisse einer Studie als statistisch nicht relevant gelten, es sei denn, die Wahrscheinlichkeit ihrer Ergebnisse liegt nur zufällig unter 1 zu 20.) Natürlich könnte jede Erhöhung Anlass zu berechtigter Sorge geben und weitere Forschungen rechtfertigen. Doch viele Reporter und Ärzte behandelten die 26-prozentige relative Risikoerhöhung so, als sei sie tatsächlich auch medizinisch von Bedeutung.

Nach Auffassung von Garner Anderson, Ko-Studienleiterin und Biostatistikerin für das Klinische Koordinationszentrum der WHI-Studie, hätte die Studie gezeigt, dass „die Fälle von Brustkrebs bei den Frauen der Östrogen-Progestin-Gruppe deutlich erhöht waren.“[33] Deutlich? Selbst wenn dieses Ergebnis statistisch relevant gewesen wäre, was es nicht war, hätte es bedeutet, dass die HET das *absolute* Brustkrebsrisiko von 5 je 100 auf 6 je 100 Frauen erhöhte. (Und Sie erinnern sich, dass Frauen, bei denen während der HET Brustkrebs diagnostiziert wird, eine bessere Prognose haben als Frauen, die keine HET machen.) In der Presseerklärung der WHI rechtfertigte Anderson ihre Entscheidungen auf Basis der Statistik folgendermaßen: „Da Brustkrebs ein so schwerwiegendes Ereignis ist, setzen wir die Messlatte zu seiner Überwachung viel niedriger an. Im Vorfeld wurde festgelegt, dass die Veränderungen bei den Krebsraten nicht so groß ausfallen müssen, um den Stopp der Studie zu rechtfertigen. Und sie wurde beim ersten deutlichen Hinweis auf ein erhöhtes Risiko gestoppt.“

Mit anderen Worten: *Wir legten die Messlatte so niedrig, um auch jedes noch so unbedeutende Ergebnis zu registrieren.*

Die WHI-Forscher begleiteten die Patientinnen aus der ursprünglichen Gruppe weiter und aktualisierten auch ihren Datenbestand entsprechend, je nachdem, ob diese Patientinnen gesund blieben oder ob Krankheiten auftraten.

Ein Jahr später, 2003, berichteten sie, dass sich der geringe Unterschied im Auftreten von Brustkrebs zwischen der HET-Gruppe und der Placebo-Gruppe verringert hatte; das war für die Forscher jetzt allerdings nicht von statistischer Bedeutung. Dennoch beteuerten sie, dass ihr Bericht aus dem Jahr 2002 „die Risikoerhöhung von invasivem Brustkrebs bei Anwendung der Kombination aus Östrogen und Progestin bestätigte.“[34]

In einer weiteren, bei derselben Patientenkohorte vorgenommenen Aktualisierung berichtete die WHI im Jahr 2006, dass man bei denselben Frauen, die nach dem Zufallsprinzip für die kombinierte Östrogen-Progestin-Behandlung eingeteilt wurden, kein erhöhtes Brustkrebsrisiko feststellte.[35] Das vermeintlich erhöhte Risiko – das den Abbruch der

Studie zur Folge hatte – war vollkommen verschwunden. Diese Neuigkeit schaffte es leider nicht in die Schlagzeilen. Wie die Wissenschaftsautorin Tara Parker-Pope 2007 in ihrem Buch *The Hormone Decision* (zu Deutsch etwa: „Die Hormonentscheidung"; nur in engl. Sprache erhältlich) feststellte, „schien [die WHI] einen anderen Maßstab für schlechte Nachrichten über Hormone anzulegen als für gute."[36]

Die WHI-Verantwortlichen führten ihre Angstkampagne über die nächsten 12 Jahre weiter. 2008 wurde berichtet, dass die Anzahl der Todesfälle aus unterschiedlichen Gründen bei den Frauen der HET-Gruppe selbst Jahre nach Beendigung der Einnahme „etwas höher [war] als bei jenen, die das Placebo bekommen hatten" – selbst wenn dieser Unterschied in der Mortalität wiederum keine statistische Bedeutung erlangte. Diese unerhebliche Zunahme der Sterblichkeit, so die Verantwortlichen, „war den Todesfällen geschuldet, die den verschiedenen Krebsarten ohne Bezug zu den vorgegebenen Studienergebnissen zugerechnet wurden (…) am markantesten war dabei der Lungenkrebs."[37] Wie bitte? Keine erhöhte Sterblichkeit durch Brustkrebs – und plötzlich sprechen wir von Lungenkrebs? (Keine Sorge, später wurden die Bedenken wieder fallengelassen.)

Die WHI-Autoren veröffentlichten jedoch 2010 einen weiteren Artikel, und in diesem wurde behauptet, dass Frauen, die eine HET gemacht hatten, häufiger an Brustkrebs starben (2,6 gegenüber 1,3 pro 10 000 Frauen jährlich), als jene Frauen, die das Placebo bekommen hatten – und wieder war es ein Unterschied ohne statistische Relevanz.[38]

Die WHI-Studie wurde als wahrhaft repräsentativ für Frauen während und nach den Wechseljahren gepriesen, und die WHI-Forscher erklärten wiederholt, dass alle Frauen, die sie anwarben, zu Beginn der Studie gesund waren, doch keine dieser Behauptungen stimmte. Ganze 35 Prozent der Frauen hatten erhebliches Übergewicht und weitere 34 Prozent waren fettleibig; fast 36 Prozent waren wegen Bluthochdruck in Behandlung; fast die Hälfte rauchte oder hatte früher geraucht.[39] Zudem lag das Durchschnittsalter der Teilnehmerinnen bei 63 Jahren, also lange *nach* dem Beginn der Menopause. Daher gibt es keinen überzeugenden Grund, aus den Ergebnissen der Studie auf alle postmenopausalen

Frauen zu schließen – auch wenn genau das der Zweck dieser randomisierten kontrollierten Studie war.

In den letzten Jahren nahm die kritische Neubewertung in der Medizinforschung bezüglich der Methoden, Ergebnisse und Schlussfolgerungen der WHI-Studie an Lautstärke zu. Als ein markantes Beispiel aus dem Jahr 2014 seien der damals in der Abteilung für öffentliche Gesundheit und Familienmedizin an der medizinischen Hochschule der Universität von Kapstadt tätige Samuel Shapiro und seine Kollegen erwähnt, die eine ausführliche statistische Analyse vornahmen und zu dem Schluss kamen, dass „die Über- und Fehlinterpretation der Ergebnisse in der WHI-Studie der Gesundheit und dem Wohlbefinden von menopausalen Frauen erheblichen Schaden zugefügt haben. Die WHI war ‚kein Sieg für die Frauen und ihre Gesundheit‘ und die Behauptung, ‚die Ergebnisse unterstützen die Anwendung dieser Therapie zur Prävention chronischer Krankheiten nicht‘, ist nicht vertretbar. Genauso wenig ist die herabsetzende redaktionelle Stellungnahme zu rechtfertigen, dass ‚die WHI das medizinische Dogma bezüglich der menopausalen Hormontherapie gekippt hat‘.“[40]

Doch die vernichtendste Beschuldigung der WHI-Studie sollte erst noch kommen – von einem ihrer verantwortlichen Forscher. Im März 2017 veröffentlichte Robert Langer, der stellvertretende Dekan für klinische und translationale Medizin an der University of Nevada, einen Artikel aus dem Blickwinkel des Insiders. Er schrieb: „Es herrschten außergewöhnliche Umstände vor, als die WHI-Studie im Juli 2002 vorzeitig abgebrochen wurde. Die Forscher, die am besten dazu befähigt gewesen wären, die bedenklichen Fehlinterpretationen der Daten zu korrigieren, wurden wirksam von den Aktivitäten zur Abfassung und Verbreitung entsprechender Arbeiten ausgeschlossen.“ (Die translationale Medizin umfasst die interdisziplinären Aktivitäten, die sich mit der schnellen und effizienten Umsetzung präklinischer Forschung in die klinische Entwicklung beschäftigen; Anm. d. Übers.) Wirksam ausgeschlossen! Er sagte, die Arbeit über die anfänglichen Ergebnisse wurde von einer kleinen Gruppe im WHI-Programmbüro verfasst und von dort an die medizinische Fachzeitschrift weitergereicht, ohne die verantwortlichen

Prüfer darüber zu informieren. Er beschrieb, was bei der Sitzung der verantwortlichen Prüfer und der für das Programm zuständigen NIH-Mitarbeiter passierte:

> Die Prüfer-Gruppe nahm die Ankündigung fassungslos zur Kenntnis, dass der Ausschuss für Datensicherheit und Datenüberwachung empfohlen hatte, die Östrogen-Progestin-Studie abzubrechen und der Leiter dieser Empfehlung gefolgt war. Wenige Minuten später nahm die Gruppe schockiert zur Kenntnis, dass eine Druckfahne des Artikels über die ursprünglichen Ergebnisse verteilt wurde, der in Kürze im *JAMA* veröffentlicht werden sollte. *Die überwiegende Mehrheit der verantwortlichen Forscher sah das Paper bei dieser Gelegenheit zum ersten Mal.* [Hervorhebung durch die Buchautoren] Die Sitzung wurde unterbrochen, damit wir den Artikel lesen konnten. Einige waren entsetzt. Es wurden Bedenken geäußert, ob es dem Anstand und den guten Sitten entsprach, auf diese Weise ein Papier im Namen der gesamten Forschungsgruppe zu verfassen. Vor allem wurden Bedenken geäußert über den Tonfall, die durchgeführten und wiedergegebenen Analysen sowie die Interpretation der Ergebnisse in diesem Papier.[41]

Die protestierenden Forscher durften den Artikel vor dem Mittagessen noch schnell bearbeiten, wobei sie sich um den „Tonfall und die Interpretation“ kümmerten, und die Änderungen wurden mit einem Kurier an das *JAMA* geschickt. Doch sie kamen zu spät. Der Kurier kehrte zurück und teilte ihnen mir, die Ausgabe sei bereits gedruckt und befinde sich versandfertig im Lager.

Kurzum, das Verfahren verletzte entscheidende wissenschaftliche Gepflogenheiten: Die statistische Genauigkeit, die Rezension durch den oder die Co-Autoren und die Veröffentlichung in einer Fachzeitschrift, bevor das große Tamtam von Pressemitteilungen und anderen Reklamemaßnahmen stattfand. Der Kardiologe Jacques Rossouw, einer der WHI-Verantwortlichen, sagte zu Parker-Pope, die WHI „entschied sich absichtlich für eine ‚starke Wirkung‘, als sie die Pressekonferenz einberief“, denn man wollte nicht, dass ihre Neuigkeiten „in der Menge der täglichen Ereignisse untergingen“, insbesondere, da es ihr Ziel war,

„das medizinische Establishment aufzurütteln und dessen Ansichten über Hormone zu verändern.“[42]

Und das gibt es noch obendrauf. Weit davon entfernt, eine unvoreingenommene Studie durchzuführen, um die möglichen Vorteile und Risiken von Hormonen bei Frauen während und nach der Menopause zu erforschen, weit entfernt von ihren hinterhältigen Behauptungen, dass sie uneingeschränkt zu erfahren erwarteten, die Hormone seien sicher, verfolgten manche der verantwortlichen Forscher von Anfang an ein Ziel: „Die Ansichten gegenüber Hormonen zu verändern“ und zu zeigen, dass sie schädlich sind. Nach Beginn der WHI-Studie, aber sechs Jahre bevor erste Ergebnisse veröffentlicht wurden, hatte Rossouw eine Arbeit veröffentlicht, in der er sich über die weitverbreitete Anwendung von Östrogen beklagte.[43] „Der Zug [zugunsten der Östrogenersatztherapie] rollt ganz eindeutig“, schrieb er, „wie jeder, der Zeitungen oder Zeitschriften liest, fernsieht oder mit Kollegen spricht, bestätigen kann. Es scheint, als nehme der Zug an Geschwindigkeit und Lautstärke zu. Die mutmaßlichen Vorzüge der HET werden an die postmenopausalen Frauen hinausposaunt und Berichten über mögliche Nebenwirkungen wird nur flüchtig Gehör geschenkt.“ Es sei an der Zeit, argumentierte Rossouw, „diesen Zug zu bremsen“. Das ist der WHI in der Tat gelungen.

Das Umgehen der wissenschaftlichen Gepflogenheiten seitens der WHI-Verantwortlichen und des *JAMA* hätte eventuell gerechtfertigt sein können, wenn die Ergebnisse wirklich von enormer medizinischer Bedeutung gewesen wären, doch das war nicht der Fall. Stattdessen wirkten die Forscher daran mit, aufgrund von Daten und Schlussfolgerungen, die ernsthaft anfechtbar waren, eine internationale Panik zu erzeugen. Warum machten sie das? Wie auch Rossouw spürten sie ganz deutlich, dass der Zug zugunsten der HET gefährlich außer Kontrolle geraten war. Wenige Monate, nachdem 2002 der erste Bericht mit den neuesten Nachrichten zur WHI-Studie veröffentlicht wurde, sprach einer der Verantwortlichen auf der medizinischen Weiterbildungsveranstaltung, die Avrum in seiner Klinik abhielt. Etliche Ärzte im Publikum waren von den präsentierten grenzwertigen oder statistisch nicht relevanten

Nachweisen unbeeindruckt, und der folgende Wortwechsel wurde während der Fragerunde aufgezeichnet:

Arzt: Zu Ihrer Behauptung des erhöhten Brustkrebsrisikos bei der HET, also ich bin kein Onkologe und vielleicht ist das eine dumme Frage. Ich hatte den Eindruck, wenn in einem Konfidenzintervall [ein Maß für die Belastbarkeit eines Ergebnisses] die Zahl 1 enthalten ist, wäre es nicht besonders aussagekräftig.

WHI-Prüfer: Ja, ja, wissen Sie, das stimmt. Und wissen Sie, was passiert? Was passiert, ist, wenn das eine wichtige Frage ist und wenn das eine große Studie ist ... und man sie nicht wiederholen kann, weil sie zu viel Geld kostet, dann werden sie sagen, das sind die besten Daten, die es eben gibt und dann [unhörbar] müssen die Hüter der Statistik den Raum verlassen, also die Statistik wird dann übergangen. Das ist die Antwort.

Übersetzt heißt das: Wir werden die Studie niemals wiederholen können. Wir wissen einfach ganz tief in unseren Herzen, dass die HET schädlich ist und Brustkrebs verursacht. Und wenn es eben kein Krebs ist, dann sind es ganz sicher andere Krankheiten. Deshalb kümmern wir uns einen feuchten Kehricht um die Statistik, wenn wir mehrdeutige oder unbedeutende Antworten erhalten.

Willkommen in der Welt der Eine-Million-Frauen-Studie: Man muss die Risiken nur lange genug suchen

Ein Jahr nachdem die WHI-Bombe in der medizinischen Landschaft hochgegangen war, machte ein weiteres riesiges Projekt Schlagzeilen, das die Sorgen von Frauen noch vergrößerte. Die Eine-Million-Frauen-Studie (The Million Women Study), eine im *Lancet* veröffentlichte britische Studie, berichtete über ein erhöhtes Brustkrebsrisiko bei Frauen, die eine Östrogenmonotherapie (ERT) oder eine HET machten.[44] Dieses erhöhte Risiko trat jedoch nur bei Frauen auf, die aktuell Hormone nahmen. Frauen, die früher entweder Östrogen oder eine Östrogen-

Progestin-Kombination angewandt hatten, bei denen lag, unabhängig von der Behandlungsdauer, kein erhöhtes Risiko vor. Wie jetzt? Wer so denkt, ist damit nicht allein. Wenn Östrogen ein Hauptrisikofaktor für Brustkrebs ist, warum sollte dann eine zurückliegende Therapie gefährlicher als eine aktuelle Therapie sein?

Bei der Frauengesundheitsinitiative (WHI-Studie) sowie der Eine-Million-Frauen-Studie wurden – wie bei vielen anderen Bemühungen um die Feststellung von Krankheitsursachen – zwei statistische Fehler begangen. Der eine hat damit zu tun, wie über Risiken berichtet wird; der andere mit einer statistischen Manipulation, dem sogenannten Data-Mining (darunter versteht man die systematische Anwendung statistischer Methoden auf große Datenbestände mit dem Ziel, neue Querverbindungen und Trends zu erkennen; Anm. d. Übers.). Und das ist jetzt wichtig, denn diese Informationen könnten Ihr Leben verbessern – oder vielleicht sogar retten.

Beachten Sie zuerst den Unterschied zwischen dem absoluten und dem relativen Risiko. Die Medien, die dem Beispiel vieler Forscher folgen, neigen dazu, über die in Prozentzahlen ausgedrückten relativen Risiken zu berichten, die wichtiger scheinen können als sie es tatsächlich sind. Wenn Sie zum Beispiel erfahren, dass das relative Brustkrebsrisiko bei Frauen, die jeden Morgen einen Bagel essen, um 300 Prozent erhöht ist, dann klingt das ernst, aber es ist nicht aussagekräftig. Sie müssten dazu den Ausgangswert in absoluten Zahlen von allen neuen Brustkrebspatientinnen unter den Frauen kennen, die keinen Bagel essen. War die Anzahl der neuen Fälle bei den Bagel-Meiderinnen 1 zu 10 000 und bei den Bagel-Esserinnen 3 zu 10 000, dann ist das zwar ein Anstieg um 300 Prozent, aber höchstwahrscheinlich ein Zufallsergebnis – also gönnen Sie sich Ihren Bagel! Würde das Risiko von 100 neuen Fällen pro 10 000 Bagel-Meiderinnen auf 300 neue Fälle pro 10 000 Bagel-Esserinnen hochschnellen, also ebenfalls eine Erhöhung um 300 Prozent, dann hätten Sie einen Grund, besorgt zu sein, und sollten Ihren Bagelkonsum einzuschränken.

In epidemiologischen Studien, die im Allgemeinen Zehntausende von Menschen umfassen, ist es einfach, einen geringfügigen Zusammenhang zu finden, der statistisch gesehen von Belang sein kann, praktisch jedoch aufgrund der geringen absoluten Zahlen wenig oder gar nichts bedeutet.[45] Daher betonen all jene Wissenschaftler, die an der Förderung der statistischen Kompetenz arbeiten, insbesondere, indem sie dazu beitragen, dass die Öffentlichkeit und die Ärzteschaft den Unterschied zwischen tatsächlichen und übersteigerten Krankheits- und Behandlungsrisiken verstehen, wie wichtig es beim Vergleich von zwei Gruppen ist, den Ausgangswert in absoluten Zahlen zu kennen.[46] In diesem Buch werden wir auch von Ergebnissen berichten, die eine Senkung (oder Erhöhung) des Risikos um „soundso viel" zeigen, doch wir haben uns bemüht, soweit möglich, sicherzustellen, dass diese Zahlen rechnerisch aussagekräftige, nicht unbedeutende Ergebnisse wiedergeben. Daher werden wir keine Studie zitieren, deren angegebene Risikosenkung von 33 Prozent eine Reduzierung von 3 auf 2 Fälle bedeutet. Wir sagen „soweit möglich", denn leider sind die absoluten Zahlen bei einer veröffentlichten Studie aufgrund der Art, wie sie präsentiert werden, manchmal nicht ersichtlich.

Viele der Studien über die HET und das Krankheitsrisiko, insbesondere Brustkrebs, haben statistisch bescheidene oder grenzwertige Ergebnisse erzielt, die man eindrucksvoller erscheinen ließ, als sie es tatsächlich waren, weil die Forscher nur die relativen Risiken angaben. Die WHI-Studie behauptete 2003, dass die HET das Brustkrebsrisiko um 24 Prozent erhöhe; 2002 waren es aber noch 26 Prozent. Hat dieser Prozentsatz also wirklich internationale Schlagzeilen verdient? Die folgende Tabelle listet die angegebenen Senkungen und Erhöhungen der relativen Risiken auf, die nicht nur mit der Östrogenmonotherapie und der HET einhergehen, sondern mit vielen anderen Dingen wie Stress, der ein geringeres Risiko darstellt, oder Betelkauen, das ein höheres Risiko darstellt. Sie können auf einen Blick erkennen, wie schwach und wahrscheinlich bedeutungslos diese Zuordnungen sind. Neutral betrachtet ist nur der letzte Punkt wirklich wichtig und aussagekräftig: der Zusammenhang zwischen Rauchen und Lungenkrebs.

Risikofaktoren, die mit Brustkrebs in Zusammenhang gebracht werden[47]

Risikofaktor	Relatives Risiko*
Ballaststoffzufuhr	0,31
Deutliche Gewichtszunahme im Alter von 21 Jahren bis heute	0,52
Knoblauch und Zwiebeln, 7-10 Mal pro Woche	0,52
Viel Stress	0,60
Grapefruit	0,60
Fischöl	0,68
Kräftige Statur bei der Menarche	0,69
Konjugiertes PferdeÖstrogen (Presomen bzw. Premarin)	0,77
Aspirin	0,80
Mehr als 5 Tassen Kaffee täglich	0,80
Übergewicht mit 12 Jahren	0,85
Niedriges Einkommen	0.85
Fischverzehr	1,14
Größer als 50 cm bei der Geburt	1,17
Einnahme von Blutdrucksenkern über mehr als 5 Jahre	1,18
Multivitamineinnahme	1,19
Lichtexposition bei Nacht	1,22
Presomen (Premarin) / Progestin (WHI, 2003)	1,24
Presomen (Premarin) / Progestin (WHI, 2002)	1,26
Alkohol	1,26
Pommes frites (eine zusätzliche Portion pro Woche im Vorschulalter	1,27
Körperliche Misshandlung im Erwachsenenalter	1,28
Grapefruit (nochmals)	1,30
Digoxin (aktuelle Einnahme)	1,39

* Ein relatives Risiko von 1 bedeutet, das Risiko wirkt sich nicht aus. Ein relatives Risiko unter 1 bedeutet ein damit verbundenes geringeres Risiko und ein Risiko über 1 bedeutet ein erhöhtes Risiko.

Arbeit in Nachtschicht	1,51
Mehr als 15 kg Gewichtszunahme in der Schwangerschaft	1,61
Flugbegleiterin (Finnische Fluglinie)	1,87
Vater bei Geburt der Patientin mindestens 40 Jahre alt (prämenopausaler Brustkrebs)	1,90
Von der Hungersnot in den Niederlanden 1944-45 betroffen, damaliges Alter nur 2-9 Jahre	2,01
Gewicht der Plazenta	2,05
Antibiotikaeinnahme an mehr als 1001 Tagen	2,07
Hoher Kohlenhydratkonsum	2,22
Einnahme von Kalziumkanalblockern länger als 10 Jahre	2,40
Linkshändigkeit (prämenopausal)	2,41
Flugbegleiterin (Isländische Fluglinie)	4,10
Betelkauen	4,78
Verwendung von Heizdecken	4,90

Und nun folgt ein statistischer Zusammenhang, der *tatsächlich* bedeutsam ist:

Tabakrauchen und Lungenkrebs	26,07

Eine weitere Möglichkeit zur Fehlinterpretation von Ergebnissen kommt – in der Forschung scharf missbilligt – aus der Praxis der retrospektiven Substratifizierung, gemeinhin als Data-Mining bekannt. Data-Mining erfolgt dann, wenn Forscher, die keinen statistisch relevanten Zusammenhang zwischen einem möglichen Risikofaktor und einer Krankheit gefunden haben, von dem sie annahmen, dass es ihn gibt, erneut in ihren Daten nach anderen Faktoren stöbern, die eine statistische Verbindung zeigen könnten. Dieser Aufwand könnte interessante Fragen oder Hypothesen für eine künftige Forschung ergeben, doch das Problem ist, dass sich bei einem Datensatz von vielen Tausenden von Menschen, manche nachträglich zutage geförderten Verbindungen als statistisch zwar relevant, aber bedeutungslos erweisen. Der Wirtschaftswissenschaftler Peter Bernstein, drückte es in seinem Buch *Against the Gods: The Remarkable Story of Risk* (zu Deutsch etwa: „Gegen die Götter: Die bemerkenswerte Geschichte des Risikos"; nur in englischer Sprache erhältlich) so aus: „Wenn Sie die Daten nur lange genug verbiegen, bekommen Sie Zahlen, mit denen Sie alles, was Sie wollen, auch belegen können."[48]

Ein mittlerweile berühmt gewordenes Beispiel für die falschen Ergebnisse, die durch Data-Mining entstehen können, findet sich in einem Artikel, der 1988 der Fachzeitschrift *Lancet* vorgelegt wurde. Darin wird berichtet, dass Männer, die täglich Aspirin eingenommen hatten und mit einem akuten Herzinfarkt ins Krankenhaus eingeliefert wurden, eine bessere Überlebenschance hatten als vergleichbare Männer, die kein Aspirin eingenommen hatten. Das war eindeutig ein wichtiges Ergebnis, und die Herausgeber erklärten sich bereit, den Artikel unter einer Bedingung anzunehmen: Die Autoren müssten die 17 187 Männer aus ihrer Studie *nachträglich* entsprechend einer Reihe von Faktoren zuordnen, unter anderem nach ihrem Alter, dem Gewicht und der ethnische Zugehörigkeit.

Nun wäre es sicher gut zu wissen, ob der Vorteil einer Einnahme von Aspirin (oder irgendeines anderen Medikaments) dadurch beeinflusst wird, dass man alt, übergewichtig, Italiener, Yoga-Praktizierender, Besitzer eines roten Camaro (Automarke) von 1968 ist oder andere demografische Faktoren eine Rolle spielen. Doch die Autoren verweigerten diese erneute Analyse zu Recht und erklärten, das wäre wissenschaftlich nicht haltbar, und dass der Nutzen oder das Risiko dieser Subkategorien am besten durch eine neue prospektive Studie festgestellt würde.[49] Die Herausgeber bestanden jedoch darauf – ohne nachträgliche Klassifizierung keine Veröffentlichung.

Und so reichten die Autoren schließlich einen überarbeiteten Artikel mit den „neu gewonnenen" Ergebnissen ein und ergänzten ein weiteres: Eine leicht nachteilige Wirkung von Aspirin auf die Mortalität von Patienten, die unter den Sternzeichen Zwilling und Waage geboren wurden, im Gegensatz zu einer auffällig positiven Wirkung bei Patienten aller anderen Sternzeichen. Die Herausgeber stimmten einer Veröffentlichung des Artikels ohne die astrologischen Ergebnisse zu. „Sie wollten eine nachträgliche Substratifizierung und Sie haben sie von uns bekommen", argumentierten die Autoren (tatsächlich) und verlangten, dass sich die Zeitschrift an die Abmachung hielt. Und so wurde dieser bahnbrechende Artikel veröffentlicht, der die Wirkung von Aspirin erklärt auf „die Sterbewahrscheinlichkeit durch Herzinfarkt" bei Männern, die unter den Sternzeichen Zwilling und Waage geboren wurden, wobei die letztere Untergruppe der Analyse im Artikel eindeutig nicht ernst genommen wurde.[50] Ein Wissenschaftler kommentierte diese Studie unter dem Titel „Subgruppen-Analysen in klinischen Studien: Unterhaltsam zu lesen – aber nicht glaubwürdig!" Er schrieb: „Natürlich lachten die meisten (aber nicht alle!) Ärzte, als ihnen diese Ergebnisse vorgestellt wurden. Die anderen weniger albernen Subgruppen-Analysen glauben sie aber wohl und vergessen allzu schnell das Beispiel aus der Astrologie, insbesondere, wenn das Ergebnis durch irgendeine Lieblingstheorie gerechtfertigt werden kann."[51]

So können sich also Forscher, die die besten Absichten – und eine Lieblingstheorie – haben, im Data-Mining verheddern. Wir zeigten, wie das bei der Eine-Million-Frauen-Studie passierte, doch selbst die hoch angesehene, bereits erwähnte Nurses's Health Study kann diesen Fehler machen. Diese Studie begleitete 121 700 examinierte Krankenschwestern über Jahrzehnte und berichtete von keinem erhöhten Brustkrebs durch die Hormonersatztherapie, auch nicht bei den Frauen, die länger als zehn Jahre eine HET angewandt hatten. Anstatt jedoch zufrieden zu sein, substratifizierten die Forscher ihre Patientinnen in zwei Gruppen: Erstens Frauen, die mindestens fünf Jahre lang Hormone genommen hatten und sie immer noch einnahmen, und zweitens Frauen, die früher Hormone eingenommen und inzwischen damit aufgehört hatten. Nun fanden sie ein erhöhtes Brustkrebsrisiko, aber nur bei den Frauen in der ersten Gruppe, die aktuell und seit mindestens fünf Jahren eine Östrogenersatztherapie oder eine HET machen.[52]

Überlegen Sie einmal, wie unwahrscheinlich das ist. Wenn, wie viele glauben, die gegen die HET sind, eine lebenslange Einnahme von

Östrogen mit einem erhöhten Brustkrebsrisiko einhergeht – je mehr Östrogen, desto höher das Risiko –, wie kann dann bei einer Gruppe von Frauen ein erhöhtes Risiko bestehen, die fünf Jahre lang Hormone eingenommen haben, nicht aber bei jenen, die sie mehr als zehn Jahre lang eingenommen haben? Fällt Ihnen irgendeine nachgewiesene Ursache von Krebs (z.B. Tabak oder Asbest) ein, bei der das Risiko höher ist, wenn sie ihr aktuell und seit relativ kurzer Zeit ausgesetzt sind, aber geringer, wenn Sie ihr aktuell nicht ausgesetzt sind, aber früher viele Jahre ausgesetzt waren? Uns auch nicht. So etwas schafft nur Data-Mining.

Betrachten Sie auch diese Studie vom National Cancer Institute, im Jahr 2000 im *JAMA* veröffentlicht, die über eine Verlaufskontrolle bei 2082 Frauen mit Brustkrebs berichtete und ebenfalls kein erhöhtes Risiko durch eine Östrogenmonotherapie feststellte. Das mit der Hormoneinnahme einhergehende erhöhte Risiko beschränkte sich auf die Frauen, die in den vier Jahren vor der Diagnosestellung Hormone einnahmen und knapp 41 Kilo oder weniger wogen. Auch das schafft nur Data-Mining.[53]

Oder wie wäre es mit dem Resultat in der Tabelle auf Seite 44–45, dass die Verwendung einer Heizdecke das Brustkrebsrisiko erhöht? Dieses Ergebnis war nur für afrikanische Frauen von Bedeutung und nur dann, wenn sie mehr als 10 Jahre lang Heizdecken benutzten – und auch nur, wenn man die Frauen ausschloss, die die Decken länger als sechs Monate im Jahr verwendeten! Und der Punkt geht an … Data-Mining!

Manche Forscher, die glauben, dass die relativen Risiken der HET schwerwiegend genug sind, um Bedenken zu rechtfertigen, räumen gleichzeitig ein, dass die absoluten Risiken dieser Behandlung gering sind – und das Risiko einer Frau um nicht mehr als 2 Prozent erhöhen.[54] Überdies, auch wenn die HET das Brustkrebsrisiko um diesen bescheidenen Anteil erhöhen sollte, legen andere Forschungen wiederum jedoch nahe, dass Frauen, die eine HET machen, länger leben und seltener an Brustkrebs sterben als jene, die keine machen.[55] Wie nur können genau die Hormone, die angeblich das Brustkrebsrisiko erhöhen, gleichzeitig für eine größere Überlebenschance bei diesem Krebs verantwortlich sein?

Verursacht Östrogen *tatsächlich* Brustkrebs? Wie lässt sich das herausfinden?

In der Medizin ist es wie im Rechtswesen oft schwierig, einen Kausalzusammenhang zweifelsfrei nachzuweisen. Bei einem ansonsten gesunden Menschen, dem eine Kugel in den Kopf oder ins Herz geschossen wurde und der kurz darauf verstirbt, ist die Todesursache dadurch zwangsläufig und ausreichend erklärt. Doch viele Krankheits- und Todesursachen sind nicht so eindeutig; sie müssen erschlossen, anschließend überprüft und dann bestätigt werden – oder auch verworfen.

Denken Sie nur, welche Mühe es machte, die Ursache der Tuberkulose zu finden. Da sie in großen Ballungsgebieten gehäuft auftrat, glaubten die Ärzte ursprünglich, sie werde durch die Belastung eines Lebens an überfüllten, lauten Orten verursacht. Entsprechend wurden in den Vereinigten Staaten und in Europa Lungenheilstätten errichtet, um die betroffenen Menschen aus ihrer vermeintlich belastenden Umgebung herauszuholen. In diesen idyllischen Einrichtungen wurden die Patienten sogar in dunklen Räumen mit heruntergelassenen Jalousien untergebracht, um ihnen noch mehr Ruhe zu verschaffen. Thomas Mann beschreibt in *Der Zauberberg* genau eine solche Umgebung.

Robert Koch wies 1882 das *Mycobacterium tuberculosis*, den Tuberkelbazillus, zweifelsfrei als Erreger der Tuberkulose nach und erst von da an wurden die Heilstätten allmählich geschlossen und Antibiotika zur Behandlung dieser Krankheit entwickelt. Um die Rolle des Tuberkelbazillus nachzuweisen, stellte Koch vier Postulate auf, die als Muster für die Ursachenerforschung anderer Krankheiten des Menschen dienten.[56] Und dies waren Kochs Postulate, also die Schritte, die erforderlich waren, um nachzuweisen, dass Mikroorganismus A tatsächlich die Ursache von Krankheit B war:

- Der Mikroorganismus muss sich in allen Organismen nachweisen lassen, die an der Krankheit leiden.
- Der Mikroorganismus muss sich aus dem erkrankten Organismus isolieren und in Reinkultur züchten lassen.

- Der kultivierte Mikroorganismus sollte die Krankheit verursachen, wenn er auf einen gesunden Organismus übertragen wird.
- Der Mikroorganismus muss sich wieder aus dem beimpften erkrankten Wirtsorganismus isolieren lassen und nachweislich mit dem ursprünglichen Krankheitserreger identisch sein.

Diese kausale Beweiskette ist heute ein etabliertes Format zur Bestimmung des Kausalzusammenhangs in der Medizin. Ein berühmtes Beispiel ist die Entdeckung des Bakteriums *Helicobacter pylori* als Ursache von Gastritis und Magengeschwüren zu einer Zeit, als man glaubte, dass Geschwüre stressbedingt sind (Stress ist ein beliebter Übeltäter und muss für viele Krankheiten herhalten) oder durch unterdrückte Wut oder scharfes Essen verursacht werden. Anfang der 1980er-Jahre gelang es zwei Australiern schließlich, dem Pathologen Robin Warren und dem Arzt Barry Marshall, das Bakterium aus dem Magen zu züchten (eigentlich zufällig; sie hatten ihre Petrischalen über ein Ferienwochenende unbeabsichtigt fünf Tage lang im Inkubator gelassen). Ihre wissenschaftliche Arbeit, in der sie behaupteten, *H. pylori* sei der Schuldige – „vergesst die Wut und das Thai-Essen“ –, stieß anfänglich auf Widerstand und Skepsis, doch innerhalb von wenigen Jahren bestätigten andere Forscher den Zusammenhang zwischen dem Bakterium und Gastritis sowie Magengeschwüren. Um nachzuweisen, dass *H. pylori* die Ursache war und der Zusammenhang nicht nur zufällig, bot sich Marshall als Versuchskaninchen an. Er trank einen Becher mit einer *H.-pylori*-Kultur und erkrankte innerhalb weniger Tage, mit Übelkeit und Erbrechen. Nachfolgende Tests bestätigten Anzeichen einer Gastritis und das Vorliegen von *H. pylori*. Marshall und Warren wiesen weiter nach, dass viele Fälle von Gastritis und Magengeschwüren wirksam mit Antibiotika behandelt werden können. Ihre Arbeit trug ihnen den Nobelpreis ein.

Die Kausalkette ist nur so stark wie ihr schwächstes Glied, und wenn der Nachweis nur in einem einzelnen Punkt widerlegt wird, kann das die gesamte Hypothese zu Fall bringen. Deshalb funktionieren Kochs Postulate auf dem Gebiet der Mikrobiologie am besten. Auf die Epidemiologie, den Schauplatz, auf dem, wie der Wissenschaftsautor Gary

Taubes erklärte, die meisten Kontroversen über Kausalzusammenhänge bei Gesundheit und Krankheit ausgetragen werden, sind sie nicht übertragbar.[57] Epidemiologen versuchen, Muster und Korrelationen studienübergreifend bei verschiedenen und oft riesigen Populationen zu identifizieren, und ihre Folgerungen fußen auf wie immer gearteten, sich ergebenden statistischen Zusammenhängen. Aber auch wenn Statistiker und Hochschullehrer noch immer versuchen, Studenten und Laien zu beeindrucken, so lässt eine Korrelation eben nicht auf einen Kausalzusammenhang schließen. Zwei Dinge können vielleicht statistisch korreliert werden, haben jedoch in Wirklichkeit nichts miteinander zu tun. Die Anzahl der Störche, die in bestimmten europäischen Ortschaften nisten, wird angeblich mit der Anzahl der Babys korreliert, die in diesen Ortschaften zur Welt kommen, doch (soweit wir wissen) bringen Störche keine Babys und Babys locken keine Störche an. Es ist einfach nur so, dass zu bestimmten Zeiten im Jahr mehr Kinder geboren werden, und diese Spitzenwerte stimmen *zufällig* mit der Nistzeit der Störche überein.

Störche und Babys sind ein Beispiel für eine illusorische Korrelation, eine scheinbare Assoziation zwischen zwei Dingen, die rein zufällig ist. Illusorische Korrelationen können gefährliche Glaubensmuster erzeugen und großen sozialen Schaden anrichten. Behauptungen eines Zusammenhangs zwischen Autismus und Impfungen gegen Kinderkrankheiten alarmierte viele Eltern, durch zahlreiche Studien konnte aber keine wie auch immer geartete Verbindung festgestellt werden. In einer wichtigen Studie, in die die Daten aller Kinder der Jahrgänge 1991 bis 1998 einflossen (über eine halbe Million), war die Auftretenshäufigkeit von Autismus bei geimpften Kindern sogar etwas geringer als bei nicht geimpften. Der scheinbare Zusammenhang zwischen Impfung und Autismus ist so gut wie sicher ein Zufall, eine illusorische Korrelation, die daher kommt, dass die Symptome des kindlichen Autismus oft etwa um dieselbe Zeit erkannt werden, in der diese Kinder eine Reihe von Impfungen bekommen.[58]

Infolge des Problems der illusorischen Korrelationen – sowie der statistischen Wahrscheinlichkeit, dass in einer Stichprobe von vielen Tausend

Menschen rein zufällig einige Korrelationen auftreten –, kann der epidemiologische Nachweis bei der Ermittlung der Ursache einer Krankheit wissenschaftlich nicht ebenso genau sein wie Kochs Postulate. Epidemiologische Studien bilden eher ein Mosaik aus vereinzelten Forschungsergebnissen als eine lückenlose Indizienkette. Im Gegensatz zu einer Kette, die durch ein schwaches Glied unterbrochen werden kann, kann das Herausschneiden eines Stücks aus einem Mosaik das Gesamtbild eventuell schwächen, aber nicht zerstören. Widersprüchliche Ergebnisse verändern einfach die hinreichende Wahrscheinlichkeit, dass eine Hypothese stimmt.[59]

Wenn man das durch epidemiologische Studien erzeugte Mosaik versteht, kann man erkennen, warum so viele medizinische Hypothesen weiter bestehen – auch noch lange nachdem sie widerlegt wurden –, und warum so viele Untersuchungen im Gesundheitswesen und in der Medizin einander weiterhin widersprechen und die Öffentlichkeit davon frustriert ist. Sollte ich mir Vitamin B_{12} spritzen lassen? Ist Kaffee schädlich? Es hieß einmal, dass Margarine gesünder sei als Butter – und jetzt erzählt Ihr mir das Gegenteil. Also, was stimmt denn jetzt?*

Es stimmt, dass der Nachweis durch Korrelation in seltenen Fällen überzeugend genug ist, um den Kausalzusammenhang zu unterstützen. Im Jahr 1775 stellte ein britischer Chirurg mit dem wundervollen Namen Pervical Pott ein deutliches Ansteigen von Krebs des Hodensacks in seiner Klinik fest, und zwar fast ausnahmslos bei jungen Kaminkehrern. Wenn sich zwei seltene Vorkommnisse derart stark überschneiden, lässt die Verbindung zwischen ihnen auf einen Kausalzusammenhang schließen. Und tatsächlich waren Kaminkehren und Hodensackkrebs so selten, dass das Zusammentreffen sehr deutlich auffiel und Pott gefahrlos schlussfolgern konnte, dass Kaminkehren das Risiko von Hodensackkrebs erhöhte. Schließlich wurde dieser Rückschluss wissenschaftlich bestätigt und Pott war der erste Wissenschaftler, der nachwies, dass Krebs durch ein umweltbedingtes Karzinogen verursacht werden kann.

* Nur wenn Sie einen schweren Vitamin-B_{12}-Mangel haben. Kaffee ist gut. Butter ist besser.

Eine solch überzeugende Verbindung zwischen zwei seltenen Vorkommnissen ist jedoch die Ausnahme.

Wie sollten wir dann an das Mosaik der Ergebnisse herangehen, die bei komplizierteren Krankheiten wie Brustkrebs auftreten?

Der Arzt als Detektiv

Der britische Biostatistiker Austin Bradford Hill, der in den 1940er-Jahren auf dem Gebiet der randomisierten klinischen Studien Pionierarbeit leistete, bot eine Antwort. Er schlug vor, dass man bei der Ermittlung eines Kausalzusammenhangs in der Epidemiologie im Gegensatz zur Mikrobiologie in der gleichen Weise vorgehen sollte wie ein Detektiv bei seiner Beweisführung in einem Fall: Das Überwiegen von Belegen und nicht ein einzelnes maßgebliches Experiment ist der Nachweis für die Ursache.[60] Im Jahr 1965 empfahl er neun „Gesichtspunkte" (die später als Bradford-Hill-Kriterien bezeichnet wurden), die seiner Meinung nach Wissenschaftlern bei der Entscheidung helfen könnten, ob es einen ursächlichen Zusammenhang zwischen einer bestimmten Substanz und einer spezifischen Krankheit gibt. Sehen wir die für unsere Geschichte wichtigsten acht an.*

1. *Stärke*: Der Nachweis muss überzeugend sein, also statistisch relevant, nicht unbedeutend.
2. *Folgerichtigkeit*: Der Nachweis muss über verschiedene Studien und Populationen hinweg widerspruchsfrei sein.
3. *Spezifität*: Wenn ein Risikofaktor oder eine Ursache zu einem spezifischen Ergebnis führt, wird die Hypothese dadurch unterstützt. In der Epidemiologie ist eine solche Spezifität oft schwierig zu erlangen, denn Verbreitung und Auftretenshäufigkeit einer Krankheit sind häufig das Ergebnis vieler Faktoren, doch durch das Fehlen der

* Sein neuntes Kriterium, das Urteilen gemäß der Analogie, lassen wir aus, denn es war das unklarste und strittigste. „Welche Erkenntnis aus einer Analogie auch hergeleitet werden könnte, sie ist durch das Hirngespinst von Wissenschaftlern vorbelastet, die überall Analogien entdecken können", wie in einem neueren Lehrbuch festgestellt wird. (K. J. Rothman, S. Greenland, T. L. Lash, *Modern Epidemiology* [Philadelphia: Wolters Kluwer, 2012], 30).

Spezifität wird die Schlussfolgerung unterstützt, dass A nicht die Ursache von B ist.

4. *Zeitlichkeit*: Die Exposition gegenüber dem Risikofaktor geht der Auswirkung immer voraus.
5. *Zusammenhang zwischen Dosis und Reaktion*: Hill bezeichnete das als biologischen Gradienten; das bedeutet, dass eine erhöhte Dosis oder Exposition gegenüber dem Risikofaktor zu einer vermehrten Auftretenshäufigkeit der Krankheit führen sollte, und umgekehrt sollte sie zurückgehen, wenn die Exposition verringert oder beseitigt wird.
6. *Plausibilität*: Der Nachweis und die entsprechende Theorie müssen plausibel und in Übereinstimmung mit der aktuell anerkannten Kenntnis der krankheitsverursachenden Prozesse sein. Eine zufällige Korrelation – wie die zwischen Schuhgröße und Flötenspiel – ist nicht plausibel.
7. *Kohärenz*: Der Zusammenhang zwischen Faktor A und Krankheit B sollte mit dem vorhandenen Wissen vereinbar sein. Natürlich können eine neue Theorie und unterstützende Daten eine konventionelle Annahme umstoßen und zu einem Paradigmenwechsel führen. Doch wenn eine Hypothese oder der Glaube – zum Beispiel, dass die Welt vor sechstausend Jahren erschaffen wurde oder Giraffen schweben können – erfordert, dass man alles Wissen über Archäologie, Physik, Biologie und Anthropologie dafür opfert, ist diese Theorie eher falsch.
8. *Experiment*: Die Krankheit kann durch eine besondere experimentelle Maßnahme verhindert oder gebessert werden.

Schließlich möchten wir noch ein neuntes Kriterium hinzufügen: Die Berücksichtigung *alternativer Erklärungen*, die ein elementarer Bestandteil der wissenschaftlichen Vorgehensweise ist.

9. *Alternative Erklärungen*: Vor der Folgerung, dass B durch A verursacht wird oder dass A das Risiko von B erhöht, müssen Wissenschaftler andere plausible Erklärungen für B in Betracht ziehen und diese ausschließen.

Die Beziehung zwischen Zigarettenrauchen und Lungenkrebs ist ein gutes Beispiel für ein überzeugendes Evidenzmosaik. Der kausale Zusammenhang trifft auf alle Hill-Kriterien zu:

Stärke: Die Daten zeigen eine Erhöhung des Lungenkrebsrisikos von 1 000 bis 3 000 Prozent bei Rauchern im Vergleich zu Nichtrauchern.

Folgerichtigkeit: Der enge Zusammenhang zwischen Zigarettenrauchen und Lungenkrebs ist in den meisten, wenn nicht sogar allen Studien bestätigt worden.

Spezifität: 85 Prozent aller Lungenkrebspatienten sind oder waren Raucher. Manche Lungenkrebspatienten, waren, obwohl Nichtraucher, dem Rauch passiv ausgesetzt, der ein möglicher Risikofaktor für die Krankheit ist.

Zeitlichkeit: Das Rauchen geht der Entwicklung der Krankheit voraus (abgesehen von der Minderheit der Fälle, in denen der nicht rauchende Patient eine genetische Prädisposition hatte oder anderen kanzerogenen Stoffen ausgesetzt war).

Zusammenhang zwischen Dosis und Reaktion: Je mehr und je länger die Menschen rauchen, desto größer ist ihr Lungenkrebsrisiko.

Plausibilität: Zigarettenrauch erzeugt nachweislich prämaligne Veränderungen in der Lunge von Versuchstieren. Ähnliche Veränderungen sind in der Lunge von Rauchern gefunden worden, auch bei denjenigen, die später an Lungenkrebs erkrankten.

Kohärenz: Der Zusammenhang zwischen Rauchen und Lungenkrebs entspricht der vorliegenden physiologischen Forschung und Theorie.

Experiment: Durch Rückgang des Rauchens und Passivrauchens gingen auch die Lungenkrebsfälle zurück. Umgekehrt nahmen sie zu, da auch immer mehr Frauen rauchten.

Alternative Erklärungen: Andere Risikofaktoren für Lungenkrebs wurden ausgeschlossen oder trafen nur auf eine Minderheit von Fällen zu.

Sehen wir uns nun die Hormone – speziell Östrogen – und Brustkrebs an. Wird der Zusammenhang zwischen Östrogen und Brustkrebs durch die Hill-Kriterien unterstützt?

Stärke: Der Zusammenhang wird nicht unterstützt. Die meisten von den WHI-Verantwortlichen und anderen Wissenschaftlern veröffentlichten Korrelationen waren gemessen an den gängigen Standards weder überzeugend, noch statistisch relevant.

Folgerichtigkeit: Der Zusammenhang wird nicht unterstützt. Die meisten veröffentlichten Berichte stellen kein mit der Östrogenmonotherapie einhergehendes stetig erhöhtes Brustkrebsrisiko fest. Im Gegenteil, die Ergebnisse könnten nicht widersprüchlicher sein: Zwischen 1975 und 2000 wurde der Zusammenhang zwischen Brustkrebs und Östrogenen in 45 veröffentlichten Studien untersucht. Von diesen stellten 82 Prozent kein erhöhtes Risiko fest; 13 Prozent fanden ein sehr gering erhöhtes und 5 Prozent ein verringertes Risiko. In derselben 25-jährigen Laufzeit wurde bei 20 veröffentlichten HET-Studien in 80 Prozent kein erhöhtes Risiko, in 10 Prozent ein erhöhtes und in 10 Prozent ein verringertes Risiko festgestellt.[61]

Spezifität: Der Zusammenhang wird nicht unterstützt. Die überwältigende Mehrheit aller Brustkrebspatientinnen hat nie eine Östrogenersatztherapie gemacht und die beträchtliche Mehrheit der Frauen, die Hormone genommen hat, erkrankte nie an Brustkrebs.

Zeitlichkeit: Der Zusammenhang wird nicht unterstützt. Die Einnahme von Östrogen geht dem Beginn der Krankheit nicht immer und noch nicht einmal häufig voran. Das Brustkrebsrisiko steigt mit zunehmendem Alter – selbst nach der Menopause, wenn der Östrogenspiegel sinkt, und selbst bei Frauen, die nie Östrogen genommen haben.[62]

Zusammenhang zwischen Dosis und Reaktion: Der Zusammenhang wird nicht unterstützt. Nicht eine Studie konnte ein stetig erhöhtes Brustkrebsrisiko bei Frauen feststellen, die eine Östrogen- oder Hormonersatztherapie 5 Jahre, 10 Jahre oder 15 Jahre gemacht haben. Wenn die kumulative Exposition gegenüber Östrogen ein Risikofaktor für Brustkrebs ist – warum fand dann die Studie mit den Krankenschwestern (Nurses Health Study) und die Eine-Million-Frauen-Studie dieses Risiko eher bei Frauen, die zum Zeitpunkt der Studie Hormone einnahmen, nicht aber bei Frauen, die sie früher eingenommen hatten? Manche Forscher behaupten, dass ein frühes Einsetzen der Menarche, also der ersten Regelblutung, und ein später Eintritt in die Wechseljahre, die die Östrogenexposition einer Frau im Laufe ihres Lebens erhöhen, mit einem größeren Brustkrebsrisiko einhergehen. Doch das ist nicht der Fall. In vier unabhängigen Studien wurde das Brustkrebsrisiko von Frauen untersucht, die ihre Periode zwischen 12 und 17 Jahren bekamen und mit dem Risiko von Frauen verglichen, deren Menstruation mit 11 Jahren oder früher einsetzte. Bei zwei dieser Studien wurden keine Unterschiede bezüglich des Risikos gefunden. Bei den anderen beiden wurde nur bei den Frauen ein deutlich verringertes Risiko festgestellt, die die Menarche mit 17 Jahren oder später hatten; aber das trifft – wie bei denjenigen, die sie vor dem Alter von 11 Jahren bekamen –, nur auf einen sehr geringen prozentualen Randbereich der Bevölkerung zu. Keiner der Vergleiche bei den anderen Altersgruppen führte zu Unterschieden, die in einer der vier Studien relevant waren.[63]

Plausibilität: Der Zusammenhang wird nicht unterstützt. Ganz sicher widerlegt der folgende Nachweis die Behauptung, Östrogen verursache Brustkrebs, am stärksten: Die Anwendung von Östrogen hat nachweislich positive Wirkungen, selbst bei Frauen mit Brustkrebs im fortgeschrittenen Stadium. Zum Beispiel berichtete im Jahr 1944 Sir Alexander Haddow, Direktor des Krebsforschungsinstituts der University of London, dass es 25 Prozent seiner Patientinnen mit Brustkrebs im fortgeschrittenen Stadium durch hoch dosiertes Östrogen besser ging,[64] und andere Forscher erzielten in der Folge dieselben oder sogar noch bessere Ergebnisse. Der Onkologe Bruno Massidda und sein Team an der Universität im italienischen Cagliari berichteten von einer Remission bei 50 Prozent der mit Östrogen behandelten Patientinnen, die an fortgeschrittenem Brustkrebs litten;[65] von solchen Ergebnissen berichteten auch Reshma Mahtani und Team am Boca Raton Comprehensive Cancer Center (Florida).[66] Gabriel N. Hortobagyi und seine Kollegen am MD Anderson Cancer Center (Texas) berichteten, dass die Östrogen-Progestin-Kombination die wirksamste Therapie bei metastasierendem Brustkrebs ist.[67] James Ingle und seine Kollegen an der Mayo Clinic wiesen bessere Überlebenschancen durch die Behandlung mit Diethylstilbestrol (DES) im Vergleich zu Tamoxifen (bei uns u. a. unter dem Namen Nolvadex im Handel; Anm. d. Übers.) bei Brustkrebspatientinnen nach, Per Eystein Lønning und seine Kollegen am Haukeland Universtitätskrankenhaus in Norwegen ebenfalls.[69] Und V. Craig Jordan, der Vorreiter unter den Krebsforschern, und sein Forschungsteam demonstrierten, dass sowohl hohe als auch niedrige Östrogendosen bösartige Tumore in der Brust zum Schrumpfen bringen können.[70]

Kohärenz: Der Zusammenhang wird nicht unterstützt. Mithilfe der Mosaikmethode der Erkenntnisse sollte das Gesamtbild immer klarer werden, je mehr Teile wir hinzufügen. So war das bei der Bestätigung des Zusammenhangs zwischen Rauchen und Lungenkrebs – doch genau das ist trotz beharrlichster Anstrengungen, einen Zusammenhang zwischen Östrogen und Brustkrebs zu bestätigen, nicht passiert.

Experiment: Der Zusammenhang wird nicht unterstützt. Im Jahr 1999 begannen die Brustkrebs-Zahlen zu sinken. Die WHI-Forscher rechneten sich das als Verdienst an und behaupteten, dank ihrer Warnung vor der HET als Ursache von Brustkrebs im Jahr 2002 sei die Anzahl der Frauen, die Hormone einnahmen, stark zurückgegangen – und deshalb erkrankten sie auch nicht mehr an Brustkrebs. Ihre Behauptung hatte jedoch mehrere fundamentale Mängel. Erstens begann der Rückgang bereits drei Jahre *bevor* die WHI-Forscher etwas veröffentlichten. Zweitens hörten die Frauen in Schweden und Norwegen ebenso schnell mit der HET auf wie die amerikanischen Frauen, doch die Zahlen von Brustkrebs sanken dadurch nicht zusätzlich.[71] Und drittens dauert es meist mehrere Jahre, bis Brustkrebs klinisch festgestellt wird – wie konnte man da den Rückgang der Brustkrebszahlen mit der Beendigung der HET ein Jahr zuvor in Zusammenhang bringen? Die WHI-Autoren erklärten daraufhin, dass die Frauen mit dem Absetzen des Östrogens den Anreiz für das Wachstum eines bereits vorhandenen, aber klinisch noch nicht feststellbaren (subklinischen) Brustkrebs entfernten.[72] Wäre dem tatsächlich so gewesen, hätte die verringerte Auftretenshäufigkeit jedoch auf kleine, im Anfangsstadium befindliche, nicht-invasive Brustkrebsarten beschränkt sein müssen; das war aber nicht der Fall. Der Rückgang trat fast ausschließlich bei invasivem Brustkrebs auf.[73]

Alternative Erklärungen: Sind nicht ausgeschlossen. Wenn es Forschern nicht gelingt, ihren angenommenen Zusammenhang zwischen dem Risikofaktor A und der Krankheit B zu bestätigen, dann sollten sie andere Erklärungen in Betracht ziehen und andere Risikofaktoren untersuchen. Doch in den Studien zu Östrogen und Brustkrebs finden wir immer wieder Forscher, die nicht in der Lage sind, ihre eigenen Nachweise für geringe, schwache, widersprüchliche oder nicht vorhandene Zusammenhänge zu akzeptieren. Anstatt alternative Erklärungen in Betracht zu ziehen, haben sie allzu oft auf Data-Mining beziehungsweise auf die retrospektive Substratifizierung zurückgegriffen und versucht, irgendwo in den Daten noch irgendetwas zu finden, das ihre Überzeugung unterstützt, es müsse dort ein deutlicher Zusammenhang vorhanden sein.

Bradford Hill beendete seine Abhandlung 1965 mit den Worten: „Jede wissenschaftliche Arbeit ist unvollständig – sei sie beobachtend oder experimentell. Jede wissenschaftliche Arbeit unterliegt der Veränderung durch fortschreitendes Wissen. Das gibt uns nicht die Freiheit, das Wissen zu ignorieren, das wir bereits besitzen, oder das Handeln aufzuschieben, das zu einer bestimmten Zeit geboten erscheint."

Die Quintessenz

Kurz gesagt verfehlt die Hypothese, dass Östrogen ein wirklicher Risikofaktor für Brustkrebs ist, die Kriterien von Austin Bradford Hill. Warum also hat diese Überzeugung von Östrogen als Brustkrebsverursacher weiterhin Bestand?

Die Tabakindustrie bekämpfte die Daten, die einen Zusammenhang zwischen Tabak und Lungenkrebs zeigten, mit einer mächtigen Waffe – dem Zweifel. Ein 1969 von ihr verfasster unveröffentlichter Bericht legt ihre Strategie detailliert fest: „Zweifel ist unser Mittel zum Zweck, denn er eignet sich am besten, um es mit dem Tatsachenmaterial aufzunehmen."[74] Doch die Nichtraucher-Lobby hatte ihre eigene Waffe, etwas ebenso Instinktives, nämlich Angst – und zwar die Angst vor der furchtbarsten Krankheit, dem Krebs. Heute setzen die Berichte, die die HET mit Krebs in Zusammenhang bringen, eher auf die Angst als auf den Zweifel, um ihren Argumenten Nachdruck zu verleihen, vielleicht, weil Zweifel nicht so viel Aufmerksamkeit oder Emotion erzeugt. Doch die Angst vor einer Hormonersatztherapie ist unangebracht. Schließlich liegt der Prozentsatz der Lungenkrebspatienten, die Raucher waren, bei etwa 85 Prozent und die gegenwärtige Heilungsrate bei ungefähr 15 Prozent. Dagegen beträgt der Prozentsatz der Brustkrebspatientinnen, die sich jemals einer HET unterzogen haben, 11 bis 24 Prozent und die Heilungsrate von im Jahr 2018 neu diagnostizierten Brustkrebspatientinnen bei 90 Prozent.[75] 2016 ermittelten Forscher, dass Patientinnen mit einem lokalisierten Brustkrebs, der Form, die bei der Mehrheit der neu diagnostizierten Fälle vorkommt, eine Fünf-Jahres-Überlebensrate von 99 Prozent haben.[76]

Robert Hoover, Biostatistiker am National Cancer Institute, sagte seinen Kollegen: „Die wissenschaftliche Methode, die mir beigebracht wurde, bestand im Aufstellen einer Hypothese und danach in dem Versuch, sie mit allen Mitteln zunichtezumachen. Und wenn das nicht gelang, dann hat man eben angefangen, sie zu akzeptieren. Irgendwie sind wir davon abgekommen. Wir entwickeln Hypothesen und tun dann alles Erdenkliche, um etwas zu finden, das sie unterstützt."[77] Doch so sollten wir Wissenschaft nicht betreiben. Wir stimmen dem geistreichen Eingeständnis von Henry James zwar zu, dass „nichts mein letztes Wort in Bezug auf irgendwas [ist]", doch wir denken, es ist an der Zeit, die „allgemein bekannte Tatsache", dass eine Östrogenmonotherapie und eine Hormonersatztherapie Brustkrebs verursachen, dem Mülleimer der widerlegten Ideen zu übereignen – zusammen mit den Theorien, dass eine radikale Brustamputation bei primärem Brustkrebs die beste Behandlung sei, dass Angst Magengeschwüre und dass Stress Tuberkulose verursache.

KAPITEL 2

Die Veränderungen des Wechsels – und der Wechsel der Lebensqualität

Im Alter von 46 Jahren hatte Oprah Winfrey erstmals schwere Herzrhythmusstörungen. Sie suchte mindestens fünf Kardiologen auf, von denen jeder ihr versicherte, dass mit ihrem Herzen alles in bester Ordnung sei, aber keiner konnte ihr sagen, was die Palpitationen verursachte. Sie war frustriert, insbesondere weil sich kein Arzt die Gelegenheit entgehen lassen würde, die richtige Diagnose zu stellen, denn sie war schließlich die berühmte Oprah Winfrey. Ihre Menstruation kam noch immer regelmäßig, doch die Herzrhythmusstörungen beunruhigten und störten sie weiterhin, bis ihre Sporttrainerin sie darauf hinwies, dass das Anzeichen für eine vorzeitige Menopause sein könnten.[1] „Wie bitte?", dachte Winfrey, „Menopause schon mit 46?" Doch dann stieß sie auf ein bekanntes Buch, *Die Weisheit der Wechseljahre*, von Dr. Christiane Northrup, in dem Herzrhythmusstörungen als typisches Wechseljahressymptom genannt werden.

Herzrhythmusstörungen lassen eine Frau ganz sicher aufhorchen, doch bei anderen Symptomen, die ebenfalls Anzeichen der Menopause sind, ist das meist nicht der Fall, etwa bei starker Augen- und Mundtrockenheit, die manche Frauen schon haben, obwohl ihre Menstruation noch immer regelmäßig ist, oder Gelenk- und Muskelschmerzen. In der folgenden Liste der mit den Wechseljahren einhergehenden Symptome finden sich neben den bekannten Beschwerden auch noch andere Überraschungen.

Über den letzten Punkt klagen viele Frauen, wenn sie vor dem Dilemma stehen: „Akzeptiere ich diese Veränderung in der Taillenweite und kaufe mir neue Sachen? Oder nehme ich jetzt den Kampf gegen die Kräfte der

- Hitzewallungen
- Nachtschweiß
- Schlafstörungen
- Schlaflosigkeit
- Konzentrationsschwierigkeiten
- Nachlassendes Kurzzeitgedächtnis
- Nachlassende Energiereserven
- Blasen-/Miktionsbeschwerden (Probleme mit dem Wasserlassen)
- Häufigere Harnwegsinfekte
- Scheidentrockenheit
- Vaginaler Ausfluss
- Vaginale Blutung
- Libidoverlust
- Schmerzen beim Geschlechtsverkehr
- Depressionen / Traurigkeit
- Spannungen / Nervosität
- Stimmungsschwankungen
- Kopfschmerzen
- Völlegefühl
- Schwellungen in Händen oder Füßen
- Empfindlichkeit der Brust
- Gelenkschmerzen
- Dünner werdendes Haar
- Herzrhythmusstörungen (Herzrasen)
- Schmerzen in der Brust unter Belastung
- Gewichtszunahme um die Körpermitte

Biologie auf, ernähre mich nur noch von Proteinen und mache dreimal täglich Sport?" Viele witzeln über den „Umfang im mittleren Alter" und schieben ihn meist auf die eigene Trägheit, auf Fast Food und den Konsum von zu viel Zucker, doch bei Frauen tragen auch die Wechseljahre maßgeblich dazu bei. „Ich wiege genauso viel wie immer", schimpfte eine von Avrums Patientinnen, „aber meine Fettzellen haben sich anscheinend alle neu verteilt und um meinem Bauch wieder versammelt."

Die Symptome der Wechseljahre beginnen oft in den Jahren, bevor die Menstruation ganz aufhört (bekannt als Perimenopause) und können danach noch jahrelang andauern. Doch viele Frauen erwähnen sie ihrem Arzt gegenüber überhaupt nicht, geschweige denn irgendwelche Einzelheiten, manchmal, weil sie sich schämen oder es ihnen peinlich ist, aber oft auch, weil sie, wie Oprah Winfrey, das Problem nicht mit den Wechseljahren in Verbindung bringen. Bei Herzrhythmusstörungen gehen viele Frauen zum Kardiologen, bei Gelenkschmerzen zum Rheumatologen, bei Schlafstörungen lassen sie sich in ein Schlaflabor schicken und bei Depressionen suchen sie einen Psychotherapeuten oder Psychiater auf. Wir haben mit einer 55-jährigen Frau gesprochen: „Ich hatte jahrelang unter Schlafstörungen gelitten, schob sie auf den Stress bei der Arbeit und mit den Kindern. Doch sobald ich mit der HET begonnen hatte, schlief ich das erste Mal nach vier Jahren die ganze Nacht tief und fest durch. Die Arbeit ist immer noch stressig, die Kinder sind immer noch Kinder, aber ich schlafe."

Eine von Carols Freundinnen erzählte, als sie mit Anfang Fünfzig in die Wechseljahre kam, hatte sie keines der Probleme, die ihre Freundinnen hatten – keine Hitzewallungen, keine schlaflosen Nächte, keine Kopfschmerzen – und daher die Einnahme von Hormonen gar nicht in Betracht gezogen. „Doch eines nachts", sagte sie, „träumte ich, dass ich glücklich war – wirklich glücklich – und als ich aufwachte, erkannt ich, dass ich mich schon lange nicht mehr so fröhlich gefühlt hatte. Ich wusste nicht, dass Depressionen auch zu den Wechseljahressymptomen gehören. Ich rief meine Ärztin an, begann sofort mit einer HET und wurde wieder ganz wie früher. Ich machte sie jahrelang, hörte jedoch damit auf, als meine Ärztin mir nach den WHI-Berichten dazu riet. Ich bin immer noch wütend, dass ich sie beendet habe."

Eine Psychologin schrieb uns über ihre eigenen Beobachtungen und gab damit die Klagen und Sorgen vieler von Avrums Patientinnen wieder:

Täglich arbeite ich in meiner Praxis mit Frauen, die – weil sie von ihren Ärzten entmutigt wurden oder aufgrund ihrer eigenen Ängste und durch Fehlinformationen – kein Östrogen genommen haben und nicht in den Genuss seiner Vorzüge gekommen sind. In der Folge bekomme ich schwere Depressionen und generalisierte Angststörungen, kaputte sexuelle und emotionale Beziehungen mit dem Lebens- oder Ehepartner, zerbrechende Ehen und zerstörte Familien zu sehen. Natürlich ist der Östrogenmangel in der Menopause nicht der einzige Grund für diese Probleme, doch ich bin sicher, er spielt eine vorrangige Rolle dabei, dass diese Frauen (und ihre Familien) nach der Menopause plötzlich ihre Lebensqualität einbüßen.

Und das stimmt tatsächlich. In ihrem Buch *The Madwoman in the Volvo: My Year of Raging Hormones* (zu Deutsch etwa: „Die Verrückte im Volvo: Mein Jahr der stürmischen Hormone"; nur in englischer Sprache erhältlich) liefert Sandra Tsing Loh einen witzigen Bericht ihrer durch die Wechseljahre verursachten Midlife-Crisis und beschreibt die Qualen des „Östrogenentzugs", von denen viele amüsant sind (zumindest hinterher und wenn sie von einer professionellen Komikerin beschrieben werden).

Also, sie fährt von der Straße ab, um zu schluchzen – „und Wogen von Salzwasser zu produzieren" – über den Tod des Hamsters ihrer Kinder. „Ich bin eine 49-jährige Frau, die an einem Dienstagnachmittag in ihrem unter einem Baum geparkten verdreckten Volvo sitzt und wegen eines Hamsters heult. Wie tief können wir die Messlatte eigentlich ansetzen?" (Obwohl, fügt sie hinzu, es war ein putziger Hamster mit einem sonnigen Gemüt.) Als ihre gute Freundin Ann die Geschichte hört, weist sie Loh behutsam darauf hin, dass sie eventuell in die Wechseljahre kommen könnte. Doch Anns fanatische Kur für den Umgang mit ihren

Depressionen und Wutanfällen – „ein Cocktail aus Antidepressiva, bioidentischen Hormonen, Spaziergängen, kosmetischen Gesichtsbehandlungen, Massagen, dunkler Schokolade und pragmatischem Salz über die Schulter-Werfen" – hilft Loh nicht. Schließlich findet sie ihre Erlösung und wieder zur Vernunft, als sie Östrogencreme auf die Handgelenke aufträgt.[2]

Individuelle Erfahrungen sind aufschlussreich, doch sie sind kein wissenschaftlicher Nachweis; zunächst einmal liegt das daran, dass Menschen im Hinblick auf die Ursachen ihrer körperlichen und emotionalen Probleme bekanntlich oft falsch liegen. Zum Beispiel nehmen ab dem Alter von fünfzig Jahren Frauen und Männer tendenziell an Gewicht zu. Viele Frauen achten so extrem auf ihr Gewicht, dass ihnen jeder Übeltäter, dem sie das anlasten können, gerade recht kommt, doch zumindest die Frauen, die keine Hormone nehmen, können die HET ausschließen. „Unter Frauen und sogar unter einigen Ärzten herrscht die Überzeugung vor, dass die Hormonersatztherapie zur Gewichtszunahme beiträgt", schrieb Tara Parker-Pope in ihrem Buch *The Hormone Decision* (zu Deutsch etwa: „Die Hormonentscheidung", nur in engl. Sprache erhältlich). „Aber das wird durch die wissenschaftlichen Daten einfach nicht gestützt."[3] In einer großen Langzeitstudie, in der Frauen in den Wechseljahren, die Hormone nahmen, mit Frauen verglichen wurden, die ein Placebo erhielten, nahmen die meisten Frauen etwas zu – doch in der Hormongruppe war es weniger als in der Placebogruppe. Und in der Studie der Women's Health Initiative nahmen mehr Frauen unter HET ab als unter Placebo.[4]

Desgleichen haben Depressionen, Angstzustände, die Unzufriedenheit in der Ehe und sexuelle Probleme viele verschiedene Gründe – physiologische, psychische und Probleme mit dem Partner. Doch in diesem Kapitel werden wir erörtern, dass der Rückgang von Östrogen ein zu wenig gewichteter Grund für eine breite Palette von Symptomen ist, die in der Menopause auftreten. Wir werden die Belege berücksichtigen, die nachweisen, warum Östrogen die wirksamste Behandlung dieser Symptome ist, und wir werden die Behauptungen evaluieren, dass bioidentische Produkte frei von Risiken und alternative Therapien ebenso wirksam wie Östrogen sind. Doch zunächst möchten wir den historischen, kulturellen und politischen Zusammenhang dieses kontroversen Themas würdigen.

Östrogen: Die Behandlung mit den zwei Gesichtern

Im Laufe seiner langen Geschichte hat man in Östrogen alles gesehen – von einem Allheilmittel für jedes Frauenleiden bis zu einem gefährlichen, sogar verheerenden Arzneimittel, von einem liebenswürdigen „Dr. Jekyll“ bis zu einem teuflischen „Mr. Hyde“, von der Lösung bis zum Problem. „Die Geschichte des Östrogens“, schreibt Elizabeth Siegel Watkins in ihrem Buch *The Estrogen Elixier* (zu Deutsch etwa: „Das Östrogen-Elixier“; nur in englischer Sprache erhältlich), der faszinierenden Geschichte der HET in Amerika, „ist aus mehreren Strängen gewoben: aus blindem Glauben an die Fähigkeit von Wissenschaft und Technologie, aus einem breiten Spektrum gesundheitlicher und sozialer Probleme, aus dem Willen, die soziale und kulturelle Stigmatisierung des Alterns zu lösen, indem die Bedeutungen und Interpretationen von Weiblichkeit und weiblicher Identität verschoben werden, und aus den Fallstricken der medizinischen Überheblichkeit im 20. Jahrhundert.“[5] Frauen, die eine Entscheidung in Bezug auf die Hormonersatztherapie treffen möchten, mühen sich damit ab, diese Stränge zu entwirren. Ist die Durchführung einer HET antifeministisch oder profeministisch? Warum ist *Ersatz* in Bezug auf Wechseljahreshormone ein schlimmes Wort, nicht aber in Bezug auf zum Beispiel den Ersatz von Schilddrüsenhormonen nach der Entfernung der Schilddrüse? (Angesichts der Tatsache, dass Östrogen nach der Menopause auf etwa 1 Prozent des Spiegels abfällt, den Frauen vor der Menopause haben, scheint *Ersatz* genau das richtige Wort zu sein.[6]) Wird ein Problem durch die HET medikalisiert, also zu einem medizinischen Thema gemacht, das besser durch Psychotherapie oder eine neue Arbeitsstelle zu behandeln wäre? (Medikalisierung bezeichnet einen gesellschaftlichen Veränderungsprozess, bei dem menschliche Lebenserfahrungen und Lebensbereiche in den Fokus systematischer medizinischer Erforschung gerückt werden, die vorher außerhalb der Medizin standen; Anm. d. Übers.) Ist es gesünder, es durchzustehen und still zu leiden, oder soll „frau" es mit Hormonen probieren?

In den 1970er-Jahren trat mit der Geburtsstunde der modernen Frauenbewegung beim Thema Östrogen ein klarer Bruch unter den Feministinnen zutage. Das Jahrzehnt startete lautstark mit *Mein Körper gehört mir*, einem Buch, das 1971 mit einem wohlverdienten Tusch begrüßt wurde; es forderte die Frauen auf, sich über ihren Körper, ihre Gesundheit und ihre Sexualität kundig zu machen und ihre Gesundheitsfürsorge selbst in die Hand zu nehmen. Zwei bekannte Bücher schrieben 1977 die feministische Position gegen Östrogen fest: Rosetta Reitz, Mitglied der Radikalen Feministinnen von New York, veröffentlichte *Menopause: A Positive Approach* (zu Deutsch etwa: „Die Wechseljahre: Ein positiver Ansatz"; nur in englischer Sprache erhältlich) und Barbara und Gideon Seaman brachten *Women and the Crisis in Sex Hormones* heraus (zu Deutsch etwa: „Frauen und die Krise bei den Sexualhormonen"; ebenfalls nur in englischer Sprache erhältlich). Watkins äußerte sich folgendermaßen: „Diese beiden Bücher spiegelten die zeitgenössische kritische Haltung gegenüber der etablierten Medizinerschaft und der Pharmaindustrie sowie die gleichzeitige Begeisterung für die sogenannten natürlichen Methoden der Gesundheitsfürsorge wider."[7]

Diese natürlichen Methoden, die auch heute noch empfohlen werden, waren Bewegung, Kalzium, eine „gute Ernährung" (was auch immer man damals darunter verstand) und für Reitz, die vielleicht mehr von sich preisgab als Menschen es damals im Allgemeinen taten, regelmäßiger Sex und die Pflege gesunder Beziehungen. Diese beiden erfolgreichen Bücher hielten eine wie immer geartete Hormontherapie für entweder unnötig oder schädlich. Aber ihre Hauptstärke lag in ihrem Fanfarenruf an die Frauen, sich der Bevormundung durch das medizinische Establishment zu widersetzen, die beleidigende Bezeichnung der Wechseljahre als „Mangelkrankheit" sowie die sexistische Auffassung zurückzuweisen, Frauen seien, sobald sie die Wechseljahre hinter sich haben, im wörtlichen und übertragenen Sinne erledigt.

Trotzdem führte gerade der Feminismus dazu, dass sich mehr Frauen in Wissenschaft, Forschung und Medizin engagierten. Im selben Jahr, als

Reitz und Seamans ihre Bücher veröffentlichten, brachte Lila Nachtigall, Gynäkologin und Geburtshelferin an der New York University, die damals gerade die Hälfte ihrer eigenen 22-jährigen Forschungsstudie hinter sich hatte, *The Lila Nachtigall Report* heraus (nur in englischer Sprache erhältlich). Das Buch forderte die Frauen auf, Wissen zu erwerben, um dadurch selbstbestimmt handeln zu können, und es informierte umfassend über die Wechseljahre und die therapeutischen Vorzüge von Östrogen. Nachtigall begann 1956 als eine von vier Frauen ihres Jahrgangs mit dem Medizinstudium und vertrat seither immer die Interessen von Frauen. Aber im Zuge des überbordenden Feminismus der 1970er-Jahre, so beobachtete Watkins, „hatte *The Lila Nachtigall Report* keine Chance. Das Buch, von einer Ärztin geschrieben, die für die Anwendung eines Präparats warb, das auf der Beliebtheitsskala ganz unten stand und von Wissenschaftlern und Feministinnen gleichermaßen gegeißelt wurde, entsprach nicht dem Zeitgeist.“[8] Neun Jahre später, 1986, veröffentlichte Nachtigall *Estrogen: The Facts Can Change Your Life* (zu Deutsch etwa: „Östrogen: Die Fakten können Ihre Leben verändern“). Das Umfeld hatte sich verändert. Die Vorzüge von Östrogen – bei der Osteoporoseprävention, dem Fachgebiet der Autorin, und der Förderung der Herzgesundheit – wurden wiederholt nachgewiesen. Natürlich nur so lange, bis die Women‘s Health Initiative dafür sorgte, dass das Pendel wieder zurück schwang.

Heute lehnen viele Feministinnen und Gesundheitsaktivistinnen die HET aus sozialen und politischen sowie aus gesundheitlichen Bedenken weiterhin ab. Nach der Pressemitteilung der WHI-Verantwortlichen im Jahr 2002 erzählte Cynthia Pearson, die Geschäftsführerin des National Women‘s Health Network, des nationalen Netzwerks für Frauengesundheit, der *New-York-Times*-Mitarbeiterin Gina Kolata, wie erfreut sie sei, dass die WHI ihre Ablehnung der HET bestätigt habe. Die Befürwortung der HET, äußerte sie gegenüber Kolata, sei „sexistisch und altersdiskriminierend durch die Botschaft, die sie den Frauen vermittelt: Bleibt gesund. Bleibt sexuell vital. Nervt eure Männer nicht so sehr.“[9]

Sexistisch und altersdiskriminierend, tatsächlich? Bei einer Konferenz, deren Thema die Behandlung der Symptome eines Östrogenmangels war, stellte Nachtigall fest: „Von 2000 postmenopausalen Frauen in einem Jahr werden 20 Frauen eine Herzkrankheit, elf Knochenschwund, sechs Brustkrebs und drei ein Endometriumkarzinom (eine Krebserkrankung der Gebärmutterschleimhaut) entwickeln, aber bei allen wird es zu einer Urogenital-Atrophie, einem Gewebeschwund im Bereich der Harn- und Geschlechtsorgane, kommen. Das ist nicht das erste Zeichen der Menopause, sondern tritt eher allmählich nach Beginn des Klimakteriums auf. Zu den Symptomen gehören Scheidenjuckreiz, Brennen beim Wasserlassen, häufiges Wasserlassen und Schmerzen beim Geschlechtsverkehr. [10] Eine Atrophie ist zwar nicht lebensbedrohlich, besteht jedoch fort, wenn sie nicht behandelt wird und verschlechtert sich mit zunehmendem Alter der Frau.

Wir sind uns völlig im Klaren darüber, dass die Einstellung vieler Frauen – und Männer – zum Sex in ihren späteren Jahren „endlich frei“ ist; wir wollen nicht unterstellen, dass jeder sexuell aktiv sein will oder diesen Wunsch haben sollte. Aber wir glauben, dass es ebenso falsch ist, anzunehmen, dass die meisten Frauen mit zunehmendem Alter *nicht* mehr sexuell aktiv sein möchten. Schauen Sie sich die Symptomliste vom Anfang dieses Kapitels noch einmal an, lassen Sie die Empfindlichkeit der Brust und die vaginalen Beschwerden außer Acht und tun Sie so, als würde die Liste Männer betreffen. Wie würden Männer reagieren, wenn man ihnen sagen würde: „Kopf hoch, Jungs! Das ist ganz normal, wenn man älter wird! Macht euch keine Sorgen über das Völlegefühl und die Kopfschmerzen, die schlaflosen Nächte und die Gedächtnisstörungen! Kein Interesse mehr an Sex? Schmerzen dabei? Hey, ihr seid über Fünfzig, ihr hattet doch schon genug Sex. Oh, eure Frauen finden Sex immer noch toll? So ein Pech; nervt sie nicht so sehr deswegen. Diese Symptome dauern übrigens nur ein paar Jahre, auch wenn mehr als die Hälfte von euch Männern mindestens zehn Jahre darunter leiden wird und manche von jetzt an immer Schmerzen beim Sex haben werden. Ein Gleitmittel wird euch helfen, wenn ihr Sex habt. Es hilft euch aber nicht dabei, Sex haben zu wollen.“

Schwer vorstellbar, dass die meisten Männer diese Botschaft akzeptieren würden.

Natürlich wissen wir, was Pearson mit „altersdiskriminierend“ meinte – die omnipräsente kulturelle Botschaft, dass Alt schlecht und Jung gut ist, und dass wir alle, Männer wie Frauen, gegen die Zeichen des Alterns mit allen uns zur Verfügung stehenden Mitteln kämpfen sollten. Viele Feministinnen vertreten die Ansicht, dass die Symptome der Wechseljahre ein ebenso normaler Teil des Lebens sind wie die Menarche und daher toleriert werden müssen und zitieren immer wieder König Salomon: „Auch dies wird vorübergehen“. Schwerwiegende Symptome könne man mit Alternativen zu den Arzneimitteln behandeln. Nach dieser Ansicht kann man mit den Wechseljahren ebenso umgehen, wie Menschen das mit allen anderen Zeichen des Alters tun, etwa mit grauem Haar oder Falten – man kann es mit frei verkäuflichen Hilfsmitteln versuchen oder einfach nichts machen. Eine befreundete College-Professorin verabscheute die Hitzewallungen, nach denen sie immer völlig schweißgebadet war, aber sie ging ganz pragmatisch damit um und sagte einmal zu ihren Studentinnen und Studenten: „So sehen Hitzewallungen aus. Ich werde nicht in Ohnmacht fallen und auch nicht sterben. Und jetzt geben Sie mir ihre Arbeiten.“

Überdies teilen wir die Kritik von Pearson und anderen Verbraucherschützern daran, dass die großen Pharmaunternehmen ihre Werbung unkontrolliert direkt an die Endverbraucher richten und neue Medikamente herstellen dürfen, wobei sie bei den älteren, wirksamen kaum ein Molekül zu verändern brauchen und die Absatzmärkte auf Bereiche ausweiten können, in denen gar keine Medikamente gebraucht werden. Wir sympathisieren auch mit der „Weniger-ist-mehr-Bewegung“, die versucht, der Öffentlichkeit Wissen zu vermitteln, damit unnötige Medikamente und Diagnoseverfahren vermieden werden. Wir verdammen auch die „Erfindung von Krankheiten“, die willkürliche Pathologisierung gesunder Zustände zu neuen Krankheiten, was meist geschieht durch eine Ausdehnung der Grenzen tatsächlicher Erkrankungen auf Zustände *vor* der eigentlichen Krankheit, oft gekennzeichnet durch die Vorsilbe „Prä“, die derzeit nicht und vielleicht sogar niemals medikamentös behandelt werden müssen. (Wie wir in Kapitel 4 besprechen werden, ist die Osteopenie, angeblich eine Vorstufe der Osteoporose, ein solches Kunstwort, das seinen Status durch, wie ein Medizinhistoriker schrieb, „aggressives Marketing und Eigeninteressen“ [erlangte].[11])

Wir können nicht leugnen, dass auch hinter dem Östrogen ein aggressives Marketing und Eigeninteressen gestanden haben, beginnend mit Robert Wilsons Buch *Die vollkommene Frau* und seiner Behauptung, Frauen könnten ohne Östrogen nicht „in vollem Umfang weiblich“ sein. In den Jahren nach der Veröffentlichung dieses Buches, verteilten Ärzte bereitwillig Rezepte für Hormone und drängten ihre Patientinnen, sie zu nehmen, ohne lästige Fragen zu stellen. Damals waren viele Ärzte arrogant, sexistisch und patriarchalisch, und die Wechseljahre wurden in medizinischen Lehrbüchern als „Mangelkrankheit“ oder „Ovarialinsuffizienz“, also als Ausfall der Eierstöcke, dargestellt.[12] Kein Wunder, dass Frauen, die in jenen Jahrzehnten die Wechseljahre durchliefen, der HET gegenüber eine gewisse Skepsis entwickelten; es fiel schwer, die Hormonfrage von der herablassenden Haltung jener (meist männlichen) Ärzte zu trennen, die sie verschrieben. Carols Mutter Dorie erzählte immer wieder gerne, was passierte, als ihr Gynäkologe fragte, wann sie ihre letzte Periode gehabt hätte.

„Hm“, sagte sie und dachte nach, „vor etwa einem Jahr, wenn ich es mir recht überlege.“

„Leiden Sie unter Hitzewallungen, Schlaflosigkeit und Schmerzen?“, fragte er.

„Nein“, sagte sie, „obwohl, einmal fröstelte es mich im Kino.“

„Hier“, sagte er, ohne ihr zuzuhören, „lösen Sie dieses Rezept ein; das wird Ihnen helfen.“

Seit diesem Gespräch sind viele Jahre vergangen, und der Rat, Östrogen zu nehmen, ist von Pro zu Kontra umgeschlagen. Heute aber sind wir überzeugt, dass es schließlich doch oft hilft, dieses Rezept einzulösen.

Die Wechseljahre und die Zeit danach

Soweit wir wissen, ist das Walweibchen das einzige Tier, das wie der Mensch Wechseljahre durchmacht und danach noch viele Jahre lebt, was dieses Phänomen zu einem evolutionären Mysterium macht. (Wir haben keine Informationen darüber, welche Symptome ein weiblicher Orca oder Grindwal durchmacht oder ob der Verzehr von Heringslaich sie vielleicht bessert.) Die sogenannte Großmutter-Hypothese besagt, dass in grauer Vorzeit des Menschen Säuglinge und Kinder mit größerer Wahrscheinlichkeit überlebten, wenn sie ihre Großmütter um sich hatten, die sich um sie kümmerten, weil sie nicht im sexuellen Konkurrenzkampf mit ihren Töchtern um Partner und Ressourcen standen.[13] Doch welchen evolutionären Grund es für die Menopause auch gibt, durch die außergewöhnlichen Fortschritte im Gesundheitswesen und in der Hygiene im vergangenen Jahrhundert lebt die überwiegende Mehrheit der heutigen Frauen nach den Wechseljahren im Durchschnitt noch 30 Jahre, wodurch das Problem, ihre Gesundheit und Lebensqualität zu verbessern, noch dringlicher wurde.

Manche Frauen haben während der Zeit der Wechseljahre praktisch keine Symptome wie etwa Carol und ihre Mutter, die Menstruation hört einfach auf und das war's. Doch sie gehören zu einer Minderheit. Gemäß der SWAN-Studie (Study of Women's Health Across the Nation), einer landesweiten multiethnischen Studie über die Gesundheit der Frau, die 3 302 Frauen vom Beginn der Wechseljahre zwischen 1996 bis 2013 begleitete, haben 80 Prozent mehrere Symptome und bei der Hälfte dieser Frauen erstrecken sich die Beschwerden über Jahre. Die mittlere Dauer von Hitzewallungen und anderen vasomotorischen Symptomen betrug bei diesen Frauen 7,4 Jahre; bei afroamerikanischen Frauen sogar noch länger (10 Jahre) und mehr als 12 Jahre bei Frauen, deren Symptome in der Perimenopause einsetzten.[14]

Die Women's Health Initiative wollte nicht einmal einräumen, dass die HET dazu betragen könnte, diese unangenehmen Symptome zu lindern. Sie berichtete im Jahr 2003, dass Östrogen keine „klinisch aussagekräftige Wirkung auf die gesundheitsbezogene Lebensqualität" habe, selbst bei den Frauen nicht, die eine Östrogentherapie drei Jahre lang gemacht hatten.[15] Als Avrum das seiner Frau erzählte, lachte Martha laut auf. Sie war im Alter von 46 Jahren durch eine Chemotherapie zwangsläufig in die Wechseljahre versetzt worden und entwickelte fast unmittelbar danach Hitzewallungen, Nachtschweiße und Schlafschwierigkeiten. Als sie mit dem Östrogen begann, ließen die Symptome innerhalb von Tagen nach und verschwanden dann ganz. Bei den meisten Frauen in der Menopause dauert es nach Beginn der HET meist nicht einmal eine Woche, bis es ihnen besser geht; wie um alles in der Welt konnte die WHI-Studie zu einem solch sonderbaren Ergebnis kommen?

Zu Beginn ihrer Studie waren die WHI-Forscher nicht an der Wirkung von Hormonen auf Wechseljahressymptome interessiert; sie untersuchten ihre Auswirkungen auf die großen Probleme, insbesondere Brustkrebs, Herzkrankheiten und kognitive Einschränkungen. Warum also veröffentlichten sie einen Artikel über die Wechseljahressymptome, die gar nicht Ziel ihrer Studie waren? Wir wissen es nicht, aber es kommt uns so vor, als widerstrebte es ihnen zuzugeben, dass die HET sich auf Frauen in jeder Hinsicht positiv auswirkte. Wir erwähnen das, weil die WHI-Verantwortlichen schrieben, dass sie den Frauen, die von „mittleren oder schweren" Wechseljahressymptomen berichteten, ausdrücklich von der Teilnahme abgeraten hatten. Infolgedessen betrug der Anteil der Studienteilnehmerinnen mit mittleren oder schweren Symptomen nur 13 Prozent. (Sie erinnern sich, dass diese Frauen im Durchschnitt 63 Jahre alt waren, also wären die meisten der Symptome, die sie eventuell zu Beginn der Menopause gehabt hatten und im Laufe der folgenden zehn Jahre gehabt hätten, schon vorüber.) Von diesen 13 Prozent mit Symptomen berichteten jedoch mehr als drei Viertel der nach dem Zufallsprinzip für die HET anstatt für das Placebo ausgewählten Probandinnen über eine erhebliche Linderung – genau wie das in jeder anderen Studie ebenfalls festgestellt wurde. Die anderen Probandinnen, die entweder keine oder nur leichte Symptome gehabt hatten, berichteten nicht von einer Besserung. Noch einmal: *Die symptomfreien Frauen berichteten, dass Östrogen die Symptome nicht besserten, die sie gar nicht hatten*. Und so kam die WHI zu dem „Befund", dass die HET keine „klinisch aussagekräftige Wirkung auf die gesundheitsbezogene Lebensqualität" habe[16] – indem sie ihr Augenmerk auf die 87 Prozent richtete, die zu Beginn gar nicht unter Wechseljahresbeschwerden litten oder die Menopause ohnehin bereits hinter sich hatten. Die Autoren selbst erwähnten besonders, dass ihre Daten „eventuell nicht auf [Frauen mit mittleren bis schweren Symptomen] zutreffen, weil es wenig wahrscheinlich ist, dass Frauen, die glauben, eine Hormontherapie zu brauchen, sich einem Auswahlverfahren nach dem Zufallsprinzip unterziehen."

Das haben wir uns nicht ausgedacht.

Eine andere Möglichkeit, um die WHI-Prüfer zu der Aussage zu bewegen, die HET würde die Lebensqualität nicht verbessern, bestand darin, wie „Lebensqualität" bemessen wurde. Sie legten den Probandinnen keine Liste spezifischer Symptome vor (wie wir zu Beginn dieses Kapitels), und sie baten sie auch nicht darum, die Schwere jedes einzelnen Symptoms von „überhaupt nicht störend" über „erträglich" bis „unerträglich" zu bewerten sowie zu vermerken, ob und wie es ihr Leben beeinträchtigte. Stattdessen verließen sie sich auf schwammige Aussagen, indem sie die Probandinnen baten, ihr Wohlbefinden, ihre Stimmung, ihre Bewältigungsstrategien und ihren allgemeinen Gesundheitszustand einzustufen. Werden Menschen nach pauschalen Beurteilungen wie diesen gefragt, antworten sie typischerweise so, wie Sie vermutlich auch, wenn eine Bekannte fragt, wie es Ihnen geht: „Oh, gut, alles in Ordnung." Sie erwähnen die Schweißausbrüche, die Schlaflosigkeit, die Herzrhythmusstörungen oder die Partnerschaftprobleme nicht. (Entsprechend antworten bei landesweiten Meinungsumfragen etwa zwei Drittel der Menschen auf die Frage, wie glücklich sie insgesamt sind, mit „sehr glücklich". Befragen Sie sie zu bestimmten Lebensbereichen und Sie erfahren die Wahrheit: „Meine Schulterschmerzen sind endlich weg, aber mein Chef stresst mich fürchterlich und ich würde meinen widerspenstigen Teenager jetzt am liebsten in ein Erziehungscamp stecken.") Kurzum, pauschale Beurteilungen kommen der Tendenz von Frauen entgegen, eine Situation zu meistern und sich nicht über Symptome zu beschweren, die sich störend auf die Arbeit oder das Familienleben auswirken.

Doch selbst die WHI-Studie konnte dem medizinischen Konsens nichts anhaben, dass Östrogen die wirksamste Behandlung der Symptome ist, unter denen Martha und Millionen anderer Frauen leiden, und die

Beschwerden bei den meisten, die sich einer HET oder Östrogenmonotherapie unterziehen, beseitigt oder verringert. „Bis heute", schrieb Elizabeth Watkins 2007, „bleibt die Wirkung von Östrogen zur Therapie von Hitzewallungen in der Menopause unübertroffen und nur wenige Kritiker bestreiten seinen Wert als vorübergehende Behandlung."[17] In zahlreichen randomisierten Studien, die die Onkologin Heidi Nelson von der Mayo Clinic 2004 überprüft hat, wurde nachgewiesen, dass Östrogen die Häufigkeit von Hitzewallungen im Allgemeinen um mehr als 75 Prozent reduziert.[18] Gemäß den Richtlinien des American College of Obstetrics and Gynecology, der Amerikanische Hochschule für Frauenheilkunde und Geburtshilfe, „sollte eine HET nicht automatisch im Alter von 65 Jahren abgebrochen, sondern wie bei jüngeren Frauen individualisiert werden, da manche Frauen mit 65 Jahren oder darüber hinaus sie bei vasomotorischen Symptomen immer noch benötigen können."[19] Dem stimmt auch die Nordamerikanische Menopause-Gesellschaft zu.

Die WISDOM-Studie (Women's International Study of Long-Duration Estrogen After the Menopause, zu Deutsch etwa: „Internationale Frauen-Studie über die Langzeitanwendung von Östrogen nach der Menopause"; das Akronym heißt wörtlich übersetzt „Weisheit"; Anm. d. Übers.) war eine randomisierte, placebokontrollierte Studie mit 3 721 postmenopausalen Frauen in Australien, Neuseeland und dem Vereinigten Königreich. Die Probandinnen waren im Alter zwischen 50 und 69 Jahren und wurden nach dem Zufallsprinzip für die HET oder das Placebo eingeteilt. In der Studie konnte nachgewiesen werden, dass die Frauen aus der HET-Gruppe im Vergleich zu den Frauen der Placebo-Gruppe weniger Hitzewallungen, Nachtschweiße, Gelenk- und Muskelschmerzen hatten sowie seltener unter Scheidentrockenheit litten und ihre Sexualfunktion besser war.[20] (Die einzigen Nebenwirkungen bestanden darin, dass die Frauen der HET-Gruppe etwas häufiger eine Empfindlichkeit der Brust und Scheidenausfluss angaben.) Die Forscher betonten besonders die Vorzüge der HET in Bezug auf einen besseren Schlaf und weniger Schlafstörungen, vorausgesetzt, dass unzureichender Schlaf „mit einem erhöhten Krankheitsrisiko wie

Fettleibigkeit, Diabetes, Bluthochdruck und einer Herz-Kreislauf-Erkrankung einherging. Mehr Schlaf könnte daher erhebliche gesundheitliche Vorzüge haben."

Da viele Frauen in den Wechseljahren von Gelenk- und Muskelschmerzen und vermehrten arthritischen Symptomen berichten – wie wir schon sagten, sind das weitere Symptome, die nicht landläufig mit der Menopause einhergehen – hoben die WISDOM-Forscher in ihrem Befund besonders hervor, dass die Frauen nach einem Jahr HET sagten, die körperlichen Schmerzen seien zurückgegangen. Sie zitierten tatsächlich die WHI-Studie, die (unbemerkt) zu demselben Ergebnis gekommen war: „Eine Nachfolgestudie mit Probandinnen aus der Women's Health Initiative, die sich den Gelenksymptomen widmete, ergab mehr Schmerzen und Steifheit der Gelenke bei den Frauen, die die HET abbrachen, im Vergleich zur Placebo-Gruppe."[21] Tierversuche, fügten sie hinzu, legten nahe, dass Östrogen auch „betäubend wirkt und eine Knorpelerosion, wie sie bei der Osteoarthritis vorkommt, verhindern könnte."[22]

Die WISDOM-Studie wies zwar keine Besserung der Symptome von Depressionen bei den Probandinnen nach, doch in anderen randomisierten Studien zur Östrogenersatztherapie wurde von bemerkenswerten Verbesserungen in Bezug auf Depressionen berichtet. Zwei randomisierte, placebokontrollierte Studien, bei denen Frauen, die unter depressiven Episoden litten, vier bis zwölf Wochen lang Östrogen oder ein Placebo bekamen, ergaben für die Östrogen-Gruppe eine Besserung von 60 bis 75 Prozent, bei den Frauen der Placebo-Gruppe waren es 20 bis 30 Prozent.[23] Dass Östrogen eine solch hohe Erfolgsquote bei der Aufhellung von Depressionen hat – eine viel bessere als Antidepressiva und ohne deren oft unangenehmen Nebenwirkungen[24] –, ist ungemein wichtig. Katie Taylor, eine Engländerin, fungierte selbst als „Kontrollgruppe", indem sie (sowohl das eine als auch andere einnahm und) den Unterschied zwischen Antidepressiva und der HET erlebte:

Vor einigen Jahren hatte ich nach einer langen Pause zur Erziehung meiner vier Kinder mit 43 Jahren gerade wieder begonnen zu arbeiten. Ich liebte mein Leben, doch ich fühlte mich erschöpft, weinerlich und niedergeschlagen ohne ersichtlichen Grund. Meine Allgemeinärztin diagnostizierte eine Depression und verschrieb Antidepressiva. Das stellte sich als Fehldiagnose heraus. Nach sechs Monaten ging es mir schlechter. Ich hatte ein „benebeltes Gehirn", konnte bei der Arbeit nicht klar denken, weinte bei den unpassendsten Gelegenheiten, hatte Hitzewallungen und wollte nicht aus dem Haus gehen ... Das Antidepressivum machte einen Zombie aus mir, ich war völlig gefühllos – nichts war mehr in Ordnung. Ich befürchtete, dass es am Druck durch die Doppelbelastung als Hausfrau und Mutter und der Ausübung eines anspruchsvollen Berufs lag ... Ich sprach noch einmal mit meiner Ärztin und sie war auch der Meinung, ich sollte die Arbeit aufgeben, mich auf meine Gesundheit konzentrieren und mich um meine Familie kümmern.[25]

„Die Arbeit aufgeben", das war ein weiterer schlechter Rat, einer, den anzunehmen sich viele Frauen gar nicht leisten können. Katie Taylors Glück war es, die Tochter von Michael Baum zu sein, einem der herausragenden Krebsforscher Englands, und er deutete an, dass sie trotz ihrer jungen Jahre in der Menopause sein könnte. Und diese Diagnose war richtig; sie war tatsächlich in den Wechseljahren. Sie begann mit der HET, setzte die Antidepressiva ab, „wurde wieder die alte Katie" mit ihrer früheren Fröhlichkeit und Energie und rief sogar eine Online-Selbsthilfegruppe ins Leben, um Frauen in den Wechseljahren mit Informationen zu versorgen.

Bei ehemaligen Brustkrebs-Patientinnen leitet die Chemotherapie typischerweise die Menopause ein und intensiviert ihre Symptome.[26] Dawn Hershman, der Leiter des Brustkrebs-Programms des Herbert Irving Comprehensive Cancer Center an der Columbia Universität, berichtete, dass die Wahrscheinlichkeit der Beschwerden bei Frauen, die eine Chemotherapie erhalten hatten, im Vergleich zu Frauen ohne Chemotherapie um ein Vielfaches höher ist: Sie litten 5,7-mal so häufig unter Scheidentrockenheit, hatten 5,5-mal mehr Schmerzen beim Sexualverkehr, eine um das 3-Fache geringere Libido und 7,1-mal mehr Schwierigkeiten, zum Orgasmus zu kommen.[27] Zwischen 66 und 96 Prozent der Frauen, die an Brustkrebs erkrankt waren, berichten von starken Hitzewallungen, Nachtschweißen und Schlaflosigkeit und bei der großen

Mehrheit von ihnen werden diese störenden und unangenehmen Symptome nicht behandelt.[28]

Viele ehemalige Brustkrebs-Patientinnen sind verständlicherweise mit der Bewältigung der Auswirkungen ihrer Krankheit beschäftigt und erleichtert, dass sie die Behandlung hinter sich haben. Und aus Angst, dass Östrogen das Risiko eines Rezidivs erhöhen könnte, neigen sie dazu, die Wechseljahressymptome als unvermeidliche Nebenwirkung der Chemotherapie zu ertragen. Doch 2017, bei einer Überprüfung von Beobachtungsstudien sowie prospektiven randomisierten Studien mit Brustkrebs-Patientinnen unter dem Titel „Use of Hormone Therapy for Menopausal Symptoms and Quality of Life in Breast Cancer Survivors: Safe and Ethical?“ (zu Deutsch etwa: „Der Einsatz der Hormontherapie zur Linderung von Wechseljahressymptomen und Steigerung der Lebensqualität von Brustkrebs-Patientinnen: Sicher und ethisch vertretbar?“) beantworteten eine Gynäkologin und ein Gynäkologe diese Frage mit einem uneingeschränkten „Ja“. In all diesen Fällen kamen die Autoren María Fernanda Garrido-Oyarzún (Santiago, Chile) und Camil Castelo-Branco (Barcelona, Spanien) zu dem Schluss, dass Östrogen die beste Behandlung sei.[29] Avrums eigene Forschung unterstützt diese Schlussfolgerung, wie wir in Kapitel 6 eingehend besprechen werden.

Heute ringen viele Gynäkologen und Onkologen immer noch damit, ihren Verdacht, dass Östrogen gefährlich sei und die Lebensqualität nicht verbessere, mit den eindeutigen Nachweisen seiner Vorzüge in Einklang zu bringen. Viele haben sich einen merkwürdigen Kompromiss ausgedacht: Die Einnahme von Hormonen sei für manche Frauen mit schweren Symptomen ungefährlich, wenn sie sie für die kürzest mögliche Zeit und in der geringst möglichen Dosierung nehmen. Dieser Rat ist ein Kompromiss zwischen „Es ist gefährlich – nehmen Sie es gar nicht“ und „Es ist sicher – nehmen Sie es, so lange sie wollen“. Wenn Ärzte wirklich glauben, dass Östrogen krebserregend ist, sollten sie natürlich überhaupt nicht zu einer Einnahme raten; das ist so, als würde man sagen: „Rauchen Sie jeden Tag eine halbe Schachtel Zigaretten, aber nur ein Jahr lang, und Sie werden besser schlafen.“

Das Fazit: Für die Warnung, postmenopausale Hormone so kurz und so niedrig dosiert wie möglich einzunehmen, gibt es keine wissenschaftliche Grundlage. Das Positionspapier aus dem Jahr 2017 der North American Menopause Society zur Hormontherapie besagt: „Das Konzept der ‚geringst möglichen Dosis für den kürzest möglichen Zeitraum' kann für manche Frauen ungeeignet oder sogar schädlich sein." Und seine Autoren fügten hinzu: „Es gibt keine Daten, die dafür sprechen, bei Frauen im Alter von 65 Jahren [die HET] automatisch zu beenden."[30]

Zehn Jahre nach ihrer ursprünglichen Abhandlung räumte die WHI in einer 2012 veröffentlichten Nachfolgestudie schließlich ein, dass Östrogen vasomotorische Symptome wie Benommenheit, Schwindelgefühl und Hitzewallungen tatsächlich deutlich verringerte und dass diese Symptome wieder auftraten, sobald die Frauen die Einnahme beendeten.[31] In der Tat räumte JoAnn Manson, eine der Hauptprüferinnen, ein, dass Frauen sich einer HET nun gefahrlos unterziehen könnten, ohne einen vorzeitigen Tod befürchten zu müssen: „Das sind gute Nachrichten für Frauen", sagte sie der britischen Ausgabe der *Times*. „Damit sind Frauen in der Menopause im Wesentlichen auf der sicheren Seite, die wegen ihrer unangenehmen und störenden Symptome wie Hitzewallungen und Nachtschweiße eine Hormontherapie machen möchten."[32] Drei Jahre später, 2015, verfassten Manson und Gloria Richard-Davis von der medizinischen Fakultät der University of Arkansas eine Stellungnahme zur groß angelegten SWAN-Studie mit dem Titel „Forschung bringt Dogma zu Fall". Darin lobten sie die Forscher dafür, dass sie „das Dogma [zu Fall gebracht haben, vasomotorische Symptome] seien von kurzer Dauer, beeinträchtigen die Gesundheit oder Lebensqualität von Frauen nur minimal und seien durch Kurzzeitbehandlungen leicht zu beheben".[33]

Sie lobten nun den Sturz eines Dogmas, das sie einst selbst in die Welt gesetzt hatten. Wir bedauern es zwar, dass Manson die unangemessen schwarzseherischen Interpretationen der WHI-Befunde ursprünglich vorangetrieben und die Vorzüge der HET bei Wechseljahressymptomen nicht einmal erkannt hat, doch umso mehr freuen wir uns, dass sie in der Lage war, ihre Meinung – ein wenig – zu ändern. „Es herrschte viel

Angst", sagte sie, freilich ohne zuzugeben, dass es in erster Linie die WHI war, die diese Angst erzeugte.

Wie sieht es mit Alternativen aus?

Alle Arzneimittel, von Aspirin bis Zyrtec, haben potenzielle Risiken und Nebenwirkungen, die Hormonersatztherapie ist da keine Ausnahme. Bei einer HET gehören trockene Augen, Scheidenausfluss und Brustspannen dazu und können bei manchen Frauen bis zu einem Jahr anhalten. Die HET hat auch geringe, aber ernstere Risiken, zu denen eine Erkrankung der Gallenblase und Venenthrombosen gehören. (In Kapitel 8 werden wir die Risiken und Vorteile gegeneinander abwägen.) Es ist verständlich, dass viele Frauen nicht gerne verschreibungspflichtige Medikamente nehmen, außer sie sind medizinisch geboten; andere glauben (aufgrund der WHI-Ergebnisse), dass die HET risikoreicher sei als andere Arzneimitteloptionen. Sehen wir uns diese nun an.

Manche Frauen entscheiden sich vielleicht dafür, gar nichts zu tun und ihre Beschwerden zu ertragen. Die Frauen, die etwas tun möchten, aber kein Östrogen mit oder ohne Progesteron einnehmen wollen, haben drei Wahlmöglichkeiten: Sie können verschreibungspflichtige Medikamente für einzelne, ganz spezifische Wechseljahressymptome einnehmen, es mit einem der unendlich vielen pflanzlichen Präparate und anderen „natürlichen" Produkten für die Menopause versuchen oder sich bioidentisches Östrogen verschreiben lassen. Nicht befassen wollen wir uns mit den Dauerbrennern der universellen 08/15-Ratschläge bezüglich „individuell angepasster Veränderungen des Lebensstils und nichtmedikamentöser Therapien" zur Behandlung von Symptomen aus einschlägigen Fachzeitschriften wie dem *Journal of Clinical Endocrinology and Metabolism*: Frauen sollten aufhören zu rauchen, sie sollen abnehmen, weniger Alkohol trinken, Vitamin D und Kalzium zu sich nehmen, sich gesund ernähren, Gleitmittel bei Scheidentrockenheit verwenden und regelmäßig Sport treiben. Und bei starken Hitzewallungen und schlaflosen Nächten, so die Autoren des Artikels, „können [kognitive Verhaltenstherapie, Hypnose und Akupunktur] hilfreich sein."[34] All das sind absolut vernünftige Ratschläge (außer die Einnahme von Vitamin D und Kalzium zur Verhinderung von Knochenbrüchen bei postmenopausalen Frauen, wie wir in Kapitel 4 zeigen werden), doch leider werden die Wechseljahressymptome durch keine dieser Methoden gebessert.

Manche Frauen bekommen das Antiepileptikum Neurontin (Wirkstoff: Gabapentin) verschrieben, ein Präparat, das hauptsächlich bei der Behandlung von Krampfanfällen und Nervenschmerzen eingesetzt, aber zunehmend auch „off-label", also außerhalb des zugelassenen Anwendungsbereichs, verwendet wird, etwa bei der Behandlung von Hitzewallungen. Neurontin verringert die Hitzewallungen ein wenig – wenn auch nicht so stark wie Östrogen[35] – doch zu den Nebenwirkungen gehören (um einige wenige aufzuzählen) Schwindelgefühl, Benommenheit, Müdigkeit, Bewegungsunsicherheit, Übelkeit, Durchfall, Verstopfung, Kopfschmerzen, Anschwellen der Brüste sowie Mundtrockenheit. Es mag zwar die Hitzewallungen reduzieren, doch bei den anderen Wechseljahressymptomen hilft es nicht. Außerdem kann es Krampfanfälle verursachen, wenn es abrupt abgesetzt wird.

Antidepressiva werden auch häufig verschrieben und manche Studien konnten nachweisen, dass sie Hitzewallungen und Schlaflosigkeit wirksam verringern. Eine randomisierte placebokontrollierte Doppelblindstudie mit 80 Frauen, die wegen Krebs im gynäkologischen Bereich behandelt worden waren, ergab, dass Patientinnen, die den Wirkstoff Paroxetin (Handelsnamen u. a. Paroxalon, Tagonis, Allenopar, Paronex und zahlreiche Generika; Anm. d. Übers.) bekamen, weniger Hitzewallungen hatten und nachts seltener aufwachten.[36] Doch eine ausführlichere Überprüfung der Wirksamkeit von Antidepressiva kam zu dem Schluss, dass „die Daten über die Vorzüge [dieser Medikamente] widersprüchlich sind."[37] Und natürlich haben Antidepressiva auch eigene, oft unangenehme Risiken und Nebenwirkungen und helfen Frauen mit anderen Symptome ebenfalls nicht. Ein Gremium der US-amerikanischen Arzneimittelzulassungsbehörde FDA verweigerte 2013 die Zulassung der Wirkstoffe Gabapentin und Paroxetin für Hitzewallungen mit der Begründung, dass beide nur von marginalem Nutzen seien.[38]

Die bei Weitem am häufigsten verwendeten Alternativen zur HET sind pflanzliche und natürliche Präparate wie frei verkäufliche chinesische Kräuter, Traubensilberkerze (*Cimicifuga racemosa*), Ginseng, Johanniskraut und *Ginkgo biloba*. Manche Ärzte, selbst solche, die glauben, dass die HET für die Mehrzahl der Frauen eine sichere Methode ist, möchten ihren Patientinnen, die keine Hormone nehmen wollen, gerne Alternativen anbieten; oft schlagen sie ihnen schließlich eine Mischung vor, die Kräuter für jeweils unterschiedliche Symptome enthalten. Ärzte am Frauengesundheitszentrum (Well Woman Center) in Dublin, die die HET als „wirksamstes verschreibungspflichtiges Medikament für die Menopause" betrachten, empfehlen Frauen, die keine Hormone nehmen wollen, „Omega-3-Kapseln für die Gehirnfunktion, Vitamin D für die Knochen sowie Borretschöl für das Brustspannen. Vitamin-E-Öl kann bei Scheidentrockenheit verwendet werden."[39] Zahlreiche populärwissenschaftliche Ratgeber über die Menopause empfehlen diese Kräuterprodukte, inzwischen eine milliardenschwere Industrie, doch eine Studie nach der anderen weist nach, dass keines davon bei Wechseljahressymptomen besser wirkt als Placebos. Hier eine Auswahl:

- Die Studie über Isoflavone aus Rotklee-Extrakt, eine randomisierte kontrollierte Studie über zwei Nahrungsergänzungsmittel, die aus Rotklee-Extrakt stammen (Handelsnamen: Promensil, Rimostil), wies nach, dass sie sich bei der Reduzierung von Hitzewallungen oder der Verbesserung der Lebensqualität in der Menopause nicht vom Placebo unterschieden.[40]
- Deborah Grady, Professorin für Medizin, Epidemiologie und Biostatistik am Women's Health Clinical Research Center, dem klinischen Forschungszentrum für Frauengesundheit an der Universität of California in San Francisco, kam zu dem Schluss, dass zahlreiche randomisierte Studien die deutliche Reduzierung der Häufigkeit und Schwere von Hitzewallungen um 80 bis 90 Prozent durch Östrogen zeigen konnten, doch dass „es keine überzeugenden Nachweise für die Besserung von Hitzewallungen durch Akupunktur, Yoga, chinesische Kräuter, Dong Quai (chinesische Engelwurz), Nachtkerzenöl, Ginseng, Kava oder Rotklee-Extrakt gibt."[41]

- Eine Meta-Analyse im *JAMA*, der Fachzeitschrift der Amerikanischen Medizinischen Gesellschaft, von nicht-hormonellen Therapien bei Hitzewallungen wies nach, dass die meisten Studien qualitativ schlecht konzipiert waren und aus einer einzelnen Indikation ein breiteres Anwendungsspektrum ableiten wollten. „Nebenwirkungen und Kosten schränken eventuell bei vielen Frauen die Nutzung ein", schlussfolgerten die Forscher. „Diese Therapien mögen für Frauen mit sehr starken Symptomen, die kein Östrogen nehmen können, äußerst hilfreich sein, doch für die meisten Frauen sind sie nicht optimal."[42]
- Eine randomisierte Studie mit alternativen Präparaten bei Wechseljahressymptomen – Traubensilberkerze, sogenannte Multibotanicals (in denen die Traubensilberkerze nur eine von vielen Komponenten ist; Anm. d. Übers.) und Soja – ergab im Vergleich zur Hormonersatztherapie und einem Placebo keine aussagekräftige Reduzierung der Häufigkeit oder Intensität der Symptome bei den Frauen, die pflanzliche Ergänzungsmittel oder ein Placebo nahmen. Die Hormontherapie verringerte die Symptome jedoch deutlich.[43]
- Einer randomisierten, placebokontrollierten Doppelblind-Crossover-Studie mit der Traubensilberkerze bei Hitzewallungen (ein spezielles Forschungsdesign der evidenzbasierten Medizin zum Vergleich zweier Behandlungsmethoden; Anm. d. Übers.), die im *Journal of Clinical Oncology* veröffentlicht wurde, „gelang der Nachweis nicht, dass die Traubensilberkerze die Hitzewallungen mehr reduzierte als das Placebo."[44]
- Eine randomisierte kontrollierte Studie über Akupunktur zur Behandlung von Hitzewallungen bei Brustkrebspatientinnen ergab keinen statistischen Unterschied zwischen der tatsächlichen und einer fingierten Akupunktur.[45] (Bei fingierten Akupunktur-Studien sind die Nadeln stumpf und dringen nicht in die Haut ein oder werden willkürlich an Stellen eingestochen, an denen sie theoretisch keinen Nutzen haben würden.)

Wir könnten noch weitere Beispiele aufzählen, aber Sie verstehen, was gemeint ist: Wiederholt wird in Doppelblindstudien nachgewiesen, dass etwa 20 Prozent der Frauen, die auf Kräuterpräparate zurückgreifen – Rotklee, Soja, Leinsamen, Dong Quai (chinesische Engelwurz), Nachtkerzenöl, Ginseng, Yamswurzel, Mönchspfeffer, Hopfen und Salbei – berichten, dass sich ihre Symptome genau in dem Prozentbereich bessern wie bei den Frauen, die ein Placebo bekommen. Nach dem Fazit, dass die Behauptungen über die Wirksamkeit und Sicherheit von Kräutern bei Wechseljahressymptomen weitgehend unbelegt sind, warnte eine Überprüfung vor einem möglichen Zusammenhang zwischen Traubensilberkerze und einer toxischen Wirkung für die Leber.[46] Daher wird in den Richtlinien des American College of Obstetrics and Gynecology ausdrücklich darauf hingewiesen, dass ergänzende pflanzliche Stoffe und Naturprodukte, einschließlich frei verkäuflicher Isoflavone, chinesischer Kräuter, Traubensilberkerze, Ginseng, Johanniskraut und *Ginkgo biloba* nachweislich nicht wirksam sind. Sparen Sie sich also Ihr Geld.

Sehen wir uns zum Schluss noch die bioidentischen Hormone an. Eine typische Befürwortung tauchte in einem von drei Ärzten – Erika Schwartz, Kent Holtorf und David Brownstein – geschriebenen Meinungskommentar im *Wall Street Journal* auf; Titel: „The Truth About Hormone Therapy“ (zu Deutsch etwas: „Die Wahrheit über die Hormontherapie“). Der Essay übernahm die WHI-Ergebnisse leider unkritisch und behauptete, „die Hormontherapie wurde zu einem Paradebeispiel dafür, wie spezielle Interessen, ein irregeführtes medizinisches Establishment und Opportunisten sich zusammenschließen können, um die Dinge zu verkomplizieren und den Patientinnen den Zugang zu sicheren und wirksamen Behandlungen zu verweigern.“[47] Zum Glück, so die Autoren weiter, sorgte die WHI-Studie für ein sofortiges Ende der HET, da sie „zweifelsfrei nachwies, dass die Präparate gefährlich waren und das Risiko von Herzinfarkten, Schlaganfällen und Brustkrebs bei den mehr als 16 000 Studienteilnehmerinnen eindeutig erhöhten.“ Was sollte eine Frau tun? Frauen fühlten sich schrecklich, als sie die HET abbrachen, und ihre Ärzte, Geiseln des medizinischen Establishments, hatten nichts anderes zu bieten als Antidepressiva. Aber keine Sorge! Bioidentische Präparate sind die Rettung! Sie sind identisch, also wirken sie, aber nicht ganz identisch, also sind sie nicht schädlich. Die Doktoren Schwartz, Holtdorf und Brownstein sind Mitbegründer der Bioidentical Hormone Initiative.

Wie kann ein Arzneimittel identisch, aber nicht dasselbe sein? *Bioidentisch* ist ein Marketingbegriff und noch dazu ein ziemlich genialer, denn er unterstellt stillschweigend, dass das so bezeichnete Produkt alle Vorzüge des Östrogens enthält, ohne … ja, ohne was? Die Risiken des Östrogens? Bioidentische Hormone, die genauso verschreibungspflichtig sind wie eine HET, enthalten meist Östradiol, die vorherrschende Form des im Blut von Frauen zirkulierenden Östrogens.* Presomen enthält mindestens zehn Formen von Östrogen, einschließlich Östradiol, aber auch Equilin, die Form, von der man annimmt, dass sie die vorteilhafteste zur Erhaltung der Gehirnfunktion ist.[48] Dennoch sind industriell produziertes Östrogen und bioidentisches Östrogen (meist Östradiol) von der FDA zugelassen und unterstehen beide ihrer Reglementierung.

Im Gegensatz dazu werden individuell zusammengestellte bioidentische Hormone, die in den USA weitverbreitet sind, im Allgemeinen von einer Apotheke vor Ort nach ärztlichem Rezept zubereitet. Dabei handelt es sich nicht um standardisierte pharmazeutische Präparate, sie unterliegen nicht der Reglementierung durch die FDA und alle großen medizinischen Gesellschaften haben von ihrer Verwendung als Alternative zu den zugelassenen Formen von Östrogen und Progesteron abgeraten.[49] Warum sind sie dann so beliebt? Eine inoffizielle Gesprächsgruppe aus 21 Frauen, die individuell zusammengestellte bioidentische Hormone anwendeten oder angewendet hatten, wurde dazu befragt, warum sie sich gegen eine konventionelle HET entschieden hatten. Als Gründe nannten sie Angst vor den Risiken, eine Abneigung gegen „Stutenurin" und vor allem ein „umfassendes Misstrauen gegenüber einem medizinischen System, dass als herablassend gegenüber ihren Sorgen und übermäßig abhängig von pharmazeutischen Produkten empfunden wird". Sie genossen auch, was sie als „verbesserte klinische Betreuung und

* Östradiol kommt in der Yamswurzel vor, aber denken Sie nicht einmal darüber nach – Sie müssten riesige Mengen davon essen.

vermehrte Aufmerksamkeit" betrachteten, die ihnen von ihren alternativmedizinisch arbeitenden Ärzten zuteilwurde. „Wir stellten fest", schlussfolgerten die Forscher, „dass Frauen nicht nur nach Alternativen zu konventionellen Arzneimitteln suchen, sondern auch nach Alternativen zur konventionellen Betreuung, bei der ihre Erfahrung mit den Wechseljahren willkommen ist, ihren Behandlungszielen Gehör geschenkt wird und sie als Handelnde in den Umgang mit ihrer eigenen Menopause eingebunden werden."[50] Es mutet wie ein unglücklicher Kompromiss an – dafür, dass ein Arzt ihnen zuhört, ihnen Dinge erklärt und mit ihnen zusammenarbeitet, entscheiden sie sich für eine Behandlung, die nicht durch die Arzneimittelaufsicht reglementiert wird.*

Wie bei allen frei verkäuflichen Präparaten müssen sich die Verbraucher bewusst sein, dass es sich um Maßnahmen handelt, die keine wissenschaftliche Grundlage haben, selbst wenn der Rat von Ärzten oder Ärztinnen kommt, die behaupten, Menopause-Spezialisten zu sein. (Hierzulande sind, anders als es z. B. bei niedrig dosiertem Progesteron in den USA der Fall ist, Hormonpräparate generell verschreibungspflichtig; Anm. d. Übers.) Eine Ärztin wandte sich schriftlich an Avrum und lobte ihn für seine Kritik an der Women's Health Initiative, fügte jedoch hinzu, dass sie die HET trotzdem noch ablehne. Sie selbst, sagte sie, ziehe die „Bioidentische Hormonersatz-Therapie (BHRT, für *bioidentical hormone replacement therapy*) und das Wiley-Programm" vor und behauptete, dass sie sicherer und wirksamer seien als die konventionelle HET. Als Avrum sie nach Studien fragte, die diese umfassende „Sicherheit und Wirksamkeit" dokumentieren, blieb sie leider eine Antwort schuldig.

* Der Preis der Entscheidung für eine alternativmedizinische Methode, weil sie gut klingt oder sich gut anfühlt, kann hoch sein. Das *Journal of the National Cancer Institute* berichtete 2018 von einer Studie über die Sterblichkeitsziffern an nicht-metastasierendem Krebs über ein Zeitfenster von fünfeinhalb Jahren. Die Forscher verglichen die Ergebnisse von 280 Patienten, die sich für eine alternativmedizinische Behandlung anstatt für Chemotherapie, Bestrahlung und Operation entschieden, mit 560 Patienten, die konventionell behandelt wurden. Diejenigen, die sich für Alternativtherapien entschieden, starben mit einer 2,5-fach erhöhten Wahrscheinlichkeit innerhalb des Zeitfensters, und bei manchen Krebsarten war das mit der Alternativbehandlung einhergehende Risiko noch höher: um das nahezu Sechsfache bei Patientinnen mit Brustkrebs und um das Vierfache bei Darmkrebs. (Johnson SB, Park HS, Gross CP, Yu JB. Use of alternative medicine for cancer and its impact on survival. JNCI. 2018; 110: 121-24)

Das Wiley-Programm ist ein System mit bioidentischen Hormonen, das von Teresa S. Wiley konzipiert wurde. Sie behauptet, dass ihre Methode nicht nur Wechseljahressymptome lindert, sondern auch die Gesamtgesundheit steigert. Wir zitieren dazu aus *Wikipedia*: „Das Programm wurde von medizinischen Kreisen kritisiert wegen der Dosierung der verwendeten Hormone, der Nebenwirkungen, Wileys fehlender medizinischer oder klinischer Qualifikation für die Konzeption des Programms, wegen des Mangels an empirischen Belegen, die es als sicher oder wirksam ausweisen, ethischer Probleme mit der durchgeführten klinischen Studie, um es zu testen, und wegen potenzieller finanzieller Interessenskonflikte in Bezug auf Fördergelder."

Die Quintessenz

Wir stimmen der feministischen Kritik zwar zu, dass Probleme des alltäglichen Lebens von Frauen zu Krankheiten gemacht, als solche behandelt und dadurch zum Gegenstand medizinischer Studien, Diagnosen, Prävention und Behandlung werden, doch wir glauben auch, dass die Lösung nicht darin besteht, sich zu wenig darum zu kümmern, oder Symptome und Probleme, die eindeutig physiologischen Ursprungs sind, zu ignorieren oder falsch zu behandeln. Das Ziel muss das sein, was für die einzelne Frau am besten ist. Für Katie Tayler waren es weder Antidepressiva, noch die Aufgabe ihres anstrengenden Berufs – sondern es war die Einnahme von Hormonen. Nach Beginn eine HET wird Avrum oft von sehr aufgebrachten Patientinnen angerufen. „Ich hatte mich alt und verbraucht gefühlt", sagte eine Frau, „doch seit ich Östrogen nehme, bin ich wieder die, die ich nie mehr zu werden glaubte. Ich ärgere mich darüber, dass ich so viel Zeit vertan habe, als es mir schrecklich ging."

Wäre die HET nur für Frauen wie die genannte Patientin von Nutzen, wäre das schon Grund genug, sie zu befürworten. Wie wir gesehen haben, hat das Pendel tatsächlich begonnen, in die Richtung zurückzuschwingen, dass die Nachweise über die nutzbringende Hormonersatztherapie für die schwerwiegendsten Wechseljahressymptome und ihre sehr geringen Risiken akzeptiert werden. Nun hat die Debatte die nächste Stufe erreicht: Sollte eine Frau, die in der Menopause keine besorgniserregenden Symptome hat oder welche hatte, die aber mit der Zeit abgeklungen sind, eine HET in Betracht ziehen, um künftigen Krankheiten oder Schwierigkeiten vorzubeugen? JoAnn Manson von der WHI verneint das noch immer. Der Rückgang in der Anwendung der HET, der auf den ursprünglichen WHI-Bericht folgte, „war zwar nicht optimal", sagt sie jetzt, denn die Frauen litten an Symptomen, die zu Schlafstörungen führten und ihre Lebensqualität beeinträchtigten, was wiederum Einfluss auf die Gesundheit nahm. Sie fügte jedoch hinzu: „Das bedeutet aber nicht, dass wir zu der Zeit von vor 25 Jahren zurückkehren, in der die Hormontherapie zu Vorbeugung von Herz-Kreislauf-Erkrankungen eingesetzt wurde."[25]

Im nächsten Kapitel werden wir diese Aussage einer Beurteilung unterziehen. Wir wissen, dass viele Frauen lieber eine Zeit lang unangenehme Symptome ertragen würden, als etwas einzunehmen, das ihnen kurzfristig zwar helfen könnte, aber langfristig schaden würde. Nun hat es jedoch den Anschein, dass die HET mehr bewirkt als nur die Lebensqualität von Frauen zu verbessern; tatsächlich rettet und verlängert sie auch Leben – wie wir gleich sehen werden.

KAPITEL 3

Herzensangelegenheiten

„Meine Gynäkologin ist gegen Östrogen, nicht wegen des Brustkrebsrisikos“, schrieb eine Frau an Avrum, „sondern wegen des vermeintlich höheren Herzerkrankungsrisikos. Sie glaubt, dass Statine sicherer sind als Hormone. Stimmt das?“

Obwohl Brustkrebs die häufigste Krebsart ist, von der Frauen in den USA betroffen sind, sterben mehr Frauen an Lungenkrebs als an Brustkrebs – und beide verblassen neben den Herzkrankheiten, der Todesursache Nummer 1 bei amerikanischen Frauen. Schätzungen der American Cancer Society zufolge erkranken 2018 etwa 266 110 (amerikanische) Frauen an Brustkrebs, 40 920 werden daran sterben und etwa 90 Prozent der mit Brustkrebs diagnostizierten Frauen werden durch die Erstbehandlung geheilt. Trotz dieser ermutigenden Statistik macht Brustkrebs mehr Angst als eine Herzkrankheit, obwohl die Anzahl der amerikanischen Frauen, die jedes Jahr an einer Herzkrankheit sterben – die Prognose für 2018 liegt bei 298 840 Todesfällen – um das Siebenfache höher liegt als die prognostizierten Todesfälle durch Krebs.

Nach Auffassung mancher Menschen fürchten Frauen Brustkrebs mehr als eine Herzkrankheit, weil er sie in jüngeren Jahren trifft als eine Erkrankung des Herzens. Diese Überzeugung ist jedoch falsch; in jedem Jahrzehnt jenseits des 40. Geburtstages sterben mehr Frauen an einer Herzkrankheit als an Brustkrebs.[1] Sehen Sie sich die folgende Tabelle von Todesursachen bei Frauen im Jahr 2014 an, dem letzten Jahr, für das offizielle Zahlen zur Verfügung stehen:

Alter	20-39	40-59	60-79	80 und älter
Herzkrankheit	2 459	22 465	76 242	187 680
Brustkrebs	1 051	10 708	18 461	10 991

Überraschend, nicht wahr? An einer Herzkrankheit sterben mehr als doppelt so viele Frauen als an Brustkrebs, selbst junge Frauen unter 40 Jahren, und viermal so viele zwischen 60 und 79 Jahren. Diesen Unterschied gibt es seit Jahrzehnten. Ein Leitartikel von 1997 in der Fachzeitschrift *Lancet* schilderte eine vom National Council of Aging in Auftrag gegebene Umfrage unter 1 000 Frauen im Alter zwischen 45 und 64 Jahren. Sie ergab, dass „61 Prozent sagten, die Krankheit, die sie am meisten fürchteten, sei Krebs – vornehmlich Brustkrebs. Dagegen äußerten nur 9 Prozent, dass sie die Krankheit am meisten fürchteten, an der sie mit hoher Wahrscheinlichkeit auch sterben werden – an einer Erkrankung des Herzens." „Diese Ergebnisse", so ergänzte der Leitartikel, „sind fast identisch mit einer Umfrage, die ebenfalls 1997 von der American Heart Association veröffentlicht wurde. Nur 8 Prozent der Frauen war klar, dass Herzkrankheiten und Schlaganfälle die führenden Todesursachen sind und jedes Jahr für den Tod von mehr Frauen verantwortlich waren, als die von der Reihenfolge her nächsten 16 Todesursachen gemeinsam – Diabetes, alle Krebsarten, AIDS und Unfälle eingeschlossen."[2] (Das Thema Schlaganfall wird in Kapitel 5 besprochen.)

Trotz des unverkennbaren Risikos bei Frauen bleibt eine Erkrankung des Herzens für sie fast unter dem Radar. Wir bekommen oft zu hören: „Aber ich kenne so viele Frauen mit Brustkrebs und so wenige, die Herzprobleme hatten!" Ein Grund mag sein, dass, wie wir inzwischen wissen, die Symptome einer Herzkrankheit, einer Herzinsuffizienz und von Herzinfarkten bei Frauen oft anders sind als bei Männern. Das bekannte Symptom des Herzinfarkts, der Vernichtungsschmerz in der Brust und im linken Arm, kommt bei Männern häufiger vor als bei Frauen, und die hauptsächlichen Anzeichen bei Frauen haben meist nichts mit Schmerzen in der Brust zu tun. (Dazu gehören Beschwerden im Nacken, im Kiefer, in der Schulter, im Bereich des oberen Rückens oder des Magens, Kurzatmigkeit, Schmerzen in einem oder beiden Armen, Übelkeit, Schwitzen, Benommenheit und extreme oder ungewöhnliche Müdigkeit; allesamt Symptome, die auf verschiedene Probleme hinweisen können.) Anders als bei Männern kann eine Atherosklerose bei Frauen schwer zu bestätigen sein. Bei vielen Frauen, die mit einem akuten Koronarsyndrom ihren Arzt aufsuchen oder in die Notaufnahme kommen, erweist sich das Angiogramm, das Röntgenbild der Blutgefäße, als normal und zeigt keine obstruktive Erkrankung der Koronargefäße, die Herzkranzgefäße sind also nicht blockiert.[3]

In ihrem Buch *Women Are Not Small Men* (zu Deutsch etwa: „Frauen sind keine kleinen Männer"; nur in englischer Sprache erhältlich) beschreibt Nieca Goldberg, die Leiterin des Herzgesundheitsprogramms für Frauen am Lenox-Hill-Krankenhaus in New York, die verschiedenen Arten, wie die Geschlechter eine Herzkrankheit erleben, an der jede zweite Frau stirbt. Es ist eine Botschaft, die Kardiologinnen seit Jahrzehnten zu vermitteln versuchen, wenngleich eine, die oft in den Kampagnen mit der rosa Schleife als Symbol für Brustkrebs untergegangen ist. (Die Amerikanische Herzgesellschaft hat eine eigene Kampagne ins Leben gerufen: *Go Red for Women*, also etwa „Trag Rot für Frauen"). Die amerikanische Internistin Marianne Legato gründete die Partnerschaft für eine geschlechtsspezifische Medizin an der Columbia University und wurde ihre Leiterin; sie tat das genau deswegen, weil sich die Hinweise mehrten, dass Studien, deren Grundlage der „normale" (weiße) Mann war, in der Medizin sich nicht ausnahmslos auch auf Frauen oder andere Ethnien übertragen ließen – und die Erkrankung des Herzens namentlich ein Bereich war, in dem sich die Geschlechter unterschieden. In ihrem bahnbrechenden Buch von 1991, *The Female Heart* (zu Deutsch etwa: „Das weibliche Herz"), warb Legato für die Vorzüge von Östrogen zur Reduzierung des Risikos von Herzerkrankungen.[4]

Ein weiterer Grund, warum Frauen das Sterberisiko durch eine Herzerkrankung unterschätzen, mag an dem Phänomen liegen, das kognitive Psychologen als „Verfügbarkeitsheuristik" bezeichnen. Das ist die Tendenz, die Wahrscheinlichkeit eines Ereignisses danach zu beurteilen, wie einfach es ist, sich Situationen dafür vorzustellen, und wie gefühlsmäßig überzeugend diese sind. Katastrophen und erschreckende Unfälle rufen eine starke emotionale Reaktion hervor, sind daher im Kopf besonders präsent und werden für uns geistig „verfügbarer" als andere negative Ereignisse. Daher überschätzen Menschen im Allgemeinen die Häufigkeit von Todesfällen durch Tornados und unterschätzen die Häufigkeit von Todesfällen durch Asthma, was dutzende Male öfter vorkommt als durch einen Tornado, aber nicht für Schlagzeilen sorgt. Und Frauen überschätzen im Besonderen die Häufigkeit von Todesfällen durch den – ohnehin schon unheimlichen – Brustkrebs und unterschätzen die Häufigkeit von Todesfällen durch eine Herzerkrankung. Als die Menschen vor vielen Jahren in Europa und Amerika wegen des „Rinderwahnsinns" in Panik waren, der sich auf das Gehirn auswirkt und an dem man sich durch den Genuss von Fleisch befallener Rinder infiziert, führten Forscher in Frankreich eine kreative Feldstudie durch. Immer wenn die Zeitungen über die Gefahren des Rinderwahnsinns berichteten, ging im darauffolgenden Monat der Fleischkonsum zurück. Berichteten die Zeitungen jedoch über dieselben Gefahren, benutzten aber die fachsprachlichen Begriffe der Krankheit – Creutzfeldt-Jakob-Krankheit und Bovine Spongiforme Enzephalopathie – veränderte sich der Fleischkonsum nicht.[5] Die anschaulichere Bezeichnung führte dazu, dass die Menschen emotional reagierten und die Gefahr überschätzten. Während der gesamten Dauer der vermeintlichen Krise wurde die Krankheit in Frankreich nur bei sechs Menschen diagnostiziert, doch das Bild einer wahnsinnigen Kuh – dieses gutmütigen, friedfertigen Wesens, das Amok läuft – ist hochgradig „verfügbar".

Wir vermuten, dass Brustkrebs mental präsenter ist als die eher unkonkreten und unterschiedlichen Symptome einer Herzerkrankung. Tatsächlich sind die Menschen so auf die Politik und die Bemühungen um die Mobilisierung finanzieller Mittel in Bezug auf den Brustkrebs eingestimmt, dass ein weiblicher Prominenter, der diese Diagnose erhält, damit fast immer an die Öffentlichkeit geht. Wenngleich bei Angelina Jolie nie Brustkrebs diagnostiziert wurde, machte sie publik, dass sie Trägerin des BRCA-Gens sei, einer erblich bedingten genetischen Disposition für Brustkrebs, und sie sich daher zu einer beidseitigen Brustamputation entschlossen habe. Solche Enthüllungen gelten als mutig, um die öffentliche Wahrnehmung zu erhöhen – was natürlich der Fall ist. Als wir dieses Kapitel schrieben, war das Internet voll von der

Eilmeldung, dass die amerikanische Schauspielerin Julia Louis-Dreyfus an Brustkrebs erkrankt war, wie sie über Instagram und Twitter bekannt gab. Auch wenn die Nachricht keine Einzelheiten ihrer Diagnose enthielt, reagierte die Welt, als habe sie ihren unmittelbar bevorstehenden Tod angekündigt. „Unsere Liebe und Unterstützung sind in dieser Zeit bei Julia und ihrer Familie", teilte HBO, ein US-amerikanischer Fernsehprogrammanbieter mit Sitz in New York City, der *Los Angeles Times* in einer feierlichen Erklärung mit. Miley Cyrus verschickte keine Twitternachrichten, als sie erfuhr, dass sie an einer periodisch auftretenden erhöhten Herzfrequenz (Tachykardie) leidet, spricht jedoch offen darüber, wenn sie gefragt wird. Auch der Herzinfarkt von anderen Personen des öffentlichen Lebens wurde nicht bekanntgemacht, zum Beispiel von Olivia Newton-John, Elizabeth Taylor, Lena Horne, Toni Braxton, Greer Garson, Barbara Stanwyck, Barbara Walters, Rosie O'Donnell, Star Jones und anderen …

Selbst Frauen, die bereits eine Brustkrebserkrankung überlebt haben, sterben mit höherer Wahrscheinlichkeit an einer Herzkrankheit als an einem Rezidiv.

Jennifer Patnaik, Epidemiologin an der Colorado School of Public Health, einer Bildungseinrichtung für das öffentliche Gesundheitswesen, und ihre Kollegen untersuchten 63 566 Frauen, bei denen im Alter von 66 Jahren oder älter Brustkrebs diagnostiziert wurde, und begleiteten sie durchschnittlich neun Jahre lang. Sie stellten fest, dass bei dieser großen Bevölkerungsgruppe eine Herzkrankheit für mehr Todesfälle verantwortlich war als der Brustkrebs. „Bei der Langzeitbetreuung von Frauen sollte nach der Diagnose und Behandlung von Brustkrebs die Senkung des Risikos für Herz-Kreislauf-Erkrankungen Priorität haben", folgerten die Forscher."[6]

Heute ist das unter Onkologen eine allgemein anerkannte Empfehlung. Beim Brustkrebs-Symposium 2017 in San Antonio stellte die Onkologin Anne H. Blaes von der Medizinischen Hochschule der University of Minnesota eine Forschungsarbeit vor, in der nachgewiesen wurde, dass nicht-chemotherapeutische, als SERMs (selektive Östrogen-Rezeptor-Modulatoren) klassifizierte Medikamente, die Frauen oft nach der

Erstbehandlung verschrieben werden, wenn sie von einem postmenopausalen Brustkrebs betroffen sind, das Potenzial haben, Zellen an den Innenwänden der Koronararterien zu schädigen. Da diese Medikamente im Allgemeinen Frauen verschrieben werden, bei denen keinerlei residuale Nachweise von Brustkrebs mehr vorhanden sind, weil viele dieser Frauen keinen Brustkrebs mehr bekommen und diese Medikamente meist mindestens fünf Jahre lang verabreicht werden, warnte Blaes davor, dass SERMs eventuell mehr Schaden anrichten als Nutzen, denn „bei den meisten Frauen mit Brustkrebs ist das Risiko größer, an einer kardiovaskulären Krankheit zu sterben als an ihrer Krebserkrankung.“[7] Die Amerikanische Herzgesellschaft (American Heart Association) teilte diese Meinung 2018 in ihrer ersten offiziellen wissenschaftlichen Stellungnahme zur kardiovaskulären Erkrankung und Brustkrebs.[8]

Schädigt die HET das Herz? Woran würden wir das erkennen?

Die Forschung zu Östrogen und Herzerkrankungen hat eine sehr lange Geschichte. Da das Risiko einer Herzerkrankung nach der Menopause steigt,[9] haben viele Studien versucht festzustellen, ob Östrogen erhebliche kardiovaskuläre Vorteile hat. Überzeugende Belege sprechen dafür.

- Elizabeth Barett-Connor, Professorin für Präventivmedizin an der University of California in San Diego und verantwortliche Prüfärztin der PEPI-Studie (Postmenopausal Estrogen/Progestin Interventions Trial), und Trudy Bush, Epidemiologin an der Johns Hopkins University, überprüften die vorliegenden Studien und kamen zu dem Schluss, dass „die meisten, aber nicht alle Studien über die Hormonersatztherapie bei Frauen nach den Wechseljahren, die ausschließlich Östrogen oral einnahmen, eine Senkung des Risikos für ein koronares Ereignis um etwa 50 Prozent ergeben.“[10] Ihre eigene Studie mit fast 900 Frauen ergab, dass Östrogen plus Progestin in Bezug auf die Senkung des Herzinfarktrisikos tatsächlich besser war als Östrogen allein.

- Der Kardiologe Lee Goldman und die Statistikerin Anna Tosteson, damals beide an der Medizinischen Hochschule von Harvard, schrieben 1991 einen Leitartikel für das *New England Journal of Medicine* mit dem Titel „Uncertainty About Postmenopausal Estrogen: Time for Action, Not Debate“ (zu Deutsch etwa: „Unsicherheit bezüglich Östrogen nach den Wechseljahren: Handeln statt Diskutieren). Eine Übereinstimmung bei den epidemiologischen Studien, schrieben sie, habe eine vierzig- bis fünfzigprozentige Risikosenkung für eine koronare Herzkrankheit ergeben, im Vergleich zu den Frauen, die keine Hormone genommen hatten.[11]
- Francine Grodstein, Epidemiologin am Institut für Öffentliche Gesundheit in Harvard und Prüfärztin der Nurses‘ Health Study, berichtete im Jahr 2000, dass Östrogen die Entwicklung einer primären kardiovaskulären Erkrankung um fast 40 Prozent reduzierte.[12]
- In zwei voneinander unabhängigen Studien berichteten Forscher, dass Frauen, deren Eierstöcke entfernt worden waren, ein erhöhtes Risiko für eine koronare Herzerkrankung hatten, das jedoch durch die Einnahme von Östrogen minimiert wurde.[13]

Manche wissenschaftlichen Prüfer gerieten über die Aussagekraft dieser Studien in Streit, die zu den angesehensten Beobachtungsstudien in der medizinischen Literatur gehören, und zwar genau deswegen, weil sie Beobachtungsstudien und keine randomisierten kontrollierten Studien sind (RCT, von engl. *randomized controlled trials*).

Wir möchten auf diese Bedenken kurz eingehen und erläutern, warum sie unserer Meinung nach falsch liegen.

Wie wir angemerkt haben, gelten RCT als die ideale Methode schlechthin zur Durchführung medizinischer Forschungen; in einer RCT werden Frauen nach dem Zufallsprinzip für die Gabe von Hormonen (beziehungsweise eine beliebige andere Behandlung, deren Wirksamkeit getestet wird) oder ein Placebo ausgewählt, und wenn es sich zusätzlich um eine Doppelblindstudie handelt, wissen weder die Probandinnen, noch die Prüfer, wer was bekommt. Beobachtungsstudien haben jedoch gegenüber diesen randomisierten kontrollierten Studien mehrere Vorteile:

Sie sind kostengünstiger, können schneller durchgeführt werden, können ein breiteres Patientenspektrum umfassen und auch dann gemacht werden, wenn eine RCT unmöglich oder unethisch wäre. Bei Beobachtungsstudien werden die Probanden nicht nach dem Zufallsprinzip für die Behandlungs- oder die Placebogruppe ausgewählt; sie werden einfach im Laufe der Zeit beobachtet, um zu sehen, ob die Maßnahme im Vergleich zu einer ähnlichen Gruppe, die ein Placebo bekommen hat oder gar nicht behandelt wurde, geholfen, geschadet oder gar nichts bewirkt hat. Das Hauptproblem bei dieser Methode ist, wenn Frauen selbst wählen können, ob sie Hormone nehmen möchten oder nicht, anstatt für die Einnahme von Hormonen oder eines Placebos ausgewählt zu werden, dann kann es in verschiedener Hinsicht zu Unterschieden kommen, die das Ergebnis beeinflussen können. Beispielsweise entscheiden sich gesündere, finanziell besser gestellte, gebildetere Frauen für die Einnahme von Hormonen und es sind ihre Gesundheit, ihre finanzielle Situation und ihre Bildung, die für jegliche gesundheitlichen Vorteile verantwortlich sind und nicht das Medikament.

In den 1970er- und 1980er-Jahren fanden Forscher, die RCT mit Beobachtungsstudien verglichen, noch ein weiteres wesentliches Problem: Frühere Beobachtungsstudien neigten dazu, die positiven Behandlungseffekte hochzuspielen. Eine Analyse wies nach, dass bei mehr als der Hälfte der Beobachtungsstudien über eine bestimmte Behandlung eine Wirksamkeit festgestellt wurde, doch bei den randomisierten kontrollierten Doppelblindstudien waren es nur 30 Prozent.[14] Verständlich, dass viele Forscher zu dem Schluss kamen, dass Beobachtungsstudien überhaupt nicht für die evidenzbasierte medizinische Versorgung herangezogen werden sollten. „Wenn Sie feststellen, dass [bei einer] Studie nicht nach dem Zufallsprinzip gearbeitet wurde", äußerten die Autoren eines 1997 erschienenen Buches über die evidenzbasierte Medizin, „dann schlagen wir vor, dass Sie nicht weiterlesen und gleich zum nächsten Artikel übergehen."[15]

In diesem Fall müssten Sie unser Buch jetzt weglegen und sich ein anderes vornehmen, denn Sie wären misstrauisch gegenüber den von uns zitierten Beobachtungsstudien, in denen die Vorzüge von Östrogen zur

Risikosenkung bei Herzkrankheiten und anderen medizinischen Problemen nachgewiesen wurden. Doch bei allem Respekt vor RCT, auch sie sind nicht ohne Tücken. Manche haben nicht nur ihre eigenen Tendenzen und statistischen Verzerrungen – die Women's Health Initiative ist das umfangreichste und unseligste Beispiel dafür –, sondern in mehreren Berichten wurde auch nachgewiesen, dass sorgfältig durchgeführte Beobachtungsstudien und randomisierte kontrollierte Studien meist zu ähnlichen Ergebnissen kommen.[16]

Laut einer im *New England Journal of Medicine* veröffentlichten Überprüfung durch die Ärzte Kjell Benson und Arthur Hartz, die sich mit diesem Thema beschäftigten, beruhten ältere Vergleiche der beiden Methoden auf Studien aus den 1960er- und 1970er-Jahren, doch die Forschung hat seither Fortschritte gemacht. Beobachtungsstudien, die zwischen 1985 und 1998 durchgeführt wurden, so Benson und Hartz, waren „früheren Studien methodisch überlegen … [einschließlich] einer differenzierteren Auswahl von Datensätzen und besserer statistischer Methoden", die wohl manche systematische Tendenz beseitigt haben. Sie konnten RCT und Beobachtungsstudien für 19 unterschiedliche medizinische Behandlungen vergleichen und stellten fest, dass „die Behandlungseffekte in Beobachtungsstudien und randomisierten kontrollierten Studien in den meisten Bereichen ähnlich waren."[17] Und als andere Forscher die führenden medizinischen Fachjournale durchforsteten, um zu sehen, welche medizinischen Methoden die Zeit überdauert hatten und die Ergebnisse beider Methoden zwanzig Jahre nach ihrer Veröffentlichung verglichen, waren die Schlussfolgerungen in 87 Prozent der nicht-randomisierten Beobachtungsstudien und in 85 Prozent der randomisierten Studien immer noch gültig.[18]

Selbst Sir Austin Bradford Hill, der angesehene Medizinstatistiker und Epidemiologe beim Medizinischen Forschungsrat in Großbritannien – der Mann, der die randomisierte kontrollierte Studie in der Medizin entwickelt und gefördert hat –, ist inzwischen der Meinung, dass der Bogen insgesamt überspannt worden war. Der Psychiater David Healy schrieb: „Zwanzig Jahre nach der Einführung von randomisierten kontrollierten Studien – nachdem man jahrelang darauf gewartet hat, dass das Pendel von der persönlichen Erfahrung der Ärzte ein wenig in Richtung der Berücksichtigung umfassender Nachweise ausschlagen würde –, kam nun Austin Bradford Hill zu der Auffassung, dass Behandlungen, die sich ausschließlich an so konzipierten Studien orientierten, bedeuten würden, dass das Pendel zu weit ausgeschlagen hätte, dann wäre es aus seiner Aufhängung gesprungen."[19]

Werfen wir jetzt also einen Blick darauf, was die WHI-Studie über die Auswirkungen von Hormonen auf eine Herzerkrankung festgestellt hat. Im Widerspruch zu den jahrzehntelangen Nachweisen vor ihrer Zeit, legten die Forscher der Studie eine undurchsichtige Menge widersprüchlicher Arbeiten vor. Im Jahr 2002, als die ersten WHI-Ergebnisse veröffentlicht wurden, berichteten der Kardiologe Jacques Rossouw, damals leitender Forscher der Women's Health Initiative, und seine Kollegen, dass Frauen, die sich einer HET, nicht aber Frauen, die sich einer Östrogenmonotherapie unterzogen, ein leicht erhöhtes relatives Risiko für „Herzereignisse" hatten, einschließlich Angina (pectoris), Indikationen für eine Bypass-Operation oder eine Angioplastie und Tod durch eine Herzkrankheit.[20] Doch dieses erhöhte Risiko trat nur bei Frauen im ersten Jahr der HET auf. Leon Speroff, damals Professor für Gynäkologie und Geburtshilfe und Leiter der Forschungsstelle Frauengesundheit an der Medizinischen Hochschule der Oregon Health Sciences University, führte eine unabhängige erneute Analyse der WHI-Daten durch und berichtete, dass das erhöhte Risiko für kardiale Ereignisse nur bei Frauen beobachtet wurde, deren Wechseljahre bereits 20 Jahre und länger zurücklagen, als sie sich der Studie anschlossen.[21]

Roussow und seine Kollegen überprüften 2007 ihre Ergebnisse und kamen nun zu dem Schluss, dass Frauen, die innerhalb von zehn Jahren nach Einsetzen der Menopause mit einer HET begannen, ihr Risiko für eine koronare Arterienerkrankung tatsächlich verringerten, während diejenigen, die erst später damit anfingen, ihr Risiko leicht erhöhten.[22] Die (Beobachtungs-)Studie über die Gesundheit von Krankenschwestern kam zum gleichen Schluss.[23] Und dann wiesen zwei RCT die Vorteile von Östrogen in Bezug auf eine Herzkrankheit ebenfalls nach.

- Shelley Salpeter, eine Internistin im kalifornischen San Mateo, die auf Geriatrie spezialisiert ist, und ihre Kollegen führten eine Meta-Analyse von 23 randomisierten kontrollierten Studien durch, an denen insgesamt 39 049 Frauen teilnahmen. Sie stellten fest, dass unter den jüngeren postmenopausalen Frauen, die ausschließlich mit Östrogen behandelt wurden oder sich einer HET unterzogen, 30 Prozent weniger Herzinfarkte und Sterbefälle durch Herztod vorkamen.[24]
- Ein dänisches Team aus Endokrinologen und Epidemiologen unter der Leitung von Louise Schierbeck wählte nach dem Zufallsprinzip 1 006 gesunde, erst seit Kurzem postmenopausale Frauen aus, die entweder eine Östrogenersatztherapie (wenn ihnen die Gebärmutter entfernt worden war) oder eine HET (wenn das nicht der Fall war) oder gar nichts erhielten. Im Jahr 2002, nach zehnjähriger Verlaufskontrolle, kam es bei jenen, die sich einer Östrogen- oder Hormonersatztherapie unterzogen hatten, zu einem Rückgang der Auftretenshäufigkeit von akuten Herzereignissen ohne eine damit einhergehende Risikoerhöhung für Krebs, Venenthrombose oder Schlaganfall.[25]

Der Grund für die gegenteiligen Ergebnisse der WHI-Studie in Bezug auf Hormone und Herzerkrankungen ist mit an Sicherheit grenzender Wahrscheinlichkeit, dass die Studie nicht, wie behauptet wurde, auf einer Auswahl gesunder Frauen zwischen Ende Vierzig und Anfang Fünfzig beruhte, die gerade in die Menopause kamen. Ganz im Gegenteil, das Durchschnittsalter der ausgewählten Frauen lag, wie wir wiederholt angemerkt haben, bei 63 Jahren, und ganze 70 Prozent waren stark übergewichtig und die Hälfte war sogar adipös. Fast 50 Prozent waren aktuelle oder ehemalige Raucherinnen und mehr als 35 Prozent der Studienteilnehmerinnen waren wegen Bluthochdruck behandelt worden. Nur 10 Prozent der Frauen waren im Alter zwischen 50 und 54 Jahren – und 70 Prozent waren 60 bis 79 Jahre alt, gehörten also zu einer Altersklasse, in der wir bereits vorhandene atherosklerotische Plaques erwarten würden. Das heißt, dass es bei den WHI-Probandinnen bereits zu Beginn der Studie wahrscheinlich Atherosklerose gab, trotzdem wurden

Frauen mit diesen gängigen Risikofaktoren für eine Herzerkrankung nicht aus der Analyse der Auswirkungen von Hormonen auf kardiovaskuläre Ereignisse ausgeschlossen.[26]

Die WHI-Prüfer haben wiederholt erklärt, dass alle Frauen, die sie für die Studie ausgewählt hatten, gesund gewesen seien, denn das sei in der Tat eine Voraussetzung für die Teilnahme gewesen. Doch diese Beteuerungen sind schwer mit den medizinischen Vorgeschichten von so vielen der Probandinnen in Einklang zu bringen. Tatsächlich kamen Bhagu Bhavnani von der University of Toronto und Ronald Strickler vom Henry Ford Hospital in Detroit zu dem Schluss, dass „die solide Grundlagenwissenschaft und klinische empirische Nachweise einen Nutzen der [Hormontherapie] in der Menopause im kardiovaskulären und im zentralen Nervensystem zeigen. Die Daten der neueren RCT [d.h. der WHI], die vorwiegend übergewichtige Frauen zwischen 63 und 71 Jahren umfassten, haben, so wurde berichtet, mehr Schaden als Nutzen ergeben; die Hektik, mit der diese Studien pauschal auf alle Frauen und alle menopausalen Hormontherapien übertragen werden, ist ungerechtfertigt."[27]

In ihrem Artikel „Making Sense of Science" (zu Deutsch etwa: „Wissenschaft verstehen") lehnte Cornelia Dean, Wissenschaftsautorin der *New York Times*, die Ergebnisse der WHI rundheraus ab: „Die Studie nahm Frauen auf, die durchschnittlich 63 Jahre alt waren. Mit anderen Worten, sie hatten die Menopause schon zehn Jahre oder noch länger hinter sich. Die Studie hat also veranschaulicht, so scheint es, dass es von geringem Nutzen ist, zehn Jahre nach der Menopause mit einer Hormonersatztherapie zu beginnen."[28]

In Anbetracht der Studien, die eine positive Auswirkung von Hormonen bei Frauen ohne Indikation für eine Herzkrankheit aufwiesen, fragten sich manche Forscher, ob Hormone bei Frauen nützen würden, die bereits verengte Koronararterien haben und bei denen eine Herzerkrankung nachgewiesen wurde. Im Jahr 1998 wurde eine große randomisierte Studie vorbereitet – die HERS-Studie über den Zusammenhang zwischen der Herzgesundheit und einem Östrogen-/Progestin-Ersatz (HERS, von engl. *Heart and Estrogen/Progestin Replacement Study*) –, die eine Antwort auf diese Frage geben sollte. Sie ergab eine statistisch bedeutsame Erhöhung von Herzereignissen bei Frauen mit bekannter Koronararterienerkrankung vor Beginn der HET – jedoch nur während des ersten Jahres.[29]

Warum sollte die HET das kardiovaskuläre Risiko nur im ersten Jahr und nur bei älteren Frauen erhöhen? Wissenschaftler wissen seit Jahren, dass die Elastizität der Koronargefäße nach der Menopause abnimmt und Studien mit Primaten zeigen, dass kontinuierlich zugeführtes Östrogen die Blutgefäße gesund hält. Sie haben aber auch gezeigt, dass die Anwendung von Östrogen einige Jahre nach einer Gefäßschädigung diese nicht rückgängig machen kann.[30] Diese Erkenntnisse ließen sich auch beim Menschen replizieren, zum Beispiel in der Östrogen-Atherosklerose-Präventionsstudie (EPAT, von engl. *Estrogen Prevention of Atherosclerosis Study*) im Jahr 2000 und der Östrogenersatz- und Atherosklerosestudie (ERA, von engl. *Estrogen Replacement and Atherosclerosis Study*) im Jahr 2001.[31] Eine maßgebliche Erklärung für die Feststellung des Risikos im ersten Jahr war, dass Östrogen die Blutgefäße bei Frauen, die keine Herzkrankheit haben, dilatiert (erweitert) und die Blutversorgung des Herzmuskels erhöht wird. Für Frauen mit einer Grunderkrankung des Herzens ist jedoch eine potenzielle Schädigung durch Östrogen möglich, da es in den bestehenden arteriellen Plaques eine Entzündung auslösen und zum Reißen einer stabilen Plaque führen kann, wodurch eventuell auch eine Einblutung in die Plaque gefördert wird. Beides kann die Verlegung einer wichtigen Koronararterie zur Folge haben. Östrogen kann – mit oder ohne Progesteron – auch ein Verklumpen von Thrombozyten, den Blutplättchen verursachen, was eine bereits geschädigten Koronararterie weiter blockieren kann. Nach dem ersten Jahr der Hormontherapie ist das erhöhte Risiko nicht mehr erkennbar, auch nicht bei Frauen mit einer vorbestehenden koronaren Arterienerkrankung. Diese Analyse würde erklären, warum Studien, die mit jüngeren Frauen durchgeführt wurden, etwa die Studie über die Gesundheit von Krankenschwestern, ergeben haben, dass die HET eine Schutzwirkung hat: Das Vorliegen arterieller Plaques ist bei jüngeren Frauen weniger wahrscheinlich.

Diese Schlussfolgerung wurde in einer randomisierten kontrollierten Studie gestützt, bei der 643 gesunde postmenopausale Frauen danach eingeteilt wurden, wie lange die Menopause bereits zurücklag (weniger als sechs oder mehr als zehn Jahre) und nach dem Zufallsprinzip in die HET- oder in die Placebo-Gruppe kamen. Durchschnittlich fünf Jahre lang bestimmten die Wissenschaftler bei den Probandinnen alle sechs Monate die Dicke der Halsschlagader – die ein Hinweis auf ein potenzielles kardiovaskuläres Problem ist – und werteten das Vorliegen und den Grad einer Atherosklerose mithilfe der Computertomografie aus. Infolge der HET schritt die Atherosklerose im Vergleich zum Placebo deutlich langsamer fort, allerdings nur dann, wenn innerhalb von sechs Jahren nach Beginn der Menopause mit den Hormonen begonnen wurde. Keinen Nutzen gab es, wenn die Probandinnen zehn oder mehr Jahre nach der Menopause mit der HET begannen.[32]

Nach diesen „Östrogen verursacht Brustkrebs"-Berichten, die von der WHI 2002 verbreitet wurden, brachen 50 bis 70 Prozent der Frauen, die eine Östrogenmonotherapie oder eine HET gemacht hatten, die Behandlung ganz ab.[33] Im Laufe der nächsten zehn Jahre begannen Kardiologen und Epidemiologen unter Bezug auf die Informationen, die wir hier vorgestellt haben, Bedenken zu äußern, dass diese Entscheidung einen Tribut an Menschenleben infolge der Zunahme von koronaren Herzerkrankungen und Todesfällen durch Herzkrankheiten gefordert hat. Ein finnisches Forscherteam an der Universität von Helsinki unter der Leitung von Tomi Mikkola begleitete im Laufe der Zeit 332 202 finnische Frauen, um gesundheitliche Folgen durch den Abbruch der HET zu eruieren. Sie stellten ein um 26 Prozent (statistisch relevantes) erhöhtes Herztodrisiko während des ersten Jahres nach Abbruch der HET im Vergleich zu allen Frauen fest, egal, ob diese Hormone einnahmen oder nicht, sowie ein um mehr als das Doppelte erhöhtes Risiko bei den Frauen, die die HET abbrachen (364 Todesfälle) im Vergleich zu jenen Frauen, die sie fortsetzten (155 Todesfälle).[34] Dieses Ergebnis bedeutet nicht, dass die HET schadet; es legt nahe, dass die Frauen, die die HET abbrechen, auch den Nutzen für die Gesundheit ihrer Gefäße einbüßen und wieder auf dem gleichen Stand sind, was das Risiko für eine Herzkrankheit anbelangt, als hätten sie nie Hormone genommen.

Wie sieht es mit Alternativen aus?

Die logische Frage, die aus der ganzen Forschung folgt, ist: Was sollte eine Frau tun? Die meisten Ärzte glauben, es gäbe keinen Grund, Hormone hauptsächlich zur Vorbeugung einer kardiovaskulären Krankheit einzunehmen, wenn man bedenke, so sagen sie, dass reichlich Alternativen zur Senkung dieses Risikos vorhanden seien. Welche Alternativen sind das? Wie wirksam sind sie?

„Wenn Sie etwas nehmen möchten, um einer Atherosklerose vorzubeugen, dann sind Statine das Mittel Ihrer Wahl, nicht Hormone", sagte Jacques Roussow, der Kardiologe der WHI-Studie.[35] Tatsächlich stehen diese Cholesterinsenker ganz oben auf der Liste der am meisten eingenommenen Medikamente zur Vorbeugung Atherosklerose-bedingter Fälle von Herztod in den Vereinigten Staaten; sie gehören zu den weltweit am häufigsten verschriebenen Arzneimitteln. Lipitor (im deutschsprachigen Raum als Sortis, Atoris sowie weitere Generika im Handel) und Zocor (Zocord sowie zahlreiche Generika im deutschsprachigen Raum) sind zur Senkung eines hohen Serumcholesterinspiegels konzipiert, wenngleich sich die Definitionen von „hoch" verändern, seit Statine entwickelt und vermarktet wurden. Unter einem hohen Cholesterinspiegel verstand man einmal 240, dann 220, dann 210 ... Zuerst war die Begeisterung über die Statine so groß, dass den Ärzten empfohlen wurde, sie nahezu allen Patienten mittleren Alters zu verschreiben, auch jenen, die gar keine Symptome oder Herzerkrankungen in ihrer Vorgeschichte hatten. (2008 gab es eine kurze aufgeregte Debatte über Richtlinien, die von der kinderheilkundlichen American Academy of Pediatrics vorgeschlagen wurden, sie auch ganz kleinen Kindern mit einem Cholesterinspiegel über 200 zu verschreiben.[36]) Die Begeisterung über die Vorzüge von Statinen übertönte die Bedenken wegen ihrer bekannten Nebenwirkungen, die alles andere als banal sind; dazu gehören Anomalien bei den Leberenzymen, Muskelschwäche,

Gelenkschmerzen und Diabetes[37] – Östrogen hat alle diese Nebenwirkungen nicht.

Um den Nutzen von Statinen einschätzen zu können, muss eine Frau mit einem Herzerkrankungsrisiko zwei Dinge wissen: 1. Ist der hohe Cholesterinspiegel allein ein erheblicher Risikofaktor? 2. Senken Statine durch die Senkung des Cholesterinspiegels dieses Risiko? Die Antwort lautet in beiden Fällen: Nein.

Die Kardiologin Barbara H. Roberts, Leiterin des Frauen-Herzzentrums am Miriam Hospital in Providence, Rhode Island, berichtet in ihrem Buch *The Truth About Statins* (zu Deutsch etwa: „Die Wahrheit über Statine"; nur in englischer Sprache erhältlich), dass die Statinwirkung bei Frauen geringer ist als bei Männern, dass ihr größter Nutzen in der Verhinderung eines zweiten Herzinfarkts besteht und dass ihre Erfolgsgeschichte eher eine marketingorientierte als eine medizinische ist.[38] Bei einer umfassenden Überprüfung, die diese Schlussfolgerung unterstützte, fanden die Ärzte Judith Walsh und Michael Pignone 13 Studien über die Wirkungen von Statinen bei Frauen und Männern mit und ohne kardiovaskuläre Erkrankung. Sechs dieser Studien mit 11 435 Frauen ohne kardiovaskuläre Erkrankungen ergaben, dass eine Senkung des Cholesterinspiegels die Gesamtmortalität nicht verringerte und die Aussichten auf einen nicht tödlichen Herzinfarkt oder andere Probleme einer koronaren Herzerkrankung ebenfalls nicht verringerten. Acht Studien mit 8 272 Frauen, die bereits eine kardiovaskuläre Erkrankung hatten, ergaben, dass die Statine das Risiko von nicht tödlichen und tödlichen Herzinfarkten tatsächlich senken konnten.[39]

Außerdem – und diese Feststellung wirkt immer schockierend – gibt es keinen Zusammenhang zwischen dem Gesamtcholesterinspiegel und dem Tod durch eine Herzkrankheit, insbesondere bei Frauen.[40] (Wir sprechen hier nicht von den Subtypen, den Unterformen des Cholesterins, etwa LDL, oder den Triglyceriden, deren hohe Spiegel Risikofaktoren sind. Doch die Menschen neigen immer dazu, den Cholesterin-Gesamtwert als Gefahrenzeichen wahrzunehmen und 200 als magische Zahl zu sehen, die es zu unterschreiten gilt.) Die Framingham-Langzeit-Herzstudie deckte das Mitte der 1970er-Jahre auf[41] und seither ist es dabei geblieben, doch nur selten wurde darauf geachtet. Zwanzig Jahre später berichteten Harlan Krumholz, Kardiologe und Gesundheitsforscher an der medizinischen Fakultät der Yale University, und seine Kollegen, dass es keinen Zusammenhang zwischen Cholesterinspiegel und Herzkrankheit gebe, speziell bei Frauen und Männern über 70 Jahre.[42] Auch für diese Forschungsergebnisse hat man sich leider kaum interessiert.

Na schön, wie wäre es dann einfach damit, Fett wegzulassen, dieses Zeug, das uns dick macht, die Arterien verstopft und Herzkrankheiten verursacht? Mit seinem Buch *Good Calories, Bad Calories* (zu Deutsch etwa: „Gute Kalorien, schlechte Kalorien"; bisher nur in englischer Sprache erhältlich) zeichnet der Investigativjournalist Gary Taubes die ganze Geschichte von Cholesterin und Fett auf ihrem Weg zu den maßgeblichen Bösewichten in der amerikanischen Ernährung nach.[43] Die Überzeugung, dass Fett der Buhmann sei, war offensichtlich, eingängig, wurde im großen Stil publik gemacht, in den medizinischen Leitlinien zur Norm erhoben – und erwies sich schließlich als falsch. Und sie ist nicht einfach nur falsch, sie ist sogar richtig falsch. Fett ist nicht immer ein Übeltäter, sondern es ist oft ein Wohltäter. Bedenken Sie die faszinierenden Ergebnisse des PURE-Pojekts (Prospektives Stadt-Land-Epidemiologie-Projekt, von engl. *Prospective Urban Rural Epidemiology Project*) aus dem Jahr 2017, das Menschen zwischen 35 und 70 Jahren in 18 Ländern etwa sieben Jahre lang begleitete.[44] Das internationale Forscherteam unter der Leitung von Mahshid Dehghan vom Population Health Research Institute, dem Forschungsinstitut für die Gesundheit der Bevölkerung an der McMaster University, machte akribische Aufzeichnungen über die Ernährungsgewohnheiten aller 135 335 Teilnehmer und bewertete später ihre Gesamtmortalität und die großen kardiovaskulären Ereignisse (tödliche kardiovaskuläre Erkrankung, nicht-tödlicher Herzinfarkt, Schlaganfall und Herzversagen sowie Herzinsuffizienz). Und das sind die Ergebnisse:

- Die Zufuhr von Gesamtfett und jeder Art von Fett (gesättigt, einfach ungesättigt usw.) ging mit einem geringeren Risiko der Gesamtsterblichkeit einher.

- Eine höhere Zufuhr von gesättigten Fettsäuren ging mit einem geringeren Schlaganfallrisiko einher.
- Das Gesamtfett sowie die gesättigten und ungesättigten Fette gingen nicht mit einem Herzinfarktrisiko oder dem Tod durch eine kardiovaskuläre Krankheit einher.
- Eine höhere Zufuhr von Kohlenhydraten ging mit einem höheren Risiko der Gesamtsterblichkeit einher.

Ist Wissenschaft nicht etwas Großartiges? Und natürlich lästig, denn sie teilt uns mit, dass wir umdenken müssen, wenn gewichtige Nachweise es erfordern.

Die Quintessenz

Was das Thema Östrogen und Herzerkrankungen anbelangt, sind die grundlegenden Fragen folgende: Wie gleichen sich die Risiken und Vorteile von Hormonen aus und welchen Nachweisen sollten Frauen und ihre Ärzte bei der Entscheidungsfindung vertrauen?

Zuerst können wir die Ergebnisse von randomisierten kontrollierten Studien und Beobachtungsstudien heranziehen, die sich in ihren Erkenntnissen sehr ähnlich sind. Wie Howard Hodis, der Chef der Forschungsstelle Atherosklerose an der University of Southern California 2015 gegenüber *Bioscience Technology* erklärte: „Die Daten sahen vor 13 Jahren so gut aus. Der negative Schatten [war der] Art und Weise [geschuldet], wie die Daten [von der WHI] verdreht wurden. Doch es ist beruhigend, dass die Wirkungen der Hormontherapie immer noch so gut aussehen. Die Hormontherapie, *wie sie von der WHI und in Beobachtungsstudien untersucht wurde, reduziert nachweislich die Gesamtsterblichkeit*, wenn sie bei jungen Frauen begonnen wird, die kurz vor der Menopause stehen [kursive Hervorhebungen durch die Autoren dieses Buches]. Die Daten, die aktuell veröffentlicht werden, zeigen tatsächlich, dass die Sterblichkeit steigt, wenn Frauen die Therapie abbrechen.“[45] Und den bei weitem größten Anteil daran hat die koronare Herzkrankheit. Hodis und seine Kollegen schlussfolgerten, wenn vor dem Alter von 60 Jahren oder innerhalb von zehn Jahren vor Eintritt in die Menopause damit begonnen wird, kommt es zu erheblich weniger Fällen von koronaren Arterienerkrankungen und die Gesamtmortalität sinkt. Zudem haben Statine und Aspirin nicht die behaupteten positiven Auswirkungen. Statine und Aspirin, so die Forscher, „haben nicht schlüssig nachgewiesen, dass sie die KHK [koronare Herzkrankheit] deutlich reduzieren können“, und es gebe auch keinen Hinweis darauf, dass sie „die Gesamtsterblichkeit von Frauen reduzieren.“[46]

Als Nächstes können wir uns der Entscheidungsanalyse zuwenden, einer Methode, die Patienten bei der persönlichen Entscheidungsfindung in medizinischen Belangen unterstützt, die ihre Präferenzen, Wertvorstellungen und ihr Komfortniveau widerspiegelt. Entscheidungsanalysten nehmen vorhandene Informationen über medizinische Risiken und Vorteile auf und berechnen die Ergebnisse entsprechend. Wir konnten keine neueren Analysen für die HET finden, doch was wir fanden, waren zwei vor Jahren, lange vor der WHI-Studie, durchgeführte Entscheidungsanalysen. Eine davon stammte von Robin Gorsky und ihren Kollegen in der Abteilung für Gesundheitsmanagement und Gesundheitspolitik an der University of New Hampshire, die zu dem Schluss kam, dass die gesundheitlichen Vorzüge von Östrogen nach der Menopause die Gesundheitsrisiken überwogen. In ihrer Analyse wurde davon ausgegangen, dass 50 Jahre alte Frauen 25 Jahre lang, also bis zum Alter von 75 Jahren, Östrogen nahmen. Bei 10 000 Probandinnen würden diejenigen, die Östrogen nehmen, im Vergleich zu jenen, die es nicht nehmen, nahezu fast vier zusätzliche qualitätsgleiche Lebensjahre gewinnen.[47]

Eine andere Entscheidungsanalyse wurde von Nananda Col und ihren Kollegen vorgelegt, die bereits 1997 zu dem Schluss kam, dass „eine Hormonersatztherapie die Lebenserwartung für nahezu alle Frauen nach der Menopause um etwas über drei Jahre erhöhen sollte, je nachdem, welche Risikofaktoren eine Frau bezüglich einer KHK und Brustkrebs hat. Bei Frauen mit mindestens einem Risikofaktor für eine KHK, sollte die Lebenserwartung durch die Hormontherapie selbst bei denjenigen mit Verwandten ersten Grades, die Brustkrebs haben, erhöht werden. (...) Der Vorteil, den die Hormonersatz-Therapie bei der Reduzierung der Wahrscheinlichkeit einer KHK bietet, scheint das Brustkrebsrisiko bei fast allen Frauen, die für diese Therapie in Betracht gezogen werden könnten, zu überwiegen. Unsere Analyse unterstützt eine breitere Nutzung der Hormonersatztherapie."[48] Und ihre Analyse wurde vor dem Ansturm von Nachweisen verfasst, die zeigten, dass die HET das Brustkrebsrisiko gar nicht erhöht.

Kurz gesagt, heute ist es Konsens, dass die HET einen Schutz vor koronarer Arterienerkrankung und Herzinfarkt bietet, wenn man damit vor Beginn der Menopause oder vor dem Alter von 60 Jahren anfängt. Wann aber ist der „Beginn der Menopause?" Die Menopause wird als Ausbleiben der Monatsblutung über 12 Monate hinweg definiert. Doch bei vielen Frauen kommt es zu den dadurch bedingten Symptomen – wie Schlafstörungen, Muskelschmerzen und Herzrhythmusstörungen – sogar schon, solange sie noch menstruieren, und auch für sie kann die HET von Nutzen sein. Das ist unser Kenntnisstand:

- Eine Östrogenmonotherapie (ERT) oder eine Hormonersatztherapie (HET) kann sich bei Frauen, die in der frühen Menopause mit der Hormoneinnahme beginnen, positiv auswirken, da Östrogen die Gesundheit der Blutgefäße fördert und die Plaquesbildung verzögern kann.
- Eine Östrogenmonotherapie oder eine Hormonersatztherapie hat wahrscheinlich keine Schutzwirkung bei Frauen, die später, also etwa Mitte 60, mit der Hormoneinnahme beginnen, obwohl diese Schlussfolgerung im Augenblick noch ausgewertet wird.
- Eine Östrogenmonotherapie oder eine Hormonersatztherapie ist für Frauen potenziell riskant, die in den Sechzigern damit anfangen, zumindest im ersten Jahr, insbesondere, wenn es eine vorbestehende koronare Arterienerkrankung gibt.

Beim Jahrestreffen des American College of Cardiology berichteten Forscher am Medizinischen Cedars-Sinai-Zentrum in Los Angeles von ihren Ergebnissen nach der Analyse der Unterlagen von mehr als 4000 Frauen, die zwischen 1998 und 2012 mit einem koronaren

Kalzium-Scan untersucht worden waren, einer indirekten Messmethode der Plaquesbildung in den Arterien. (Kurzer Einschub, um auf den Einfluss der WHI-Studie hinzuweisen: Mehr als 60 Prozent dieser Frauen nahmen 1998 Hormone – im Jahr 2012 waren es nur noch 23 Prozent.) Nach Berücksichtigung des Alters der Frauen, der Kalziumwerte und der kardiovaskulären Risikofaktoren stellten sie fest, dass die Frauen, die sich der HET unterzogen hatten, mit einer um 30 Prozent geringeren Wahrscheinlichkeit aufgrund eines koronaren Ereignisses starben als jene, die keine Hormontherapie machten; bei 36 Prozent war die Wahrscheinlichkeit eines koronaren Kalziumwertes von über 399 (einem Hinweis auf schwere Atherosklerose und ein hohes Herzinfarktrisiko) geringer und 20 Prozent hatten mit höherer Wahrscheinlichkeit einen koronaren Kalziumwert von 10 (dem niedrigst möglichen, der auf eine geringe Wahrscheinlichkeit eines Herzinfarkts hinweist).[49]

Eine drei bis vier Jahre höhere Lebenserwartung mit einem viel geringeren Risiko einer Herzerkrankung? Das ist für uns ein hinreichender Nachweis.

Kapitel 4

Wenn die Fassade bröckelt: HET und Osteoporose

Avrums Schwiegermutter Charlotte stand alleine draußen auf dem aus Granit gestalteten Eingang zu dem Gebäude, in dem sich seine Praxis befand. Ohne Vorwarnung gab ihre linke Hüfte nach und sie stürzte zu Boden. Sie wurde nicht bewusstlos, hatte auch keine starken Schmerzen, aber sie konnte nicht mehr aufstehen. Charlotte war damals 87 Jahre alt und hat sich dabei einen Bruch des Oberschenkelhalses zugezogen. Sie hatte bislang keine Hüftprobleme und es schien, als habe der Oberschenkelknochen ihr Gewicht einfach nicht mehr tragen wollen. Sie war eine gesunde Frau und niemand, auch Avrum nicht, hatten eine Bruchgefährdung vorhergesehen. Im Gegenteil, sie hatte pflichtbewusst jahrelang Vitamine und Kalzium eingenommen und war in ihrer Jugend Handballmeisterin gewesen.

Mit Osteoporose, was „poröser Knochen" bedeutet, sind die Hohlräume gemeint, die sich durch den langsamen Knochenabbau alternder Knochen bilden. Knochen, die durch diese Hohlräume dünner geworden sind, können das Gewicht des Menschen nicht mehr so gut tragen. Wenn sie zu dünn und spröde werden, können sie leicht brechen – tatsächlich reicht es dann manchmal aus, sich einfach zu bücken oder auch nur zu husten. Die zunehmende Knochenbrüchigkeit gehört zum normalen Alterungsprozess, ebenso wie Grauer Star, graue Haare und der Umstand, dass es etwas länger dauert, sich an den Namen des jungen Mannes zu erinnern, den man nie vergessen wird. Doch bei der Osteoporose handelt es sich um eine andere Größenordnung des Knochenverlustes – das ist wie der Unterschied zwischen der völlig normalen längeren Dauer, sich wieder an diesen Namen zu erinnern, und einer Demenz.

Die Osteoporoseentwicklung im höheren Lebensalter betrifft Männer und Frauen aller Bevölkerungsgruppen, doch weiße Frauen und Asiatinnen, sehr schlanke Frauen und Frauen, die früh in die Wechseljahre kommen, haben ein höheres Risiko. Die Anzahl der Frauen über Fünfzig mit Osteoporose ist viermal höher als die der Männer und sie erleiden ihre Knochenbrüche fünf bis zehn Jahre früher als die Männer.[1] Da die Menschen älter werden, werden die Osteoporose-bedingten Knochenbrüche häufiger und nehmen in den meisten Regionen der Welt in einer Größenordnung von 1 bis 3 Prozent pro Jahr zu.[2] Natürlich ist Osteoporose nicht die einzige Ursache von Hüftfrakturen. Das Risiko einer Frau verdoppelt sich, wenn ihre Mutter vor dem Alter von 80 Jahren davon betroffen war; andere Faktoren – wie schlechtes Sehvermögen und Probleme mit dem Gleichgewicht – erhöhen das Sturzrisiko bei älteren Menschen und damit das Risiko einer Fraktur.[3]

Knochen sind etwas Lebendiges. Wie das Herz und die Muskeln verändern sie sich von Woche zu Woche und von Jahr zu Jahr. Zwischen den Zellen, die sie bilden (den Osteoblasten), und jenen, die sie abbauen (Osteoklasten), herrscht ein konstanter Gleichgewichtszustand. Im Laufe des Lebens verändert sich dieses Gleichgewicht zwischen Aufbau und Abbau jedoch. Bis zum Alter von 25 Jahren wird mehr Knochen gebildet als abgebaut. Zwischen 25 und 30 Jahren erreichen Frauen das Maximum an Knochenmasse und diese bleibt für die nächsten zehn Jahre gleich. Nach dem 40. Lebensjahr geht die Knochenbildung langsam zurück, und nach dem 50. Lebensjahr überwiegt der Verlust an Knochenmasse die Knochenneubildung; das Gesamtergebnis ist die Osteoporose.

Die Bereiche im Skelettsystem, in denen die dünner werdenden Knochen am meisten Probleme verursachen, sind die Wirbelsäule und die Hüften. Die Wirbelsäule besteht aus 24 freien Wirbeln, die sich vom Hals bis zum unteren Rücken erstrecken, und 9 Wirbeln, die zum Kreuz- und Steißbein verwachsen sind. Jeder der freien Wirbel ist von seinen Nachbarwirbeln darüber und darunter durch eine spongiöse (schwammige) Bandscheibe getrennt, die die Stöße und Angriffe des täglichen Lebens abfängt und den Wirbelknochen abfedern. Im Laufe vieler Jahre kommt es jedoch in den Wirbeln infolge kleiner Verletzungen und der üblichen Belastungen des Lebens zu Mikrofrakturen, durch die sie allmählich zusammengedrückt und wir deshalb mit zunehmendem Alter kleiner werden. Nutzt sich die Wirbelvorderseite der Halswirbelsäule und der oberen Brustwirbelsäule schneller ab als es auf der Körperrückseite der Fall ist, neigen sie sich nach vorne und führen zum sogenannten Witwenbuckel – dem Zeichen einer fortgeschrittenen Osteoporose. Eine schlechte Haltung (zu der es bei so vielen Menschen, die stundenlang vor dem Computer sitzen, häufig durch Vornübersinken kommt), kann durch Übungen korrigiert werden, aber anatomisch degenerierte Knochen lassen sich damit nicht reparieren.

Ein weitaus schwerwiegenderes Problem als Wirbelfrakturen sind Hüftfrakturen, die das Ergebnis einer allmählichen Schwächung der beiden größten Knochen im Körper sind – der Oberschenkelknochen (Femur), insbesondere der Oberschenkelhälse, die die gewaltige Aufgabe haben, das Gewicht der oberen Körperhälfte abzustützen. Hüftfrakturen können enorme Schmerzen und eine dauerhafte körperliche Beeinträchtigung verursachen; viele Menschen können leidvolle Geschichten von gesunden älteren Angehörigen erzählen, denen es gut ging, bis sie sich bei einem unerwarteten Sturz die Hüfte oder das Becken brachen und in der Folge geistig und körperlich abbauten.

Noch besorgniserregender ist, dass Hüftfrakturen das Sterberisiko bei älteren Menschen erhöhen. Weitverbreiteten Schätzungen zufolge sterben etwa 20 bis 25 Prozent der Patienten, bei denen es insbesondere in ihren Siebzigern oder Achtzigern zu Hüftfrakturen kommt, innerhalb eines Jahres, und noch mehr erleiden schwerwiegende Funktionseinschränkungen.[4] In einer großen Studie unter der Leitung dänischer Endokrinologen wurden fast 170 000 Patienten mit Hüftfrakturen – praktisch jeder Patient in Dänemark, der sich zwischen 1977 und 2001 eine Hüfte brach – mit einer vom Alter und Geschlecht her angepassten Kontrollgruppe verglichen und zwanzig Jahre ab dem Verletzungsdatum begleitet. Die Sterblichkeitsrate war bei den Frakturfällen doppelt so hoch wie in der Kontrollgruppe, hauptsächlich während des ersten Jahres, hielt jedoch über die folgenden fünf Jahre an. Tritt dieses höhere Sterberisiko vielleicht deshalb auf, weil ein älterer Mensch, der stürzt und sich eine Hüfte bricht, an anderen altersbedingten Krankheiten leidet? Nein. Auch wenn Frakturpatienten mit einer höheren Wahrscheinlichkeit andere medizinische Probleme hatten, beeinflussten sie das höhere Sterberisiko nicht; der Hauptgrund für diese höhere Quote waren Komplikationen aufgrund des Bruchs. Nach einer Hüftfraktur büßten Frauen im Durchschnitt 3,75 Lebensjahre ein. Eine recht dramatische Berechnung der Forscher besagt, dass die Frauen, die solch eine Fraktur im Alter von 50 Jahren oder jünger erleiden, 27 Prozent ihrer restlichen Lebenserwartung verlieren; sind sie über 80, büßen sie 38 Prozent ihrer voraussichtlichen Restlebenszeit ein.[5]

Zwei groß angelegte internationale Studien wiederholten diese Ergebnisse hinsichtlich der Mortalität. In Frankreich begleiteten Forscher 7 512 postmenopausale Frauen durchschnittlich vier Jahre lang. Die Frauen, die in dieser Zeit eine erste Hüftfraktur erlitten, starben mit einer viermal höheren Wahrscheinlichkeit als jene, die keine Fraktur hatten – und, noch einmal, diese Steigerung der Mortalität war in den ersten sechs Monaten nach der Fraktur am ausgeprägtesten.[6] In Schweden begleiteten Forscher 1 013 Patienten mit einer Hüftfraktur und 2 026 passend abgestimmte Kontrollprobanden über unglaublich 22 Jahre hinweg. 21 Prozent der weiblichen Patienten starben innerhalb eines Jahres nach der Hüftfraktur, in der Kontrollgruppe waren es sechs Prozent und das Sterberisiko war in den zehn Jahren nach der Hüftfraktur mehr als doppelt so hoch. Es blieb für die Dauer des 22-jährigen Beobachtungszeitraums um mindestens 50 Prozent höher.[7]

Damit wird verständlich, dass die Häufigkeit von Hüftfrakturen und deren Folgen hinsichtlich der Funktionseinschränkung und des Wohlbefindens ein ernsthaftes Problem für das Gesundheitswesen darstellen. Auch wenn die Zahlen von Hüftfrakturen seit 1995 (aus unbekannten Gründen) leicht zurückgehen, sind die absoluten Zahlen, die mit einer alternden Bevölkerung einhergehen, gestiegen. Frauen haben Angst davor, an Brustkrebs zu sterben, doch aktuellen Schätzungen zufolge ist dieses Risiko und Lebenszeitrisiko, an den Komplikationen einer Hüftfraktur zu sterben, in etwa gleich hoch.[8]

Knochendichte kontra Knochenbelastbarkeit – ein wesentlicher Unterschied

Der Aufbau von Knochen ähnelt der Konstruktion eines hohen Gebäudes. Die Träger, die das Gebäude stützen, sind vergleichbar mit den Kollagenfasern im Knochen, die zusätzlich zur strukturellen Unterstützung für Elastizität oder Zugfestigkeit sorgen und den Knochen belastbar machen, das heißt, er kann sich biegen, ohne (sofort) zu brechen. Dieses flexible innere Gerüst des Knochens heißt Osteoid. In und auf dem Osteoid wird Kalzium abgelagert und so eine Außenschale des Knochens gebildet, die der Außenfläche des Gebäudes entspricht. Das Kalzium in dieser Außenschale bietet einen starken Schutzschild für das weichere Osteoid und unterstützt das Belastbarkeitspotenzial des Knochens, aber nicht seine Biegefestigkeit.[9] Eine Zunahme des Gehalts von Kalzium und anderen Mineralstoffen erhöht daher die Stärke und die Tragfestigkeit des Knochens, vermindert aber seine Elastizität. Mit zunehmendem Alter einer Frau werden die dicken, elastischen Kollagenfasern im Knochen dünner und brüchiger. Die Zugfestigkeit des Knochens, das Maß der Kraft, die benötigt wird, um den Knochen so weit zu biegen, bis er nachgibt und bricht, lässt nach und es kommt häufiger zu Knochenbrüchen.

Der erste Arzt, der sich für eine Östrogenbehandlung zur Vorbeugung von Osteoporose aussprach, war 1940 Fuller Albright.[10] Albright war ein angesehener Endokrinologe, dessen Spezialgebiet der Knochenstoffwechsel war; bis heute verleiht die American Society for Bone and Mineral Research den Fuller-Albright-Preis als Anerkennung herausragender Leistungen auf diesem Gebiet. Im Jahr 1946 unterschied Albright sorgfältig zwischen *Osteoporose*, einer Krankheit, die durch einen Mangel an Belastbarkeit in der Knochenmatrix verursacht wird, und *Osteomalazie* (bekannt als Rachitis bei Kindern), die einem Mineralstoffmangel des Knochens geschuldet ist. Bei der Osteomalazie mangelt es den Knochen an Stärke, die ihnen das Kalzium während der ersten beiden Lebensjahrzehnte verleiht, und sie verbiegen sich, wenn sie einer Belastung ausgesetzt werden. (Die O-Beinstellung bei Kindern, die in armen Regionen aufwachsen und einen Mangel an Vitamin D und Kalzium haben, ist dafür charakteristisch.) Albright stellte fest, dass von seinen

42 Patienten unter 65 Jahren, die unter einer Osteoporose der Wirbelsäule und der Hüfte litten, 40 postmenopausale Frauen waren – aber nur 2 Männer. Entsprechend bezeichnete er den Zustand als *postmenopausale Osteoporose*, um sie davon zu unterscheiden, was er als normalen altersbedingten Knochenschwund betrachtete. Doch im Laufe der Jahrzehnte, als Frauen über die Menopause hinaus viel länger lebten und über 80 und 90 Jahre alt wurden, nahm der belastende Zustand, den er bei seinen unter 65-Jährigen beobachtete, millionenfach zu.

Mit der Zeit begannen manche Ärzte, nicht mehr zwischen Osteoporose und Osteomalazie zu unterscheiden, und das nachfolgende Verschwimmen beider Krankheiten führte zu der verbreiteten, aber falschen Überzeugung, dass Frauen eine Osteoporose abwehren könnten, wenn sie nur genügend Kalzium und Vitamin D zu sich nehmen würden. Man kann leicht erkennen, wie dieser Fehler salonfähig wurde. Selbst auf der Website der US-amerikanischen National Library of Medicine wird Frauen dazu geraten, Kalzium und Vitamine einzunehmen, um das Risiko einer osteoporotischen Knochenfraktur abzuwenden.

Kalzium ist zwar für die Entwicklung starker Knochen bei Kindern und Heranwachsenden unerlässlich, doch wenn die Knochen gebildet sind, kann der Knochenschwund weder mit zusätzlichem Kalzium verhindert noch behandelt werden. Albright hat davor gewarnt; da die postmenopausale Osteoporose nicht durch einen mit dem Kalziumstoffwechsel oder anderen Mineralstoffen einhergehenden Prozess verursacht wird, würde eine hohe Zufuhr dieser Mineralstoffe mit oder ohne Vitamin D keinen Nutzen haben. Seine Beobachtung war damals richtig und ist es auch heute noch. Ein Team von orthopädischen Chirurgen unter der Leitung von Jia-Guo Zhao am Tianjin-Krankenhaus im chinesischen Tianjin, veröffentlichte 2017 eine Metaanalyse im *JAMA*, der Zeitschrift der Amerikanischen Medizinischen Gesellschaft – 33 randomisierte Studien mit 51 145 Probanden –, in der die Häufigkeit von Frakturen bei Menschen, die Ergänzungsmittel einnahmen, mit jener von Menschen verglichen wurde, die ein Placebo bekamen oder nicht behandelt wurden. Sie fanden absolut keinen Zusammenhang zwischen der alleinigen Gabe von Kalzium bzw. Vitamin D oder der kombinierten Einnahme von Kalzium plus Vitamin D und der Häufigkeit von nicht im Wirbelkörper auftretenden, im Wirbelkörper auftretenden oder Gesamtfrakturen.[11]

Der Grund, warum Kalziumergänzungen das Risiko von Hüftfrakturen nicht senken, liegt darin, dass diese keinen Einfluss auf den inneren Aufbau des Knochens haben. Laut randomisierten kontrollierten Studien sowie Studien, die ein Patientengut aus älteren Menschen über einen längeren Zeitraum begleiten,[12] beeinflussen Kalziumergänzungsmittel die Dichte, aber nicht die Belastbarkeit – die Biegefestigkeit von Knochen – und, wie wir bereits erwähnten, ist es die Belastbarkeit, auf die es hier ankommt. Das ist der Grund für das Ergebnis der WHI-Studie, dass Kalzium- und Vitamin-D-Ergänzungen die Knochendichte des Hüftknochens nur geringfügig verbesserten. Doch da die Dichte nicht der Belastbarkeit entspricht, verringerten die Nahrungsergänzungen die Häufigkeit von Hüftfrakturen nicht wesentlich.[13]

Sowohl Östrogen als auch Progesteron stimulieren die Knochenbildung und hemmen den Knochenschwund und bis heute gibt es keine untersuchte Therapie, die besser zur Vorbeugung von Osteoporose und Frakturen der Wirbelkörper und Hüften geeignet ist als eine Hormontherapie. Von den 1970er-Jahren bis in die 1990er-Jahre war Östrogen der Grundpfeiler für die Vorbeugung und Behandlung von Osteoporose, entweder ausschließlich oder in Kombination mit Progesteron.[14] Eine Konsensuskonferenz für Entwicklung ist eine Zusammenkunft von Experten zur Evaluierung der besten medizinischen Methoden bei einem bestimmten Problem. Zwei dieser Konferenzen, eine an den NIH, den US-amerikanischen Nationalen Gesundheitsinstituten, und eine, die von der Europäischen Stiftung für Osteoporose und Knochenkrankheiten finanziert wurde, berichteten, dass Östrogen den Knochenschwund verlangsame oder sogar stoppen könne und die einzige gängige Behandlung sei, die die Häufigkeit osteoporotischer Frakturen bei postmenopausalen Frauen verringert.[15] Studien am Fred-Hutchington-Krebsforschungszentrum in Seattle und die Framingham-Langzeitstudie (die, wie bereits erwähnt, Ursachen und Risiken von koronarer Herzkrankheit und Atherosklerose untersuchte; Anm. d. Übers.) ergaben, dass postmenopausale Frauen, die mit Östrogen therapiert wurden, eine um 35 bis 50 Prozent geringere

Wahrscheinlichkeit von Knochenbrüchen hatten.[16] In den 1990er-Jahren wurde in drei großen schwedischen Studien mit vielen Tausend Frauen ebenfalls festgestellt, dass bei jenen, die Östrogen anwandten, das Risiko einer ersten Hüftfraktur deutlich geringer war.[17]

Die WHI-Forscher selbst bestätigten diesen Nutzen des Östrogens: Schon 2002 berichteten sie davon, dass sie bei Frauen, die eine Östrogen- oder Hormonersatztherapie machten, eine Verringerung von Hüftfrakturen um 33 Prozent feststellen konnten. Dieses Ergebnis wurde zehn Jahre später bestätigt: 896 Frauen (11,1 Prozent) in der Placebogruppe erlitten Frakturen, im Vergleich dazu waren es in der Östrogen-plus-Progestin-Gruppe 783 (8,6 Prozent).[18]

Doch damit Östrogen das Frakturrisiko senken kann, das zehn bis dreißig Jahre nach der Menopause auftritt, müssen postmenopausale Frauen sich mindestens zehn Jahre lang einer Hormontherapie unterziehen – möglicherweise sogar für den Rest ihres Lebens. In einer großen klinischen Evidenzprüfung aus dem Jahr 2005 stellten Nananda Col und ihre Kollegen fest: Da 86 Prozent der Hüftfrakturen bei Frauen über 65 auftreten, hätten Frauen, die nur in ihren 50er-Jahren Hormone nehmen – typischerweise, um Wechseljahressymptome zu lindern –, Jahrzehnte später keinen großen Nutzen in Bezug auf einen Schutz ihrer Knochen. Einige Jahre Hormone einzunehmen, so die Forscher, würde sich dann, wenn eine Frau in das Alter kommt, in dem dieses Risiko am höchsten ist, nur noch geringfügig auf das Frakturrisiko auswirken.[19] Und sie hatten recht; die Schutzwirkung der Hormontherapie für die Knochen hört auf, sobald sie beendet wird, und der Knochenschwund geht mit erhöhter Geschwindigkeit weiter.[20] Setzen die Frauen das Östrogen ab, erhöht sich das Risiko von Hüftfrakturen rasch, und innerhalb von sechs Jahren ist es so hoch, als hätten sie überhaupt keine Hormone genommen.

Bei einer Überprüfung von elf Studien zum Thema Östrogen und Hüftfraktur, die seit 1990 veröffentlicht wurden, stellten die Epidemiologin Deborah Grady und ihre Kollegen an der University of California in San Francisco fest, dass – mit Ausnahme von einer Studie – alle ein verringertes Risiko für Hüftfrakturen nachwiesen für Frauen, die Östrogen nahmen, im Vergleich zu jenen, die sich keiner Hormontherapie unterzogen. Noch einmal, je länger die Frauen Östrogen genommen hatten – zehn Jahre oder länger – desto geringer war ihr Risiko, Hüftfrakturen zu erleiden.[21] Und, ebenfalls noch einmal, die vorteilhafte Wirkung, selbst bei Frauen, die Östrogen zehn Jahre lang genommen hatten, sank rasch, als sie damit aufhörten. Frauen im Alter von 65 bis 74 Jahren, die vormals Östrogen genommen hatten, hatten ein um 63 Prozent geringeres Hüftfrakturrisiko, doch wenn sie die Hormone mit 75 Jahren absetzten, lag das Risiko nur noch 18 Prozent niedriger. Ein Jahr nach der Veröffentlichung dieser Studie kamen Grady und ihr Kollege, der Fachmann für Osteoporose und Endokrinologie Bruce Ettinger, zu folgendem Schluss: „Für einem maximalen Schutz muss die Östrogenbehandlung unter Umständen zum Zeitpunkt der Menopause begonnen werden und sie darf nicht abgebrochen werden."[22]

Der Hauptgrund, warum Hormone als Methode der Wahl zur Vorbeugung oder Verzögerung von Osteoporose abgesetzt wurden, war – nicht überraschend – die von der WHI befeuerte Angst, dass die HET Brustkrebs verursacht. Selbst heute wird auf der Website der Mayo Clinic erklärt, dass „das Absinken des Östrogenspiegels bei Frauen um die Zeit der Menopause einer der größten Risikofaktoren für die Entwicklung von Osteoporose ist. (…) Östrogen kann, wenn bald nach der Menopause mit der Therapie begonnen wird, dazu beitragen, die Knochendichte zu erhalten." Doch dann folgt leider: „Eine Östrogentherapie kann jedoch das Risiko von Blutgerinnseln, Endometriumkrebs, Brustkrebs und möglicherweise einer Herzkrankheit erhöhen."[23] Wie wir gesehen haben, ist die Warnung im Wesentlichen ungerechtfertigt. Und trotzdem, gibt es denn keine Alternativen zu den Hormonen, die einem schweren Knochenschwund im Alter vorbeugen und die Wahrscheinlichkeit von Hüftfrakturen und ihrer Begleitrisiken verringern?

Welche Alternativen gibt es?

Viele Gesundheitsaktivisten und Medizinhistoriker glauben, dass die Osteoporose kein so ernsthaftes Problem ist, wie immer behauptet wird. Schließlich erleidet die überwiegende Mehrheit der Frauen, selbst wenn sie in den 80er-Jahren sind, keine Hüftfraktur, auch wenn sie wahrscheinlich altersbedingte Mikrofrakturen in der Wirbelsäule haben. Aber das „Schrumpfen" um einige Zentimeter rechtfertigt kaum, dass eine Frau nach der Menopause für den Rest ihres Lebens Hormone nimmt, argumentieren sie. In seinem Buch *Aging Bones: A Short History of Osteoporosis* (zu Deutsch etwa: „Alternde Knochen: Eine kurze Geschichte der Osteoporose"; nur in englischer Sprache erhältlich) erzählt der Medizinhistoriker Gerald N. Grob, wie seiner Ansicht nach das „normale Altern von Knochen zu einer medizinischen Diagnose umgewandelt wurde, von der schließlich jede betagte Person betroffen war."[24] Diese Umwandlung, behauptete er, entstand „durch eine Koalition kultureller, medizinischer und pharmazeutischer Kräfte, die die Osteoporose von den Rändern der Gesundheitsforschung in den früheren Abschnitten des 20. Jahrhunderts bis zum 21. Jahrhundert in den Mittelpunkt eines nationalen und kapitalkräftigen amerikanischen Programms verschob, das alle Frauen über 65 (und Männer über 70) Jahre dazu drängte, ihre Knochenmineraldichte (BMD, von engl. *bone mineral densitiy*) bestimmen zu lassen." Grob stellte dar, wie während der 1950er- und 1960er-Jahre, als immer mehr Menschen über 65 Jahre alt wurden, ältere Menschen „als selbstbewusste Gruppe mit ausgeprägten Interessen hervortraten", zu denen eine vehemente Ablehnung des Alters als eine nur noch düstere Zeit von Siechtum und Invalidität gehörte. Dennoch sahen sich ältere Menschen mit neuen gesundheitlichen Belangen konfrontiert, die den zusätzlichen Lebensjahren geschuldet waren. „Die Vorbeugung von altersbedingtem Abbau", schrieb Grob, „wurde ein Schwerpunkt für Forscher und Kliniker gleichermaßen."

Grobs Streitpunkte hatten jedoch nichts mit den Bemühungen zu tun, alten Menschen zu einem gesünderen Leben zu verhelfen; seine Sorge richtete sich lediglich darauf, dass die normalen, im Alter auftretenden Veränderungen, einschließlich Menopause und Knochenschwund, von der Gesellschaft zu diagnostizierbaren „Krankheiten" gemacht wurden. Die Osteoporose und ihre Behandlung, argumentierte Grob, „wurden von Illusionen über die Überwindung von Krankheit und Alter geprägt.

Diese Illusionen, wiederum, prägen die Ausformung unseres Gesundheitssystems. Knochendichtemessungen und Osteoporosebehandlungen werden jetzt zwar routinemäßig verordnet, aggressive pharmazeutische Maßnahmen haben jedoch bestenfalls zu nicht aussagekräftigen Ergebnissen geführt."

Wir stimmen mit Grobs Einschätzung vollkommen überein, dass kulturell bedingt neue Krankheiten geschaffen werden, die vorgeblich neue Medikamente rechtfertigen, welche – was für ein Zufall – gerade erst von den großen Pharmaunternehmen entwickelt wurden. Wir beklagen auch das amerikanische Streben nach ewiger Jugend und die Illusion, das Alter besiegen zu können. Doch die Suche nach Behandlungen, um den vielen Millionen Menschen zu helfen, die genau deshalb dem Risiko eines vorzeitigen Todes ausgesetzt sind, weil sie länger leben, als man einst nicht einmal im Traum für möglich gehalten hätte, ist eine ganz andere Sache. Alzheimer und andere Formen der Demenz belasten Menschen, die ein hohes Alter erreichen, ebenfalls – sollten wir da nicht alles daransetzen, um die Ursachen dieser Störungen zu erkennen und sie zu verhindern oder zu behandeln?

Was die Frauen betrifft, so fühlen sich viele bei dem Gedanken nicht wohl, nach der Menopause lebenslang ein Medikament zu nehmen. Selbst Ettinger und Grady, die feststellten, dass die durch Östrogen bedingte Verbesserung der Knochenbelastbarkeit das Frakturrisiko wahrscheinlich um etwa zwei Drittel reduzierte, sorgten sich, dass „die Attraktivität dieser Präventivstrategie sinkt, wenn man für den Rest seines Lebens Östrogen nehmen muss." Manche Autoren schlagen vor, dass nur Frauen mit einem sehr hohen Frakturrisiko eine HET in Betracht ziehen sollten (wie wir bereits anmerkten, gehören zu dieser Gruppe weiße, asiatische, sehr schlanke und all jene Frauen, die früh in die Wechseljahre gekommen sind, sowie solche, bei denen die Mutter eine Hüftfraktur hatte). Alle anderen sollten sich zuerst nach Alternativen umsehen. Diese Ratschläge bekommt man zu hören: Sport treiben, abnehmen, ausreichend Fluorid und Kalzium aufnehmen. Medikamente nehmen, die zur Osteoporoseprävention konzipiert sind, namentlich Bisphosphonate.[25] Ach ja – wenn es doch nur so einfach wäre.

Sport, die beliebteste empfohlene Alternative zu Hormonen als Stärkung für die Knochen, ist aus vielen gesundheitlichen Gründen eine ausgezeichnete Aktivität; ganz besonders Kraftsport ist für alternde Frauen von unbestreitbarem Nutzen. Manche Forschungsergebnisse legten nahe, dass die höchste Knochenstärke durch die Kombination von Sport und Kalzium lange vor der Menopause, während der fruchtbaren Jahre einer Frau erreicht werden kann, während sie noch einen hinreichenden Östrogenspiegel im Blut hat, und eine solche erhöhte Knochenstärke eventuell eine künftige Osteoporose abwehren könnte. Obwohl Sport die Stärke und Frakturresistenz bei diesen Frauen vielleicht verbessert, ist das bei postmenopausalen Frauen, die keine HET machen, nicht der Fall.[26]

Da Fluorid die Außenhülle der Zähne schützt, haben einige Forscher es zur Behandlung von Osteoporose-Patientinnen getestet und ihnen in hohen Dosierungen verabreicht, um einem weiteren Knochenabbau vorzubeugen. Durch Fluorid kommt es zu einer spektakulären Erhöhung der Knochendichte, doch die Zugfestigkeit wird nicht verbessert, wahrscheinlich, weil es die Elastizität der Knochen verringert. Das Risiko von Brüchen, von denen nicht die Wirbelkörper betroffen sind, nehmen durch Fluoridbehandlungen zu.[27] (Ihre Fluoridzahnpasta können Sie weiterhin verwenden.)

Welche Alternativen könnten also die Elastizität der Knochen erhöhen? Die Knochendichte kann bestimmt werden, nicht jedoch die relevantere Knochenbrüchigkeit – die Reaktion des Knochens auf eine Zugbelastung. Die beste Testmöglichkeit wäre, den Knochen in einen Schraubstock einzuspannen und zu ermitteln, wie viel Belastung er aushalten kann, bevor er bricht. Das ist natürlich keine praktikable Methode. Ärzte nutzen daher die Bestimmung der Knochenmineraldichte (BMD) als Ersatz für das Maß der Zugfestigkeit des Knochens, übersehen aber oft die Tatsache, dass dieser Test das Frakturrisiko nur sehr ungenau bestimmt.[28] Heute ist der am häufigsten durchgeführte Test die Doppelröntgen-Absorptiometrie (DMX), bei der mithilfe von Röntgenstrahlen die Menge an Kalzium und anderen Mineralstoffen im Knochen bestimmt wird. Aber auch hier wird die Knochendichte, nicht die Belastbarkeit des Knochens gemessen.

BMD-Untersuchungen wurden von der pharmazeutischen Industrie gefördert, und Gerry Grob warnte zusammen mit anderen Bioethikern, Medizinhistorikern und Verbraucherschützern davor, dass diese Tests neuen Osteoporosemedikamenten Tür und Tor öffnen würden, wenn sie erst einmal großflächig im Einsatz wären.[29] Schließlich muss zunächst ein Zustand oder eine Krankheit existieren, die medikamentös behandelbar ist, bevor ein Unternehmen ein Medikament verkaufen kann. Dazu bedarf es einer Möglichkeit, diese Krankheit zu identifizieren. Kann es dann bezüglich der Definition dieser Krankheit ein „weites Netz auswerfen", gibt es also viele Indikationen dafür, vergrößert sich der Markt noch weiter, es kommen also immer mehr Menschen dazu, die dieses neue Medikament nehmen sollten. Aber wann auf dieser Messlatte des Knochenschwunds – der schließlich jeden ereilt –, wird daraus eine Krankheit? Wie wenig ist schon zu viel?

Die anschließende Werbekampagne zur Vereinfachung der Entscheidung für eine Verschreibung des Medikaments begann mit einer willkürlichen Antwort: Auf der Messlatte des Knochenschwunds erfüllt ein Mensch, dessen Wert für die Knochenmineraldichte eine Standardabweichung um 2,5 unter der eines gesunden Dreißigjährigen aufweist, das Kriterium für eine (künstliche) Osteoporosediagnose. (Eine Standardabweichung ist ein statistisches Maß, das eine Entfernung, also Abweichung von der Norm beschreibt.) Anfang der 1990er-Jahre wurde dieses numerische Kriterium von der Weltgesundheitsorganisation und mit der offiziellen Genehmigung, es so zu drucken, bestätigt, und Forscher und Kliniker hatten nun eine konkrete Zahl, an der sie sich orientieren konnten.[30] Diese diagnostische Schwelle von bis zu -2,5, schrieben Bruce Ettinger und Kollegen, sei lediglich ein Richtwert für die Einschätzung des Vorkommens von Osteoporose in verschiedenen Ländern gewesen. „Es war nicht beabsichtigt", erklärten sie, „dass dieser Wert das einzige klinische Kriterium zur Ermittlung einer medikamentösen Behandlung sein sollte. Interventionsschwellen unterscheiden sich von diagnostischen Schwellen."[31]

Aber Moment einmal – wenn ein Wert von -2,5 schlecht ist, sind dann nicht Werte von -2,0 oder -1,5 Vorstufen davon? Was ist, wenn Ihr Wert unter dem dieses normalen Dreißigjährigen liegt, aber nicht offiziell als osteoporotisch gilt? Das kann doch nicht gut für Sie ein, oder? Folglich tauchte also der Begriff Osteopenie auf, der bei der Knochendichtemessung als BMD-Testergebnis von -1,0 bis -2,5 Standardabweichung unter der eines gesunden Dreißigjährigen definiert ist. Man nahm an, dass die Osteopenie ein unvermeidlicher Vorläufer der Osteoporose sei. Die WHO betonte, dass diese diagnostische Kategorie nicht zur Anwendung in der klinischen Praxis gedacht war, da *Osteopenie* keine klinische Relevanz hat und noch nicht einmal das Risiko einer osteoporotischen Fraktur prognostizieren kann. Die kanadischen Ärzte und gesundheitspolitischen Experten Angela Cheung und Allan Detsky berichteten, dass Stürze in der Anamnese von höherem Aussagewert bezüglich künftiger Frakturen sind als die Ergebnisse einer Knochendichtemessung, die nicht gut mit dem Risiko einer Hüftfraktur korrelieren.[32] Der Begriff *Osteopenie* hat „keine medizinische Bedeutung", äußerte sich Steven Cummings, ein Epidemiologe, der zahlreiche groß angelegte Studien geleitet hat, gegenüber einem Reporter. „Ich habe Patienten gesehen, die verängstigt kommen, weil sie glauben, dass sie bald gebrechlich werden, weil sie diese ‚Krankheit' namens Osteopenie haben, obwohl ihr Zustand in Wirklichkeit völlig altersentsprechend ist."[33] Nortin M. Hadler, Professor für Medizin und Mikrobiologie / Immunologie an der University of North Carolina in Chapel Hill und Autor mehrerer Bücher zum Thema medizinische Überbehandlung, äußerte sich sogar noch deutlicher. „Die Osteopenie ist ein Beispiel für ein soziales Konstrukt des New Age", sagte er und fügte hinzu, dass es von Marketingfachleuten, Arzneimittelfirmen und anderen Menschen mit Kapitalinteressen erfunden und unterstützt wurde.[34]

Die Warnungen kommen zu spät; es steht schon zu viel Geld auf dem Spiel. Gynäkologen begannen, teure DXA-Geräte zur Untersuchung ihrer Patienten anzuschaffen; Carols Ärztin erklärte ihr, sie habe Osteopenie, war aber dann so anständig zu lachen und zu sagen: „Auch wenn das gar nichts bedeutet." Verschreibungen für Bisphosphonate, die als Alternative zur HET gesehen werden, um den Knochenschwund abzuwehren, stiegen sprunghaft an und wurden sowohl zur Behandlung der bedeutungslosen Osteopenie als auch der „echten" Osteoporose eingesetzt. Spätestens seit der WHI-Studie wird die Präventivbehandlung der

Osteoporose von nicht hormonellen Bisphosphonaten wie Fosamax, Aredia, Actonel, Zometa, Reclast (als Aclasta im deutschprachigen Raum) und Bonviva (u. a. als Bondronat im deutschsprachigen Raum; Anm. d. Übers.) beherrscht.[35] Diese gibt es in oraler und intravenöser Form, sie können täglich, wöchentlich, monatlich und sogar jährlich genommen werden. Bisphosphonate tun nichts für den nicht-existenten Zustand der Osteopenie, können aber bei Frauen mit einem hohen Risiko eine Osteoporose abwenden und auch einen bei ihnen bereits vorliegenden Knochenschwund stabil halten. Hat sich die Osteoporose aber erst einmal entwickelt, ist es sehr unwahrscheinlich, dass die Medikamente sie wieder rückgängig machen.

Die Nebenwirkungen der Bisphosphonate können unangenehm sein und manche sind weitaus schlimmer als jene von Hormonen. Die häufigsten sind Bauchbeschwerden, Muskel- oder Gelenkschmerzen, Fieber und grippeähnliche Symptome sowie Schlafstörungen; zwei sehr seltene, aber verheerende Nebenwirkungen sind Nierenschäden und eine Kieferknochennekrose, eine Krankheit, die mutmaßlich durch eine verminderte Durchblutung des Knochens in diesem Bereich verursacht wird. Es ist kein Wunder, dass 70 Prozent aller Osteoporose-Patienten, einschließliche derer, die bereits Frakturen erlitten haben, die Medikation innerhalb eines Jahres abbrechen.[36]

Noch schlechter ist es, wenn Bisphosphonate über lange Zeiträume angewandt werden, denn dann werden sie paradoxerweise mit einem *erhöhten* Risiko für eine atypische Hüftfraktur in Zusammenhang gebracht. Im Unterschied zu den durch Osteoporose verursachten Hüftfrakturen, die meist am Oberschenkelhals auftreten, entstehen atypische Oberschenkelfrakturen im Allgemeinen unterhalb des Schenkelhalses im oberen Teil des Schaftes. Es gibt vermehrt wissenschaftliche Belege dafür, dass die langfristige Einnahme von Bisphosphonaten die Fähigkeit des Knochens, Haarrisse selbst zu reparieren, beeinträchtigen kann und es dadurch zu einer erhöhten Brüchigkeit der Knochen kommt.[25] Die WHI-Studie kam 2017 zu dem Schluss, dass bei älteren Frauen mit einem hohen Frakturrisiko, die Einnahme von Bisphosphonaten über zehn bis dreizehn Jahre mit einem höheren Risiko für eine klinische Fraktur einhergeht als bei einer nur zweijährigen Einnahme.[38]

Alle diese Belege veranlassten Robert Langer, einen WHI-Hauptprüfer (dessen Kritik an den anfänglichen Berichten im ersten Kapitel beschrieben wurde), zu der Argumentation, dass Östrogen ein besseres Prophylaxemittel sei: „Im Gegensatz zu den Bisphosphonaten, die mit einer übermäßigen Mineralisierung der Knochen in Zusammenhang gebracht worden sind, begünstigt Östrogen den normalen Knochenaufbau. Es steht außer Frage, dass Östrogen eine wirksame und metabolisch geeignete Präventivstrategie für osteoporotische Frakturen ist und dass es sich bei der Osteoporose um eine chronische Erkrankung handelt, die gewaltige Auswirkungen auf postmenopausale Frauen hat."[39]

Sie können ganz sicher davon ausgehen, dass die pharmazeutische Industrie nicht tatenlos herumsitzt und sich auf ihren Bisphosphonaten ausruht. Viele Pharmaunternehmen haben sich dem Rennen um andere Wege zur Vorbeugung und Behandlung von Osteoporose bereits angeschlossen. Sehen Sie sich diese Alternativen zu den Bisphosphonaten an:

Der Wirkstoff Raloxifen (Handelsname Evista), ein sogenannter SERM (selektiver Östrogenrezeptor-Modulator), wird manchen postmenopausalen Frauen verschrieben, die an einem Östrogenrezeptor-positiven Brustkrebs erkrankt waren, um das Risiko eines Brustkrebsrezidivs, also eines erneuten Auftretens der Krankheit, zu verringern. Raloxifen wird seit vielen Jahren zur Behandlung von Osteoporose eingesetzt, doch die Forscher wissen seit 20 Jahren, dass es zwar das Risiko von Wirbelfrakturen, aber nicht jenes von Hüftfrakturen senkt.[40] Etwa ein Viertel der Frauen, die es nehmen, berichten von Hitzewallungen und zehn bis zwanzig Prozent von grippeartigen Symptomen, Nebenhöhlenentzündungen, Gelenkschmerzen und Muskelkrämpfen.

Calcitonin, ein in der Schilddrüse gebildetes Hormon, unterstützt die Regulierung des Kalzium- und Phosphatspiegels im Blut. Es wird im Allgemeinen als Nasenspray oder in Form von Injektionen verabreicht. Möglicherweise trägt es dazu bei, Knochenschwund zu verringern, doch es gibt keine stichhaltigen Belege dafür, dass es auch das Frakturrisiko senkt.[41]

Teriparatid (Handelsname Forteo), eine Form des aus rekombinanter DNA erzeugten Parathormons, ist nicht eingehend untersucht worden, doch erste Berichte legen nahe, dass es das Knochenwachstum stimuliert und das Risiko von Hüftfrakturen bei Patienten reduziert, die bereits eine Osteoporose haben.[42] Die Schutzwirkungen lassen jedoch nach zwei Jahren kontinuierlicher Behandlung nach. Abaloparatid, chemisch mit Forteo verwandt, reduziert nachweislich sowohl Frakturen der Wirbelkörper als auch der Hüfte, doch seine Langzeitwirkung ist noch nicht erforscht.[43]

Der Wirkstoff Denosumab (Handelsnamen Prolia und XGEVA), zugelassen zur Behandlung von Osteoporose und zur Reduzierung von Metastasen-bedingten Frakturen bei Knochenkrebs, hat eine ähnliche Erfolgsquote wie die Bisphosphonate bei der Senkung des Frakturrisikos von Wirbelkörpern und Hüften und muss unbefristet angewandt werden. Doch nur wenige Patienten sind dazu bereit. Fast die Hälfte der Frauen, denen man dieses Medikament verordnet hat, berichten von Müdigkeit und Schwäche als Nebenwirkungen; etwa 20 Prozent von Kurzatmigkeit, Husten und Muskel- sowie Gelenkschmerzen. Von einem gefährlichen Absinken des Kalziumspiegels wurde bei vier Prozent der mit Denosumab behandelten Krebspatienten berichtet.[44]

Von all diesen Bemühungen um die Entwicklung des besten Medikaments ist die Geschichte von Romosozumab vielleicht die aufschlussreichste. Romosozumab (ein humanisierter monoklonaler Antikörper; Anm. d. Übers.), entwickelt von Celltech Pharma und vermarktet durch das Biotechnologieunternehmen Amgen, bindet an Sklerosin, ein Protein, das zu Knochenabbau führt, und hemmt es. Die Begeisterung war 2017 groß, als eine Medikamentenstudie mit fast 4 100 postmenopausalen Frauen, die unter Osteoporose litten und bei denen ein Fragilitätsbruch klinisch nachgewiesen war, im *New England Journal of Medicine* veröffentlicht wurde. Der Titel des begleitenden Leitartikels lautete „Romosozumab – nur Hoffnungsträger oder tatsächlich neue Standardtherapie?“ Die Frauen wurden nach dem Zufallsprinzip für eine zwölfmonatige Einnahme des neueren Medikaments oder Fosamax eingeteilt, auf das ein weiteres Jahr mit Fosamax für alle folgte. Die Forscher sahen sich dann an, bei wie vielen Frauen im Verlauf von 24 Monaten neue Frakturen entstanden waren. Die Ergebnisse schienen ein sicheres Umdenken in der Standardtherapie einzuläuten. Nach zwei Jahren hatte die Romosozumab / Fosamax-Gruppe ein nahezu halb so großes Risiko für neue Wirbelkörperfrakturen (6,2 Prozent) im Vergleich zu den reinen Fosamax-Anwenderinnen (11,9 Prozent) und auch ein geringeres Risiko für Hüftfrakturen.[45]

Die Forschung wurde durch Amgen finanziert. Im selben Jahr wies die FDA den Antrag des Arzneimittelherstellers auf Zulassung ab, da das Medikament auch ein erhöhtes Risiko für „schwerwiegende kardiovaskuläre Ereignisse" verursachte. Eine Nachrichtenmeldung lautete:

Sicherheitsbedenken könnten die Marke Romosozumab bremsen und dabei ihren Ambitionen, ein Kassenschlager zu werden, eine Delle verpassen. „Weil es letztlich auf einer Firmenmarke beruht, die von der Risiko-Nutzen-Abwägung auf die richtige Bevölkerungsgruppe zugeschnitten ist und aufgrund des Meinungsaustauschs mit Amgen glauben wir immer noch, dass das Medikament mindestens ein 500-Millionen-Dollar Lizenzgeschäft werden könnte", schrieb der Analyst der US-amerikanischen Investmentbank Jeffries, Michael Yee, in einer Investorenmitteilung. Dadurch reiht sich Romosozumab in eine sich abzeichnende Menge von Amgen-Präparaten ein, mit denen es derzeit Probleme gibt – oder in absehbarer Zukunft –, wenn versucht wird, von den zukunftsträchtigen klinischen Perspektiven auf kommerzielle Erfolge umzusteigen.[46]

Haben Sie die „Kassenschlager-Ambitionen" auch erkannt? Das Pharmaunternehmen strukturiert nun um und legt Einspruch gegen die FDA-Entscheidung ein.

Die Quintessenz

Uns ist die Ironie bewusst, die darin liegt, dass wir bei aller eifrigen Kritik an den Pharmariesen, die eilig neue Medikamente auf den Markt werfen, deren Nutzen übertreiben und die Risiken kleinreden, gleichzeitig den Einsatz von Östrogenmono- und Hormonersatztherapien befürworten, die beide Produkte solcher Pharmafirmen sind. Wir sind nicht glücklich darüber, dass das Pharmaunternehmen Wyeth, das 60 Jahre lang das Patent auf Presomen (Premarin) hielt, die Vermarktung von Generika gerichtlich verhindert hat. Da das Unternehmen die Kontrolle über dieses am häufigsten verschriebene Östrogen-Präparat hat, konnte es den Preis diktieren. Wir missbilligen dieses Vorgehen von Wyeth und jeder anderen Pharmafirma. Doch verwerfliche Vermarktungspraktiken machen nicht notwendigerweise die Vorzüge eines Medikaments zunichte.

Als Onkologe und Hämatologe, der seit 50 Jahren praktiziert, weiß Avrum sehr wohl, dass kein Arzt jeden Artikel aus der medizinischen Literatur lesen und beurteilen kann und dass manche Forschungen den Schlussfolgerungen widersprechen, zu denen der Arzt in der Praxis kommt. Im Falle der Vorzüge einer Hormontherapie für die Knochengesundheit sind seine Schlussfolgerungen das Ergebnis lebenslanger Auswertungen von Erkenntnissen aus der veröffentlichten Forschung, seinen eigenen gesammelten klinischen Erfahrungen, seinem Austausch mit geschätzten Kollegen und den ständigen Beiträgen seiner Fachkollegen und Patienten. Angesichts des gegenwärtigen Kenntnisstandes hält Avrum die folgenden Schlussfolgerungen für gerechtfertigt:

- Osteoporose und die später folgende Knochenfraktur mit resultierender Invalidität und Tod werden für die weiter zunehmende weibliche Bevölkerung, die siebzig, achtzig, neunzig Jahre und älter wird, zu einem immer größeren Problem.
- Gegenwärtig sind die Östrogenmonotherapie und die Hormonersatztherapie die wirksamsten Maßnahmen mit den wenigsten unangenehmen oder schlimmen Nebenwirkungen, um der Entwicklung einer Osteoporose vorzubeugen oder sie zu verringern. Es wurde mehrfach nachgewiesen, dass sie das Risiko der am stärksten beeinträchtigenden Komplikation, der Hüftfraktur, um 30 bis 50 Prozent senkt. In absoluten Zahlen ist diese Senkung äußerst aussagekräftig.
- Sport kann die Stärke und Widerstandsfähigkeit des Knochens gegenüber Brüchen bei postmenopausalen Frauen verbessern, doch bei

den postmenopausalen Frauen, die keine Hormontherapie machen, verbessert er die erwähnte Knochenqualität nicht.

- Kalziumergänzungen, die von Millionen von Frauen in der Hoffnung eingenommen werden, den Knochenschwund abzuwenden, sind zur Vorbeugung von postmenopausaler Osteoporose oder Frakturen unwirksam, da sie die Belastbarkeit des Knochens nicht beeinflussen.
- Die am häufigsten verschriebenen nicht hormonellen Osteoporose-Präparate, die sogenannten Bisphosphonate, gehen, wenn sie über lange Zeit genommen werden, mit Magen-Darm-Beschwerden, Müdigkeit und Schlafstörungen, einem erhöhten Risiko für atypische Oberschenkelhalsfrakturen sowie mit der seltenen, aber sehr beeinträchtigenden Entwicklung von Nierenproblemen oder einer Osteonekrose des Kiefers einher.

Die Osteoporoseprävention ist vielleicht nicht der hauptsächliche und beste Grund für eine Frau, sich einer Hormontherapie zu unterziehen; Gerry Grob und andere Kritiker der Medikalisierung, also des Trends, menschliche Lebenserfahrungen und Lebensbereiche in den Fokus systematischer medizinischer Erforschung und Verantwortung zu rücken, die vorher außerhalb der Medizin standen, haben recht damit, dass die überwiegende Mehrheit der Frauen schließlich weder davon betroffen sein wird, noch daran stirbt. Doch die Forschung überzeugt uns, dass Frauen, die ein hohes Osteoporoserisiko haben, weiterhin auf unbestimmte Dauer Hormone nehmen sollten, wenn sie die Menopause hinter sich haben. Und für die Frauen, die sich wegen der vielen anderen Vorzüge der Hormontherapie dafür entscheiden, scheinen stärkere und widerstandsfähigere Knochen eine verdammt willkommene Nebenwirkung zu sein.

Kapitel 5

Es geht um Kopf und Kragen: HET und das Gehirn

Es war eine bedrohliche Schlagzeile und deshalb war sie so erfolgreich. In riesigen Buchstaben prangte sie auf der ersten Seite des Sonntagsrückblicks in der *New York Times* vom 19. November 2017. „Steht Ihnen Alzheimer bevor?" Und dann folgte der nächste Schlag: „Vielleicht kann schon bald ein einfacher Bluttest eine alarmierende Neuigkeit über Ihre geistige Gesundheit liefern." Na prima.

Der Artikel erregte unsere Aufmerksamkeit, so viel war sicher. Es wurde berichtet, dass zwischen einem Viertel und der Hälfte der Bevölkerung bis zum Alter von 85 Jahren Anzeichen von Alzheimer zeigen wird, ein Risiko, das bei Menschen, die Träger von einer oder zwei Kopien der Genvariante APOE4 (Apolipoprotein E4) sind, sogar noch höher ist. In dem Artikel wurde die Möglichkeit eines künftigen Bluttests angesprochen, der einfacher und billiger wäre als eine Gensequenzierung (der Bestimmung einer DNA-Sequenz), ein Test, der das Vorstadium von Alzheimer bei 40- bis 50-jährigen Menschen identifizieren könnte, die keine offenkundigen Symptome haben. Die Autorin Pagan Kennedy interviewte Wissenschaftler, die über die Ursachen von Alzheimer forschten, sowie Menschen, die wussten, dass sie Träger der Genvariante sind, sich daher Selbsthilfegruppen angeschlossen hatten und nach Maßnahmen in Bezug auf Ernährung und Lebensweise suchten, in der Hoffnung, das Fortschreiten der Krankheit verhindern oder zumindest verzögern zu können. Ein Neurologe, David Holtzmann, hatte das APOE-Gen 25 Jahre lang erforscht, ohne zu überprüfen, ob er selbst Träger der APOE4-Variante ist. Als Kennedy ihn nach dem Grund fragte, antwortete er ihr, das sei sinnlos, da es weder ein Medikament noch ein Programm für die Lebensführung gebe, die den Schutz des Gehirns garantieren.

Alzheimer ist eine der vielen Krankheiten, die unter den Oberbegriff *Demenz* fallen. Gleich nach der Angst von Frauen vor Brustkrebs rangiert die Angst davor, „den Verstand zu verlieren“: das Gedächtnis, das klare Denken, das Vermögen, sich auszudrücken. (Eine Angst, die natürlich auch Männer haben.) Jeder wird vergesslich: „Wo sind die Schlüssel schon wieder? Warum bin ich ins Arbeitszimmer gegangen – habe ich etwas gesucht?“ Eine geistige Verlangsamung ist mit zunehmendem Alter normal; wir wollen uns an den Namen des Schauspielers erinnern, der den Rockstar in dem Film *Almost Famous – Fast berühmt* gespielt hat (es war Billy Crudup) oder, verdammt noch einmal, an einen Film, den wir letzte Woche gesehen haben, aber wir brauchen länger dafür, als uns lieb ist. Eine leichte geistige Verlangsamung ist manchmal zum Verzweifeln und manchmal amüsant, doch für Menschen, die in die Sechziger und die Siebziger kommen, ist die Aussicht auf eine Demenz erschreckend: „Wenn ich mich jetzt nicht daran erinnern kann, wo ich meine Autoschlüssel hingelegt habe, heißt das dann, dass ich mich eines Tages auch nicht mehr daran erinnere, wofür man Autoschlüssel braucht?“ Viele Menschen befürchten das, doch das sind ganz verschiedene Dinge. Ein Zeichen von Demenz ist der Gedächtnisverlust, der das tägliche Leben durcheinanderbringt: Vor Kurzem erhaltene Informationen und wichtige Verabredungen werden vergessen, es werden immer wieder dieselben Fragen gestellt und der oder die Betroffene verlässt sich darauf, von Familienmitgliedern an Termine erinnert zu werden, die er oder sie früher selbst problemlos im Griff hatte. Doch lediglich vorübergehend Namen oder Verabredungen zu vergessen und sich schließlich wieder daran zu erinnern, sind typische Veränderungen, die im Zuge des Alterns auftreten.

Im Jahr 1900 wurden nur fünf Prozent aller amerikanischen Frauen älter als 50 Jahre;[1] heute liegt ihre durchschnittliche Lebenserwartung bei achtzig Jahren. Schätzungen zufolge hat jede fünfte Frau, die jetzt 45 Jahre alt ist, das Risiko, in ihrem Leben an einer Alzheimer-Demenz zu erkranken; bei den Männern ist es jeder Zehnte. (Die Autoren beschreiben amerikanische Verhältnisse; Anm. d. Übers.) Einer der Gründe für das höhere Risiko von Frauen ist, dass sie länger leben, da die Zahlen der Alzheimer-Demenz mit zunehmendem Alter dramatisch ansteigen; doch selbst wenn man ihre längere Lebenszeit berücksichtigt, erkranken Frauen immer noch mit einer höheren Wahrscheinlichkeit daran. Fast zwei Drittel aller Alzheimer-Patienten sind Frauen, und die Wahrscheinlichkeit, in den Sechzigern an Alzheimer zu erkranken, ist für eine Frau doppelt so hoch wie die Wahrscheinlichkeit einer Brustkrebs-Diagnose.[2] Da die Gesamtbevölkerung weiterhin älter wird und immer mehr Menschen weit über 80 Jahre alt werden, hat sich die Anzahl all jener, die an Alzheimer sterben, jedes Jahr fast verdoppelt, während gleichzeitig die Todesfälle an anderen Krankheiten – insbesondere Brustkrebs, Prostatakrebs, Schlaganfall und Herzkrankheiten – zurückgehen. Wie in einem Bericht der US-amerikanischen Alzheimer-Gesellschaft von 2017 festgestellt wird, erkrankt alle 66 Sekunden in den Vereinigten Staaten ein Mensch an Alzheimer, und sofern die Wissenschaft keine neuen Erkenntnisse gewinnt, wird es bis 2050 alle 33 Sekunden einer sein.[3]

Da Alzheimer-Patienten nach Beginn der Krankheit normalerweise noch vier bis zehn Jahre leben, stellt ihre Pflege in finanzieller sowie auch in emotionaler Hinsicht enorme Anforderungen an die Angehörigen und auch an die Gesellschaft. Bei etwa fünfeinhalb Millionen amerikanischen Alzheimer-Patienten belaufen sich die Gesamtkosten für die medizinische Versorgung, einschließlich Langzeitpflege und Hospizdienste, auf 259 Milliarden Dollar. (Zum Vergleich: Das sind etwa 100 Milliarden Dollar mehr als die Versorgungskosten für alle krebskranken Menschen zusammen.)

Angesichts des Leidens, das Alzheimer verursacht, des Leids, das die Krankheit Familien zufügt, und angesichts der finanziellen Härten, die sie ihnen auferlegt, ist es kein Wunder, dass die Versuche, Alzheimer zu verhindern, unter Kontrolle zu halten und zu behandeln, hohe Priorität haben. Wissenschaftler erforschen alle Arten von möglichen Ursachen, auch die Genetik, die Belastung durch Umweltgifte und Umweltverschmutzung, kardiovaskuläre Probleme und chronische Entzündungen. Und dennoch verfügt man noch immer über nur wenig belastbares Wissen. Denn die einzige Möglichkeit, eine genaue Diagnose zu stellen, besteht in der Beurteilung des Gehirns unter dem Mikroskop nach dem Tod; eine endgültige Diagnose der Krankheit beim Lebenden zu stellen, ist nicht möglich. Es könnte sich herausstellen, dass Alzheimer nicht eine einzelne Krankheit ist, sondern eher ein Konglomerat vieler verwandter Krankheiten darstellt.

Bislang hat der von der Times interviewte David Holtzman recht, dass es keine wirklich wirksame Behandlung gibt, um einer Demenz vorzubeugen. Die FDA hat einige Medikamente zur Linderung der Symptome einer Alzheimer-Demenz zugelassen: Den Wirkstoff Donepezil (Handelsname Aricept), den Wirkstoff Mirtazapin (Handelsnamen Remergil, Soltab, Mirtabene, Mirtel, Remeron sowie diverse Generika), den Wirkstoff Tacrin (Handelnamen Romotal, Cognex; aufgrund der lebertoxischen Wirkung wurde der Wirkstoff teilweise vom europäischen Arzneimittelmarkt genommen oder seine Anwendung an strenge Regeln gekoppelt. In den USA ist Tacrin seit 2013 nicht mehr zugelassen; Anm. d. Übers.), den Wirkstoff Galantamin (Handelsname Razadyne; im deutschsprachigen Raum u. a. Reminyl), den Wirkstoff Rivastigmin (Handelsname u. a. Exelon), den Wirkstoff Memantin (Handelsnamen Namenda, Ebixa und Namzaric, Letzteres als Kombination von Donepezil mit Memantin). Keines dieser Medikamente verlangsamt oder stoppt das Fortschreiten von Alzheimer.[5] Das *JAMA* veröffentlichte 2018 die traurigen Ergebnisse von drei internationalen randomisierten klinischen Studien über einen weiteren Wirkstoff, Idalopiridin. Keine der drei Studien konnte einen Nutzen nachweisen.[6]

Dabei gibt es Belege, dass wir eine hochwirksame Vorbeugung, zumindest für Frauen, direkt vor der Nase haben: Östrogen. Jahrzehnte der Forschung haben die Rolle von Östrogen bei der Erhaltung der geistigen Fähigkeiten postmenopausaler Frauen und bei der Senkung des Alzheimerrisikos nachgewiesen.[7] Und dann veröffentlichte ein Team von WHI-Forschern 2003 die Ergebnisse ihrer WHIMS-Studie (*WHI Memory Study*, eine Studie über die Erforschung von Gedächtnis, Gehirnfunktion und Östrogenersatz) und berichtete, dass Östrogen plus Progestin das relative Demenzrisiko bei Frauen von 65 Jahren und älter fast verdoppelte – eine weitere Untermauerung ihrer Warnung, so sagten sie, dass die Risiken der Hormontherapie gegenüber möglichen Vorteilen überwogen.[8] Das sind in der Tat beängstigende Neuigkeiten. Das Risiko wurde verdoppelt? Na ja, räumten die Prüfer ein, „das absolute Risiko ist relativ gering." Das Risiko stieg von 1 Prozent (21 von 2 303) der Frauen, die das Placebo nahmen, auf 1,8 Prozent (40 von 2 229) der Frauen, die Hormone erhielten.

Und das reichte schon aus. Auf einen Schlag wurde all das angesammelte Wissen, mit dem diese Schlussfolgerung angefochten wurde, zugunsten eines geringen statischen Ergebnisses von fragwürdiger Aussagekraft zurückgewiesen, und Millionen von Frauen wurde der potenzielle Nutzen der HET gegen den geistigen Verfall, von dem das Altern so oft begleitet wird, verwehrt.

Dennoch – fast verdoppelt ist fast verdoppelt. Sehen wir uns also genauer an, worauf die Behauptung der WHI-Studie beruhte. Zu Beginn hatten die Forscher ein großartiges Ziel: Sie wollten 8 300 Frauen, alle über 65 Jahre alt, aus der ursprünglichen, viel umfangreicheren WHI-Auswahl als Teilnehmerinnen an ihrer Gedächtnisstudie aussuchen. (Somit waren diese Frauen nicht repräsentativ für die große Mehrheit der Frauen in der Gesamtbevölkerung; die meisten Frauen, die sich für eine Hormoneinnahme entscheiden, fangen meist zu Beginn der Wechseljahre damit an.) Sie wollten diese Frauen fünf Jahre lang begleiten, um festzustellen, bei wem sich geistige Beeinträchtigungen entwickelten und ob Hormone das Risiko erhöhten. Die erhebliche Größe der Gruppe – mehr als 8 000 Probandinnen – würde ihnen eine statistisch zuverlässige Schlussfolgerung ermöglichen.

Doch diese Zielsetzung wurde vereitelt, denn als die WHI die Teilstudie zur HET vorzeitig beendete mit ihren Behauptungen, dass man ein erhöhtes Brustkrebsrisiko festgestellt habe, waren erst 4 532 Frauen angemeldet. Von diesen hatten nur 61 Frauen im Laufe von vier Jahren eine Demenz entwickelt. Die Forscher ließen sich von der geringen Anzahl der Fälle, die ihre Berechnungen infrage stellen könnte, nicht abschrecken und rechtfertigten sie als „im Einklang sowohl mit dem

Alter der Patientenkohorte als auch mit der Erwartung, dass sich eher gesunde, geistig kompetente und verhaltenssouveräne Frauen für diese komplizierte und exakt durchgeführte klinische Studie anmelden würden."[9] Das ist aus vielen Gründen kaum eine zufriedenstellende Erklärung, angefangen von der Tatsache, dass die große Mehrheit der ausgewählten Frauen gar nicht gesünder war. (Sie erinnern sich vielleicht, dass 70 Prozent übergewichtig oder fettleibig waren, die Hälfte rauchte und viele Bluthochdruck hatten.) Was auch immer die Gründe dafür waren, dass so wenige Frauen während der Studiendauer eine Demenz entwickelten, es bedeutet, dass jeglicher Unterschied zwischen der HET- und der Placebo-Gruppe – 1 Prozent gegenüber 1,8 Prozent – genauso gut statistisch bedeutsam sein konnte, wie er gleichzeitig weder überzeugend, noch klinisch relevant sein konnte.

Die Forscher behaupteten, einen „Elefanten" identifiziert zu haben, der sich bei näherer Betrachtung als „Maus" erwies. Das sind unsere Lieblingsstellen: „In der WHIMS", begannen die Autoren und hielten dann mitten im Satz inne, um sich selbstgefällig auf den Rücken zu klopfen – „der ersten placebokontrollierten Multicenter-Doppelblindstudie von [Östrogen- und Hormonersatztherapie] mit postmenopausalen Frauen" – ging im Vergleich zum Placebo sowohl die Östrogen- als auch die Hormonersatztherapie „mit einem vermehrten Auftreten von Demenz einher." Das hört sich schlimm an, doch der Satz ging weiter: „(...) obwohl der Zusammenhang keine statistische Bedeutung in der kleineren, aber länger laufenden Studie mit ausschließlicher Anwendung von Östrogen erlangte."[10] Sie sprachen in einem einzigen Satz mit gespaltener Zunge und teilten uns mit, dass es zwar ein „vermehrtes Auftreten" gab, aber – macht doch nichts! –, das hatte für die Östrogennutzerinnen keine Bedeutung. Und was war mit den Frauen, die Östrogen in Kombination mit Progestin nahmen? Nun posaunten sie ein nahezu verdoppeltes relatives Risiko heraus, gaben aber gleichzeitig zu, dass das absolute Risiko sehr gering war. Doch dann erzählten sie uns, dass das erhöhte Risiko bei den Frauen im ersten Jahr der Hormontherapie auftrat und behaupteten, bei vielen dieser Probandinnen habe bereits zu Beginn der Studie eine Verschlechterung der geistigen Leistungsfähigkeit vorgelegen. Das heißt, die Forscher waren sich voll darüber im Klaren, dass ihre untersuchten Probandinnen doch nicht ganz so gesund waren, wie sie getönt hatten.

Der Versuch, die WHI-Schlussfolgerungen zum Östrogen und die geistige Funktionsfähigkeit voneinander zu trennen ist wie Whac-a-mole („Hau den Maulwurf") zu spielen: Kaum wird ein übertriebenes Risiko entkräftet, taucht irgendwo ein anderes auf. Manchmal sprachen die Forscher über „Demenz", manchmal über eine „leichte geistige Beeinträchtigung" und manchmal großartig über eine „umfassende geistige Funktion". Manchmal verflochten sie ihre Daten miteinander, um mehr schlecht als recht zu einem Ergebnis zu kommen. 2004, als sie berichteten, dass Frauen, die nur Östrogen nutzten, kein erhöhtes Demenzrisiko hatten, fassten sie diese Gruppe mit den Frauen zusammen, die Östrogen und Progestin nahmen – das heißt, sie bündelten die Daten aus beiden Gruppen – und konnten so von einem leicht erhöhten Demenzrisiko bei beiden berichten.[11] Wie kann das sein, wenn doch die Frauen, die nur Östrogen anwandten, eben *kein* höheres Risiko hatten?

Und was das leicht erhöhte Demenzrisiko von Frauen angeht, die sich einer HET unterzogen: Diese Aussage ist ziemlich vernichtend für die Behauptung der WHI, denn in jenem ersten Bericht aus dem Jahr 2003 gab es *kein* vermehrtes Auftreten einer leichten geistigen Beeinträchtigung zwischen der HET- und der Placebo-Gruppe. Das war ein Problem: In Anbetracht dessen, dass der Entstehung einer voll ausgeprägten Demenz logischerweise „eine leichte geistige Beeinträchtigung" vorausgeht, wie konnte dann die HET zwar die ernste Krankheit, nicht aber ihre weniger ernsten Vorboten verursachen? Könnte eine Hormontherapie dem Gehirn tatsächlich schaden, würden leichte geistige Probleme mit Sicherheit zuerst auftreten.

Im darauffolgenden Jahr 2004 schien den Forschern dann ein Licht aufgegangen zu sein. Diesmal beschlossen sie, sich die „umfassende geistige Funktion" der Frauen anzuschauen. Östrogenersatz- und Hormonersatztherapie, so berichteten sie, gingen tatsächlich mit geistigen Einschränkungen einher, *aber nur bei den Frauen, die bereits zu Beginn geistig beeinträchtigt waren.* Wurden Frauen, die zu Beginn der Studie bereits geistig leicht beeinträchtigt waren, von der Analyse ausgeschlossen, waren die Ergebnisse statistisch nicht mehr relevant.[12] „Keine anderen Faktoren scheinen die Wirkung der [HET]-Behandlung oder gebündelten Hormontherapie so deutlich zu beeinflussen“, schrieben sie. „Bei den Frauen mit einem Wert über 95 [normale geistige Fähigkeiten] war die durchschnittliche Verminderung gering und statistisch gleich Null.“[13]

Übersetzt heißt das: Die geistig gesunden Frauen, die sich einer Hormontherapie unterzogen, trugen auch keine geistige Beeinträchtigung davon!

Innerhalb eines Jahres hatten viele der WHI-Kritiker mobil gemacht. Der Gynäkologe und Geburtshelfer Leon Speroff, den wir in Kapitel 3 zitierten, stellte fest, dass „in dem Zweig der WHI, der eingestellt wurde, die Demenz lediglich in der Gruppe der Frauen zunahm, die 75 Jahre und älter waren, als sie mit der Behandlung begannen.“[14] Irgendwie ging dieses Ergebnis in der Pressemitteilung der WHI über das Demenzrisiko von Frauen, die die HET durchführten, unter. Die Neurowissenschaftler an der University of North Texas, James Simpkins und Meharvan Singh, sowie ein Team aus Neurobiologen, Endokrinologen und klinischen Wissenschaftlern, die auf die Östrogenforschung spezialisiert sind (darunter auch Roberta Brinton, Pauline Maki und Barbara Sherwin), verfassten ein Positionspapier, das sich kritisch mit den Behauptungen der WHI auseinandersetzte. Sie beobachteten, dass die Ergebnisse in völligem Widerspruch zu Hunderten von Studien standen, die über zehn Jahre hinweg durchgeführt wurden – viele von ihnen wurden von den WHI-Forschern selbst zitiert –, und die darauf hindeuteten, dass Östrogen die Gehirnzellen vor einer Schädigung bewahren und die kognitiven Fähigkeiten bei Menschen und Tieren verbessern konnte. Das Ergebnis der WHI-Gedächtnisstudie, so die Forscher weiter, war massiv aufgebauscht worden; das geringfügig erhöhte Demenzrisiko könne nicht auf alle Formen der Hormontherapie ausgeweitet werden und schon gar nicht auf Frauen, die irgendwann mit einer HET beginnen werden.[15]

Noch einmal, es hat den Anschein, als hätten die WHI-Forscher alles darangesetzt, um ihre schwer nachvollziehbaren Ergebnisse auf die negativste Art und Weise zu interpretieren, und zwar durch Manipulation von Zahlen, durch Neudefinition von Resultaten (von leichter Beeinträchtigung über Demenz bis hin zu „umfassender geistiger Funktion“) und durch die Behauptung, dass die HET bei *allen* Frauen eine geistige Beeinträchtigung verursache, anstatt ganz spezifisch bei den Frauen in sehr fortgeschrittenem Alter und jenen, die bereits geistige Defizite aufwiesen. Das war besonders merkwürdig, denn sie begannen ihre erste wissenschaftliche Abhandlung mit einem langen Katalog von Studien, die die schützende Wirkung von Östrogen für das Gehirn nachwiesen, einschließlich seiner Fähigkeit, den Neuronenverlust zu reduzieren, die Gehirndurchblutung zu verbessern und die Expression des APOE-Gens zu verändern.[16] Schließlich räumten die WHI-Forscher ein, dass ihre Studie gar nicht dazu konzipiert war zu ermitteln, ob Frauen, die zum Zeitpunkt der Menopause mit der Östrogeneinnahme begannen, zehn oder zwanzig Jahre später ein geringeres Risiko für das Einsetzen von geistigem Abbau oder Alzheimer haben würden.[17] Und sie stimmten sogar zu, dass es „eventuell eine kritische Phase gibt, während der mit einer Hormontherapie begonnen werden muss, um die geistige Funktionsfähigkeit zu schützen.“[18] Wie wir sehen werden, ist das tatsächlich der Fall.

Leider hat die Sorge, dass eine HET das Demenzrisiko erhöht, in den Köpfen zahlreicher Ärzte überlebt, selbst bei jenen, die jetzt erkennen, welche eingeschränkte Aussagekraft viele der Schreckensergebnisse der WHI tatsächlich haben. „Mein Arzt will mir keine HET verschreiben“, schrieb eine von Avrums ehemaligen Patientinnen, wir nennen sie Sarah. „Er ist jetzt zwar auch der Meinung, dass sie keinen Brustkrebs verursacht, aber er sagte, dass die WHI ein erhöhtes Demenzrisiko festgestellt habe, und er möchte mich davor schützen.“ Schützen? Hat dieser Arzt nicht mit ihr gesprochen? Denn hätte er es getan, wüsste er, dass Sarah schon seit vielen Jahren Hormone nimmt und dass sie mit ihren 78 Jahren noch immer einen eigenen Betrieb führt, der sie sehr in Anspruch nimmt.

Trug Östrogen zu Sarahs gesunder geistiger Funktion bei oder verdankt sie diese einfach ihren guten Genen, guten Trainingseinheiten und guten Angewohnheiten? Wissenschaftler können diese Frage auf dreierlei

Weisen erforschen: Sie untersuchen die anatomischen und neurologischen Veränderungen im Gehirn, die bei einer beeinträchtigten geistigen Leistungsfähigkeit auftreten und durch Östrogen beeinflusst werden könnten; sie betreiben Forschung an Tieren und sie führen Humanstudien durch, die die Auswirkungen von Östrogen auf das Denkvermögen und die Fähigkeiten einer Frau in der Lebensrealität untersuchen.

Was uns Laborergebnisse lehren

Im letzten Drittel des 20. Jahrhunderts lernten Medizinstudenten, dass Menschen mit einer begrenzten Anzahl von Neuronen (Nervenzellen) des Gehirns geboren werden, dass die riesige Menge der Gliazellen, von denen sie umgeben sind, keine andere Funktion haben, als sie auf eine seinerzeit unklare Weise zu unterstützen, dass Neuronen sich nicht teilen oder regenerieren und jeder Mensch täglich unzählig viele davon unwiederbringlich verliert. Wir wissen heute, dass alle diese Behauptungen falsch sind. Die Nervenzellen des Gehirns können sich teilen und regenerieren, und die Gehirnfunktion hängt nicht nur von den Neuronen, sondern auch von den Gliazellen entscheidend ab. Der Begriff kommt vom griechischen Wort *glia* für Leim, doch diese Zellen können mehr als nur Neuronen „zusammenleimen". Sie versorgen die Nervenzellen mit Nährstoffen, schirmen sie ab, unterstützen ihr Wachstum, schützen das Gehirn vor toxischen Stoffen und entsorgen die Zellrückstände abgestorbener Neuronen. Sie entwickeln sich sogar nachweislich selbst zu Neuronen.[19] Ohne Gliazellen könnten Nervenzellen nicht effektiv funktionieren. Im Laufe der Zeit beteiligen sich die Gliazellen an der Entscheidung, welche Nervenverbindungen stärker oder schwächer werden, ein Hinweis darauf, dass sie für Lernen und Gedächtnis eine wesentliche Rolle spielen.*

* Wissenschaftler glaubten auch, dass das menschliche Gehirn etwa 100 Milliarden Neuronen und zehnmal so viele Gliazellen enthält. Doch der wissenschaftliche Fortschritt ermöglichte es ihnen, einzelne Zellen zu zählen, und so setzten sie die Anzahl viel niedriger an; das Gehirn eines Erwachsenen enthält etwa 171 Milliarden Zellen, die in etwa gleichmäßig zwischen Neuronen und Gliazellen aufgeteilt sind.

Einer der erstaunlichsten Durchbrüche in der Hirnforschung war die Entdeckung der Plastizität des menschlichen Gehirns, also die Tatsache, dass Neuronen im Laufe eines Menschenlebens neue Verbindungen knüpfen und dadurch manchmal die Folgen einer Verletzung oder Krankheit ausgleichen können. Laborstudien lassen darauf schließen, dass Östrogen die Neuroplastizität verbessern kann, indem es die Struktur der Nervenzellen im Gehirn anpasst und ihre Kommunikationsweise miteinander verbessert. Die realen Anwendungen dieser Forschung bleiben fraglich, doch wir möchten hier einige der zahlreichen Nachweise beschreiben, dass Östrogen, wenn es zu Beginn der Menopause verabreicht wird, den Beginn einer Demenz, einschließlich Alzheimer, verhindern oder zumindest verzögern könnte. Wie wir in Kapitel 2 anmerkten, sinkt der Östrogenspiegel bei Frauen nach der Menopause dramatisch auf Werte ab, die nur noch etwa ein Prozent der Werte von Frauen im fortpflanzungsfähigen Alter betragen.[20] Wenn Östrogen eine Rolle beim Schutz der Nerven- und Gliazellen des Gehirns spielt, und wenn der Östrogenrückgang erheblich mitverantwortlich ist für die höhere Alzheimerquote bei Frauen, dann kommen wir nicht daran vorbei, diesem Umstand auch Beachtung zu schenken.

Man muss außerdem bedenken, wie viele Arten von anatomischen Anomalien im Gehirn von Alzheimerpatienten festgestellt werden. Auch wenn Forscher immer noch uneins darüber sind, ob Alzheimer eine direkte Folge davon ist, haben sie pathologische Veränderungen in spezifischen Gehirnarealen identifiziert, die an der Gedächtnisleistung beteiligt sind: Im präfrontalen Kortex (der beim Kurzzeitgedächtnis aktiv ist) und in dem Teil des Gehirns, der an der Planung und den höheren geistigen Funktionen beteiligt ist, im Hippocampus und in zugehörigen Bereichen, die für das Lernen und Abrufen gespeicherter Informationen verantwortlich sind, sowie in der Amygdala, dem Mandelkern (der an der Bildung, dem Abrufen und der Stabilisierung emotionaler Erinnerungen beteiligt ist). Ein Mensch kann in diesen Bereichen ausgeprägte Anomalien aufweisen und trotzdem noch in der Lage sein zu gehen, zu sprechen und zu schmecken, ohne sich an den Namen der Person zu erinnern, die ihm am Esstisch gegenübersitzt. Zu diesen pathologischen Befunden gehören die folgenden:

- Das Absterben von Nervenzellen und eine verminderte Dichte dieser Zellen.
- Ausdünnen und Schwund von Dendriten (Verzweigungen) und Axonen (Zellfortsätze), die aus dem Zellkörper einer Nervenzelle austreten wie die Arme eines Oktopus und Signale transportieren, die eine Kommunikation der Nervenzellen untereinander ermöglichen.
- Eine verminderte Anzahl von Synapsen (Verbindungen zwischen den Nervenzellen).
- Neurofibrillenbündel, ein primärer Marker von Alzheimer; das sind Ansammlungen von verdrehten Fasern im Neuron, die hauptsächlich aus einem Protein namens Tau bestehen, das am Nährstofftransport von einem Teil des Neurons zu einem anderen beteiligt ist.
- Amyloidplaques, ein weiterer Marker von Alzheimer (Ansammlungen von zerfallenen Proteinfragmenten, die sich zwischen den Nervenzellen aufstauen).
- Verminderte Speicher für Acetylcholin im Neuron, einer chemischen Substanz, durch die Botschaften in den Regionen der Gedächtniszentren von einer Nervenzelle zur anderen springen können, insbesondere im Hippocampus und in anderen Bereichen, die Einfluss auf Gedächtnis und Emotion nehmen. Bei Alzheimer-Patienten ist der Spiegel dieses Neurotransmitters um bis zu 90 Prozent verringert.
- Funktionsstörung der Gliazellen.

Östrogen beeinflusst alle diese Bereiche der Gehirnanatomie, sowohl direkt, als auch indirekt. Es stimuliert das Wachstum von Neuronen und die Bildung von Synapsen und es steigert die Plastizität, die bemerkenswerte Fähigkeit des Gehirns, sich anzupassen und zu verändern.[21]

Es stellte sich heraus, dass die Östrogenrezeptoren im ganzen Gehirn lokalisiert sind, insbesondere im Hippocampus und in anderen Bereichen, die am Lernen und an der Gedächtnisbildung beteiligt sind.[22] Neurowissenschaftler wie Elizabeth Gould, die jetzt am Institut für

Neurowissenschaften in Princeton tätig ist, haben festgestellt, dass die an der Gedächtnisbildung, am Altern und an degenerativen Erkrankungen beteiligten Mechanismen des Gehirns auf verschiedene Arten von Östrogen beeinflusst werden.[23] In einer frühen Studie wiesen Gould und ihre Kollegen zum Beispiel nach, dass die Entfernung der Eierstöcke bei erwachsenen Rattenweibchen – die zu einem Abfall des im Blut zirkulierenden Östrogens führte – eine erhebliche Reduzierung der Dendriten an den Neuronen im Hippocampus der Tiere zur Folge hatte. Wenn die Forscher ihnen nach der Entfernung der Eierstöcke Östrogen mit oder ohne Progesteron verabreichten, kam es nicht zu dieser Reduzierung.[24] Andere haben in ähnlicher Weise festgestellt, dass die Rattenweibchen durch Östrogengaben mehr Synapsen im Hippocampus bilden, schneller lernen, durch Labyrinthe zu laufen (und sich an die Futterstelle zu erinnern), und dass ihre Neuronen, insbesondere die an der Gedächtnisbildung beteiligten, den normalen Alterungsprozess oder eine Toxinbelastung eher überstehen. Die Behandlung von Rattenweibchen mit Östrogen verlängert ihre Überlebensdauer, verbessert ihr räumliches Gedächtnis und verringert die Menge des Amyloids in den Neuronen.[25]

Roberta Diaz Brinton, eine andere führende Neurowissenschaftlerin auf diesem Gebiet, betreibt ein Labor an der University of Arizona, wo sie das alternde weibliche Gehirn erforscht, insbesondere, wie man Alzheimer vorbeugen oder verhindern kann. In Vergleichsstudien von Zellen, die mit Östrogen behandelt und solchen, die nicht mit Östrogen behandelt wurden, wies sie bei den mit Östrogen behandelten Zellen ein deutlich stärkeres Dendriten- und Axonwachstum sowie bessere Verbindungen zwischen den Gehirnzellen nach.[26]

Östrogen bietet noch mehr Vorteile für das Gehirn:

- Östrogen erhöht den Spiegel eines Enzyms, das für die Synthese von Acetylcholin benötigt wird.[27]
- Östrogen stimuliert das Wachstum von Nervenzellen, regeneriert Axone und reduziert den Nervenzelltod, zu dem es bei Alzheimer kommt.[28]

- Östrogen schützt Nervenzellen, indem es eine gefährliche Akkumulation von Kalzium in den Zellen verhindert.[29]
- Östrogen bewirkt eine bessere Reaktivität und Sensibilität der Gehirnzellen für die Wirkungen des Nervenwachstumsfaktors (NGF, von engl. *nerve growth factor*), eines Proteins, das für die Entwicklung neuer und die Gesundheit ausgereifter Neuronen verantwortlich ist.[30] NGF steigert die Proliferation und Dichte von Nervenzellen und stimuliert die Entwicklung von Dendriten und Axonen. (NGF wurde in den 1950er-Jahren von der wegweisenden italienischen Neurobiologin Rita Levi-Montalcini entdeckt, die gemeinsam mit ihrem Kollegen Stanley Cohen den Nobelpreis für diese Arbeit bekam.)
- Östrogen verringert die Bildung von ß-Amyloid, der Substanz, die sich in Amyloidplaques ansammelt. Es schützt Gehirnzellen auch vor Schäden durch ß-Amyloid.[31]
- Östrogen beugt dem Aufbau von Tau-Protein vor.[32]
- Östrogen verbessert die Tätigkeit der Gliazellen.[33]
- Östrogen verbessert die Fähigkeit der Neuronen, toxische Attacken zu überleben[34], indem es zum Beispiel die Gliazellen zur Regulierung der Entzündungsreaktionen nach einer Gehirnverletzung stimuliert.
- Östrogen verbessert die Gehirndurchblutung. Bei Frauen, die aufgrund von Krankheit oder durch eine Operation einen extrem niedrigen Östrogenspiegel haben, gleichen die Durchblutungsmuster denen von Patienten mit einer leichten bis mittleren Ausprägung von Alzheimer. In einer Studie wurde nachgewiesen, dass sich diese schlechte Durchblutung durch die Gabe von Östrogen veränderte und das normale Durchblutungsmuster nach nur sechs Wochen wiederhergestellt war.[35]
- Östrogen fördert die Aufnahme von Glukose und ihrer Metaboliten im Gehirn. Wenn Frauen in die Menopause kommen und der Östrogenspiegel sinkt, sinkt auch ihr Glukosespiegel im Gehirn. Warum ist das von Bedeutung? Obwohl nur zwei Prozent des Körpergewichts

eines Menschen auf das Gehirn entfallen, beansprucht es etwa 20 Prozent der Glukose, des Energielieferanten unseres Körpers.[36]

Die Neuropsychologinnen Susan Resnick, Pauline Maki und ihre Kollegen, die jetzt am National Institute of Aging arbeiten, verfolgten die Gehirndurchblutung von 32 Frauen, von denen 15 Östrogen nahmen und 17 nicht, mithilfe der Positronen-Emissions-Tomografie, eines bildgebenden Verfahrens, während sie das verbale und visuelle Gedächtnis der Frauen testeten.* Die Frauen, die Östrogen anwandten, zeigten eine vermehrte Durchblutung im Hippocampus und anderen an der Gedächtnisleistung beteiligten Regionen.[37] Dieser Nachweis, der eine biologische Wirkung von Östrogen auf das Gehirn nahelegt, unterstützt das beobachtbare Verhalten durch die Leistung der Frauen bei den Gedächtnistests. Maki drückte es gegenüber einem Interviewer der American Psychological Association so aus: „Die Tatsache, dass wir Auswirkungen im Hippocampus feststellten, macht Östrogen besonders überzeugend."[38] Die Forscherinnen schlussfolgerten, dass die Befunde zur Durchblutung auf einen, doch keinesfalls den einzigen Weg hinweisen, durch den Östrogen vor Gedächtnisverlust schützt.

Kurz gesagt, Gehirn- und Tierstudien unterstützen die Schlussfolgerung, dass das Gedächtnis, die Neurotransmitterfunktion, die Plastizität des Gehirns, die Durchblutung, der Glukosestoffwechsel und der Schutz der Nervenzellen durch Östrogen verbessert werden. Das ist eine gute Nachricht – doch ist sie das auch für Frauen, die Östrogen länger nehmen als nur für eine kurze Laborstudie?

Was uns das wahre Leben lehrt

In einer der ersten kontrollierten Studien aus dem Jahr 1952 über die Auswirkungen von Östrogen auf die geistige Leistungsfähigkeit von Frauen untersuchten Bettye McDonald Caldwell und Robert I. Watson

* PET-Untersuchungen und andere physiologische Maßnahmen sind kosten- und zeitintensiv, daher müssen Forscher in Allgemeinen auf eine kleine Probanden-Auswahl zurückgreifen, um ihre frühen Hypothesen zu prüfen. Diese Forscherinnen versuchten, die biologischen Grundlagen von geistigen Fähigkeiten oder Einschränkungen zu identifizieren.

28 Frauen mit einem Durchschnittsalter von 75 Jahren, die in einem Seniorenheim lebten. Sie unterzogen die Frauen zwei gängigen Tests zu verbalen und geistigen Fähigkeiten – dem Wechsler-Bellevue Intelligence Scale (die deutsche Adaptation ist der Hamburg-Wechsler-Intelligenztest für Erwachsene; Anm. d. Übers.) und dem Wechsler Memory Scale (aus der neuropsychologischen Diagnostik, um Gedächtnisfunktionen zu messen; für den deutschen Sprachraum adaptiert; Anm. d. Übers.) – und ordneten sie dann nach dem Zufallsprinzip jeweils einer Gruppe zu, die ein Jahr lang einmal pro Woche eine Östrogeninjektion beziehungsweise ein Placebo bekam; danach wurden die Frauen erneut getestet. Die Ergebnisse waren beeindruckend: Bei den Frauen, die während dieser Zeit mit Östrogen behandelt wurden, kam es zu einem deutlichen Anstieg ihrer verbalen IQ-Punkte, während jene, die das Placebo erhielten, bei beiden Messungen eine Verringerung der verbalen Fähigkeiten zeigten. Ein weiteres Jahr später, nach dem Entzug von Östrogen, waren die Werte aller Frauen auf den ursprünglichen Anfangswert gesunken, ein Hinweis darauf, dass Östrogen das Gedächtnis nur solange verbessern konnte, wie es auch angewandt wurde.[39]

In einer anderen Studie von 1973 mit 75 Jahre alten Frauen, die in einem Seniorenheim lebten, ordneten Herman Kantor und seine Kollegen 25 Frauen nach dem Zufallsprinzip der Gruppe zu, die drei Jahre lang täglich Presomen (Premarin) erhielten, und 25 Frauen der Gruppe, die unter denselben Bedingungen ein Placebo bekamen. Alle drei Monate verglichen sie die Werte der Frauen anhand einer bestimmten Werteskala (Hospital Adjustment Scale), die das Verhalten in drei Kategorien misst: Kommunikation und Beziehungen, Selbstfürsorge und Beschäftigung. Die Werte der Frauen, die Presomen (Premarin) nahmen, stiegen 18 Monate lang stetig an und blieben dann für die Dauer der Studie stabil; die Werte der Frauen, die das Placebo erhielten, sanken mit der Zeit stetig ab.[40] Diese gut kontrollierten Studien lieferten den ersten überzeugenden Beleg, dass Östrogen die verbalen Fähigkeiten, das verbale Gedächtnis und die Bereiche der sozialen und körperlichen Funktionsfähigkeit im alltäglichen Leben von Frauen verbesserte – ganz ohne Labor.

In den nachfolgenden Jahrzehnten häuften sich die Nachweise durch größere Studien und andere Arten von Studien, und die Psychologin Barbara Sherwin an der McGill University machte 1988 mit einer bahnbrechenden Studie den Anfang.[41] Sherwin, die inzwischen im Ruhestand ist, erforschte mehrere Jahrzehnte lang die Auswirkung von Östrogen auf die geistige Leistungsfähigkeit von Frauen, und drei ihrer Studien waren ganz besonders maßgebend. In der ersten arbeitete sie mit Frauen, die sich die Eierstöcke und die Gebärmutter hatten operativ entfernen lassen und dadurch einen sehr niedrigen Östrogenspiegel hatten. Nach dem Zufallsprinzip ordnete sie einige von ihnen der Östrogengruppe, die restlichen der Placebogruppe zu und stellte sofort einen großen Unterschied fest. „Frauen, die nach ihrer Operation das Placebo bekamen, klagten über Vergesslichkeit und dass sie nun Merklisten schreiben mussten. Sie schnitten auch in den Untersuchungen zum verbalen Gedächtnis mit geringeren Werten ab", sagte sie einem Berichterstatter der McGill University.[42] Zu einem Test gehörten das Lesen eines Standardtextes und das Wiedergeben des Inhalts aus der Erinnerung, ein Maß für das Kurzzeitgedächtnis. Die Probandinnen warten danach eine Stunde oder zwei, machen in dieser Zeit andere Dinge und versuchen dann erneut, sich an den Text zu erinnern, ein Maß für das Langzeitgedächtnis. Frauen, die nach der Operation eine Östrogenersatztherapie machten, zeigten bei den Tests bessere Leistungen des verbalen Gedächtnisses und anderer geistiger Funktionen im Vergleich zu den Frauen der Placebo-Gruppe.

Einige Jahre später führten Sherwin und ihr Kollege Stuart Phillips eine Studie mit Frauen durch, die sich aufgrund einer gutartigen Krankheit die Gebärmutter und die Eierstöcke hatten entfernen lassen, aber ansonsten gesund waren. Die Frauen durchliefen vor der Operation eine Serie von Gedächtnistests, die zwei Monate nach der Operation wiederholt wurde, nachdem ihnen entweder Östrogen oder ein Placebo injiziert worden war. Die Frauen der Östrogen-Gruppe blieben entweder auf ihrem geistigen Leistungsstand von vor der Operation oder verbesserten sich bei einem der Tests sogar; all jene, die das Placebo erhielten, schnitten bei den meisten verbalen Tests schlechter ab.[43]

Und in einer dritten Studie arbeiteten Sherwin und Togas Tulandi, Wissenschaftler und Chef der Abteilung für Gynäkologie und Geburtshilfe an der McGill University, mit 19 Frauen, die noch in den fruchtbaren Jahren waren und wegen gutartiger Fasergeschwülste in der Gebärmutter behandelt wurden. (Betreibt man medizinische Forschung, ist es natürlich toll, eine große Anzahl von Probanden zu haben, doch sie stehen nicht immer zur Verfügung. Also muss man versuchen, so viele Erkenntnisse wie möglich von all jenen zu bekommen, die man hat.) Die Frauen nahmen zwölf Wochen lang alle vier Wochen Leuprorelin (Lupron) ein, das die Freisetzung von Östrogen aus den Eierstöcken blockiert. Dann wurden sie nach dem Zufallsprinzip der Östrogen- oder der Placebogruppe zugeordnet und erhielten zusätzlich acht Wochen lang Östrogen oder ein Placebo injiziert. Während der Leuprorelin-Phase sanken ihre Testwerte für das verbale Gedächtnis, doch die Merkfähigkeitsstörungen verschwanden dann wieder bei der Gruppe, die Östrogen erhielt. Die Ergebnisse „legen deutlich nahe, dass Östrogen dazu dient, das verbale Gedächtnis von Frauen zu erhalten“, schlussfolgerten die Forscher. Östrogenersatz kann zur Erhaltung des Gedächtnisses bei Frauen wichtig sein, die mit Östrogen unterdrückenden Medikamenten behandelt werden sowie für Frauen nach der Menopause.[44]

Und dann gibt es noch die zahlreichen Studien, die Frauen über noch längere Zeiträume begleitet haben, um zu erforschen, wie sie mit und ohne Östrogen zurechtkamen.[45] Ming-Xin Tang, Biostatistiker am Alzheimer-Forschungszentrum der Columbia University und seine Kollegen begleiteten 1 124 ältere Frauen (Durchschnittsalter 74), die zu Beginn keine Alzheimer-Diagnose hatten und an einer Langzeitstudie über Altern und Gesundheit in einer Gemeinde von New York City teilnahmen. Die Forscher prüften auf ethnische Zugehörigkeit, Alter, Bildungsstand und Mutationen des APOE4-Gens. Es handelte sich dabei um eine Beobachtungsstudie – das bedeutet, dass die Frauen nicht nach dem Zufallsprinzip Östrogen oder ein Placebo bekamen –, doch die Ergebnisse waren äußerst aufschlussreich: Bei den Frauen, die Östrogen erhielten, war das Alzheimer-Risiko um mehr als 60 Prozent geringer; nur 5,8 Prozent der Frauen, die das Hormon nahmen (9 von 156) entwickelten die

Krankheit; im Gegensatz dazu waren es bei den Frauen, die kein Östrogen nahmen, 16,3 Prozent (158 von 968). Zudem setzte der Beginn von Alzheimer bei den Frauen, die zur Östrogen-Gruppe gehörten, viel später ein, als bei jenen, die es nicht anwandten.[46] Diese Ergebnisse sind an verschiedenen Orten weltweit repliziert worden:

- Vereinigte Staaten: Eine Studie, die 8 877 Frauen in einer Seniorensiedlung bis zu 14 Jahre lang begleitete, ergab, dass die Frauen, die Östrogen nahmen, ein um 45 Prozent geringeres Alzheimerrisiko hatten.[47]
- Italien: Eine Verlaufsstudie mit 2 816 Frauen ergab, dass die Frauen, die Östrogen anwandten, ein um 70 Prozent geringeres Alzheimer-Risiko hatten.[48]
- Dänemark: Eine große dänische randomisierte kontrollierte Studie (*Prospective Epidemiological Risk Factors Study*) ergab, dass Frauen, die nach dem Zufallsprinzip für eine zwei- bis dreijährige Durchführung der HET ausgewählt wurden, fünf bis fünfzehn Jahre später im Vergleich zu den Frauen, die ein Placebo bekamen, ein um 64 Prozent geringeres Risiko für das Auftreten geistiger Einschränkungen hatten.[49]

Quer durch diese und andere Studien variieren die Prozentzahlen der Risikominderung für Alzheimer ziemlich stark, nämlich von 24 bis 65 Prozent. Doch sie weisen alle in dieselbe generelle Richtung, dass nämlich Östrogen hilfreich ist. In den Jahren 2000 und 2001, kurz vor der ersten WHI-Veröffentlichung, kamen drei große Meta-Analysen vorliegender Studien zu dem Schluss, dass die Hormonersatztherapie insgesamt mit einem um 34 Prozent geringeren Demenzrisiko und einem um nahezu 40 Prozent geringeren Alzheimerrisiko einhergeht.[50]

Erhöht Östrogen das Schlaganfallrisiko?

Eine weitere Form von geistiger Beeinträchtigung, die uns zutiefst erschreckt, wird durch einen Schlaganfall verursacht; die verminderte Durchblutung des Gehirns führt zu einem Funktionsverlust von

Gehirngewebe. Man weiß seit Jahrzehnten, dass Frauen in den fruchtbaren Jahren ein geringeres Schlaganfallrisiko haben als gleichaltrige Männer, und dass ihr Risiko, nach der Menopause einen Schlaganfall zu erleiden, jährlich exponentiell steigt. Frauen, die bereits vor der Menopause einen Östrogenmangel haben, sind ebenfalls in geringerem Maße davor geschützt.

Wir haben bereits festgestellt, dass gute Beobachtungsstudien oft zu den gleichen Ergebnissen kommen wie randomisierte kontrollierte Studien, aber eben nicht immer. Unser Ziel ist es, für jedes medizinische Problem das Gesamtbild zu finden, dass sich aus einer Vielzahl von Ansätzen ergibt; schauen wir also, wie dieses Bild hinsichtlich des Schlaganfallrisikos bei postmenopausalen Frauen aussieht, die eine HET machen. Frühe Beobachtungsstudien haben gemischte Ergebnisse erbracht. Manche stellten fest, dass die HET das Schlaganfallrisiko senkte;[51] manche ergaben, dass sie überhaupt keine Wirkung hatte;[52] und manche kamen zu einem erhöhten Risiko.[53] Ein Faktor, der diese Ergebnisse beeinflussen könnte, ist das Vorliegen einer kardiovaskulären Erkrankung der Frauen bei Beginn der Hormoneinnahme. Erfreulicherweise trugen zwei randomisierte kontrollierte Studien dazu bei, diese Frage zu beantworten: Eine Studie mit 2 763 Frauen, deren Herzkrankheit bekannt war, die zu Beginn der Studie durchschnittlich 67 Jahre alt waren und die man durchschnittlich vier Jahre lang begleitet hatte, wurde 2001 veröffentlicht; es wurde kein erhöhtes Schlaganfallrisiko bei den Frauen festgestellt, die nach dem Zufallsprinzip für die Durchführung der HET und nicht für das Placebo ausgewählt wurden.[54] Im selben Jahr wurden die Ergebnisse einer zweiten randomisierten kontrollierten Studie mit 664 Frauen veröffentlicht, die zu Beginn der Studie ein Durchschnittsalter von 71 Jahren und bereits einen Schlaganfall erlitten hatten; diese Frauen wurden durchschnittlich fast drei Jahre lang begleitet, und die Forscher stellten zwischen den Frauen, die ausschließlich mit Östrogen und jenen, die mit einem Placebo behandelt wurden, keinen Unterschied in der Schlaganfallwahrscheinlichkeit fest.[55]

Und dann gaben Garnet Anderson und die übrigen Mitglieder des kleinen WHI-Lenkungsausschusses 2004 bekannt, dass der Zweig der

Studie eingestellt wurde, der die Östrogenmonotherapie betraf, da dadurch das Risiko eines nicht tödlichen Schlaganfalls pro Jahr um 12 je 10 000 Frauen erhöht wurde.[56] Genau das hatten sie auch schon 2002 festgestellt, waren damals aber offensichtlich nicht davon beunruhigt; sie warteten zwei weitere Jahre, um erneut Alarm zu schlagen und noch eine Schlagzeilenexplosion von der Art „Wir brechen die Studie ab!" in Gang zu setzen. Fast augenblicklich veröffentlichten unabhängige Forscher heftigen Widerspruch gegen diese Entscheidung. Kate Maclaran und John Stevenson vom National Heart and Lung Institute des Imperial College London[57] beobachteten, dass die Sorgen des Lenkungsausschusses über das Schlaganfallrisiko nicht auf der Empfehlung des eigenen Beirats für Datensicherheit und Überwachung beruhten. Sie wurden durch dieselbe innere Gruppe auf den Plan gerufen, die bereits vorher schon zum Thema Hormone und Brustkrebs Alarm geschlagen hatte.

Tatsächlich hatte die WHI-Gruppe keinen irgendwie gearteten Anstieg von schweren Schlaganfällen festgestellt, die zu Invalidität oder Tod führten. Sie bedienten sich stattdessen einer extrem weit gefassten Definition von Schlaganfall – einschließlich vorübergehender „subtiler neurologischer Defizite", die nach ein bis zwei Tagen folgenlos vergingen.[58] Manche Epidemiologen argumentierten, dass dieser geringe augenscheinliche Anstieg auf einer künstlich herbeigeführten „Wahrnehmungsverzerrung" beruhte – damit ist gemeint, dass Frauen, die eine HET machten, ab dem Jahr 2002 so stark für mögliche Nebenwirkungen sensibilisiert worden waren, dass sie übermäßig auf alle möglichen neurologischen Symptome achteten. (Würden wir Ihnen zum Beispiel sagen, dass ein winziger Pickel auf Ihrer Stirn auf eine gefährliche Parasiteninfektion hinweisen könnte, würden Sie künftig sehr genau auf winzige Pickel achten.) Ein Ärzteteam unter der Leitung von George Mastorakos von der Universität Athen analysierte die Befunde über das angebliche Schlaganfallrisiko erneut. Sie veröffentlichten ihr Ergebnis unter dem Titel „Pitfalls of the Women's Health Initiative" (zu Deutsch etwa: „Die Tücken der Women's Health Initiative") in den *Annals of the New York Academy of Science*. Das Augenmerk der neuen Analyse richtete sich auf Wahrnehmungsverzerrungen sowie die statistischen

Manipulationen, die anscheinend auf eine Gefahr hingewiesen hatten – und schon löste sich das vermeintliche Schlaganfallrisiko in Luft auf.

Mastorakos und seine Kollegen unterstützten mit ihrer Schlussfolgerung die Entscheidung der WHI über den Abbruch der Studie keineswegs: „Ein genauerer Blick auf die Ergebnisse der WHI-Studie verrät, dass die Anwendung der HET über einen Zeitraum von fünf Jahren hinsichtlich des Auftretens von Brustkrebs, kardiovaskulären Erkrankungen, Schlaganfällen und Lungenembolien nicht als gesundheitsschädlich betrachtet werden sollte." Die Therapie sollte individuell auf jede Patientin zugeschnitten werden, fügten sie hinzu, und Frauen mit einer familiären Belastung durch Brustkrebs oder einer Disposition zu tiefen Venenthrombosen sollten hinsichtlich einer Verschlechterung dieser potenziellen Komplikationen vorsichtshalber intensiver überwacht werden.[59]

Gleichermaßen beklagte Stanley Birge, Direktor des Gesundheitszentrums für ältere Erwachsene an der Medizinischen Hochschule der Washington University in St. Louis, die Haltung mancher medizinischen Gesellschaften, die mit der Begründung, dass Hormone das Schlaganfallrisiko erhöhen würden, „weiterhin von der Anwendung der Hormontherapie zur Prävention kardiovaskulärer Krankheiten und Osteoporose abraten." Diese Empfehlung sei unklug, merkte er an, da sie auf einer Fehlinterpretation der tatsächlichen Ergebnisse der WHI-Studie beruhe. Das kurze Aufflackern eines erhöhten Risikos bei Frauen sei höchstwahrscheinlich dem Umstand geschuldet, dass sie über 60 Jahre alt waren, Übergewicht hatten, unter Bluthochdruck litten und Raucherinnen waren und daher wahrscheinlich gleich zu Beginn ein gewisses Maß an Atherosklerose aufwiesen. Bei solchen Frauen, schlussfolgerte Birge, könnte die Einnahme von Hormonen während der ersten zwei oder drei Jahre tatsächlich zu einem leicht erhöhten Risiko führen. Doch er fügte hinzu, „es gab fünf oder mehr Jahre nach Beginn der Hormontherapie kein Risiko für negative Ergebnisse [bei] jüngeren Frauen ohne [vorbestehende vaskuläre] Erkrankung."[60]

Eine weitere Anmerkung: In einer Cochrane-Analyse von 2015 unter der Leitung von Henry Boardman von der Abteilung für kardiovaskuläre

Medizin an der University of Oxford wurde kein erhöhtes Schlaganfallrisiko bei Frauen gefunden, die vor dem Alter von 60 Jahren mit der Hormoneinnahme begannen.[61] (Die Cochrane Collaboration, benannt nach Archie Cochrane, ist ein weltweites Netz von Wissenschaftlern und Ärzten. Ziel ist, systematische Übersichtsarbeiten zur Bewertung medizinischer Therapien zu erstellen, aktuell zu halten und zu verbreiten; Anm. d. Übers.) Cochrane-Berichte gehören zu den angesehensten Forschungsergebnissen in der medizinischen Literatur, da sie als unparteiische und unabhängige Bewertungen eines strittigen medizinischen Problems gelten. (Archie Cochrane war ein britischer Arzt, der mit Austin Bradford Hill zusammenarbeitete und 1972 ein maßgebliches Buch über die Bedeutung von Nachweisen in der Medizin veröffentlichte.) Weil sie sich auf eine Datenbank stützen konnten mit den Ergebnissen aus randomisierten kontrollierten Studien (RCT, von engl. *randomised controlled trials*) mit Frauen, die eine Hormontherapie oder ein Placebo erhalten hatten und mindestens sechs Monate lang betreut worden waren – insgesamt 19 Studien mit mehr als 40 000 Frauen –, wussten die Forscher zu berichten, dass es bei Frauen, die innerhalb von weniger als 10 Jahren nach der Menopause mit einer Hormontherapie begannen, zu weniger Todesfällen durch kardiovaskuläre Ursachen und zu einer geringeren Anzahl von koronaren Herzkrankheiten kam, im Vergleich zu Frauen, die ein Placebo bekamen beziehungsweise nicht behandelt wurden. Die Cochrane-Wissenschaftler stellten „keine aussagekräftigen Belege für eine Auswirkung auf das Schlaganfallrisiko in dieser Gruppe" fest. Selbst bei Frauen, die mehr als zehn Jahre nach der Menopause mit der Hormoneinnahme begannen, fanden sie „qualitativ hochwertige Nachweise dafür, dass sie sich in beiden Gruppen in Bezug auf Todesfälle oder koronare Herzkrankheiten nur geringfügig auswirkte." Dennoch fand sich im Cochrane-Bericht ein Ergebnis, aufgrund dessen sich auch heute noch viele Ärzte Sorgen über das Schlaganfallrisiko bei allen Frauen machen, die sich einer HET unterziehen; die Forscher stellten „ein erhöhtes Schlaganfallrisiko bei den Frauen fest, die mehr als 10 Jahre nach der Menopause mit der Hormoneinnahme begannen." Wie ist dieses „erhöhte Schlaganfallrisiko" dort hineingeraten? Ein Cochrane-Bericht ist immer nur so gut wie die Daten, auf denen er beruht, und dieses Ergebnis wurde stark durch die größte RCT in der Literatur – die WHI-Studie – beeinflusst.

Das optimale Zeitfenster

Heute haben die meisten führenden Wissenschaftler, die sich mit Östrogen und der Gehirnfunktion beschäftigen, das Thema weiterentwickelt. Ebenso wie sie bei der Beurteilung von Risiken und Nutzen von Östrogen in Bezug auf Herzkrankheiten zu einem Schluss gekommen sind, schlagen sie nun vor, man solle sich nicht mehr fragen, *ob* Östrogen hilft, sondern *wem* es hilft und *wann* es hilft.

Wir haben bereits eine solche Forscherin erwähnt, Roberta Diaz Brinton, die ihre Sichtweise folgendermaßen zusammenfasste: Meist verringern Frauen, die zum Zeitpunkt der Menopause mit einer Östrogenmonotherapie oder der Hormonersatztherapie beginnen, ihr Risiko, an einer der vielen Formen von Demenz, einschließlich Alzheimer, zu erkranken. Doch bei Studien mit Frauen, die Östrogen anwenden – wenn sie schon zu einem gewissen Grad dement sind –, kommt es zu gemischten Ergebnissen. Bei einer randomisierten klinischen Doppelblindstudie zum Beispiel, bei der Alzheimer-Patientinnen Östrogen erhielten, die über 70 Jahre alt waren, kam es kurzfristig (zwei Monate) zu einer leichten Verbesserung, aber langfristig (12 Monate) zu einer Verschlechterung der Krankheit. Bei anderen Studien wurden ähnliche Ergebnisse erzielt. Eine Überprüfung der Krankenakten bei Kaiser Permanente (US-amerikanisches Unternehmen und eine sogenannte Health Maintenance Organization, die in der Gesundheitsfürsorge tätig ist und u. a. Krankenversicherungen anbietet; Anm. d. Übers.) ergab, dass Frauen, die in der Zeit um die Menopause herum mit der Hormoneinnahme begonnen hatten, ein um 26 Prozent geringeres Risiko hatten, später an einer Demenz zu erkranken; doch bei jenen, die erst viele Jahre nach der Menopause mit der Therapie anfingen, das Risiko um 48 Prozent erhöht war.[48] Brinton folgerte, „da der neurologische Zustand in einem kontinuierlichen Verlauf von gesund zu nicht gesund fortschreitet, ist das mit den Vorzügen von Östrogen oder einer Hormontherapie ebenso der Fall. Wenn die Nervenzellen zu der Zeit, in der Östrogen von außen zugeführt wird, gesund sind, ist ihre Reaktion darauf sowohl für die neurologische Funktion als auch für das Überleben positiv."[63] Sind diese Nervenzellen jedoch nicht gesund, wenn eine Frau mit der Östrogeneinnahme oder einer HET zehn Jahre oder länger nach der Menopause beginnt, kann Östrogen ihren Zustand im Laufe der Zeit eventuell verschlechtern.

Barbara Sherwin kam ebenfalls zu dem Schluss, dass die Belege aus der neurologischen Grundlagenforschung, durch Studien mit Tieren und mit Menschen überzeugende Gründe für ein „kritisches Zeitfenster" liefern. In einer wissenschaftlichen Arbeit für die Kanadische Konsensuskonferenz über Menopause und Osteoporose schrieb sie: „Östrogenersatz verhindert eine Verschlechterung von Bereichen der geistigen Leistungsfähigkeit bei älteren Frauen, die bei normaler Alterung auftreten. Es gibt auch überzeugende Belege dafür, dass eine Östrogentherapie den Beginn von Alzheimer bei Frauen verhindert oder verzögert, die ein genetisch oder umweltbedingtes Risiko haben."[64] Aber, fügte sie hinzu, es gibt keine Belege dafür, dass Östrogen die Krankheit verlangsamen oder bessern kann, sobald eine Frau eine entsprechende Diagnose bekommen hat. Frauen, die zu Beginn der Menopause mit Östrogen beginnen, so Sherwin, und dadurch die Anzahl der Jahre „nahtlos verlängern", in denen ihr Gehirn damit versorgt wird, erleiden mit zunehmendem Alter wahrscheinlich einen geringeren Abbau geistiger Funktionen. Sobald sie jedoch mit der Hormontherapie aufhörten, sei nicht klar, ob die Schutzfunktionen des Östrogens bis ins hohe Alter anhielten; es gebe einfach weder genügend gute Studien mit Frauen, die sich über dreißig Jahre nach der Menopause erstrecken, um das sicher zu wissen, noch sei es wahrscheinlich, dass eine solche randomisierte kontrollierte Studie (RCT) je durchgeführt werde. Sherwin hoffte, dass Tierstudien und „kreative Wege, diese Frage beim Menschen zu stellen, künftig einige Antworten liefern."[65]

Aktuell gibt es einige vielversprechende Studien, die darauf hindeuten, dass Östrogen mindestens zehn Jahre lange genommen werden muss, um das Alzheimerrisiko maximal wirksam zu verringern.[66] Pauline Maki hat ebenfalls die Zeitfenster-Hypothese empfohlen, um die Behauptungen der WHI mit den vielen Studien abzugleichen, die im Widerspruch dazu stehen. Studien, die über eine Verbesserung der geistigen Funktionen berichteten, so ihre Beobachtung, hatten Frauen beurteilt, die Östrogen zum Zeitpunkt der Menopause erhielten, wohingegen an jenen Studien, die über keinerlei Verbesserungen berichteten, wie etwa die WHI-Studie, Frauen teilnahmen, die viele Jahre nach der Menopause mit einer HET begannen. Frauen, die irgendwann zwischen 50 und Anfang 60 damit begannen, hatten den größten Nutzen; bei Frauen, die in den Sechzigern mit einer HET begannen, kam es weder zu einer Erhöhung, noch zu einer Senkung des Alzheimerrisikos. Eine große Studie, deren Namen man kaum vergessen kann – die REMEMBER-Studie (das Akronym bedeutet Erinnern und steht für *Research into Memory, Brain Function and Estrogen Replacement*, zu Deutsch: „Erforschung von Gedächtnis, Gehirnfunktion und Östrogenersatz“) – stellte ebenfalls fest, dass der Zeitpunkt der Hormontherapie bei Frauen über 60 wichtig ist für die Bestimmung, ob sich Östrogen auf ihre späteren geistigen Fähigkeiten positiv auswirken würde.[67]

Wie sehen die Alternativen aus?

Den meisten Amerikanern gefällt der Gedanke gar nicht, dass es keine Medikamente zur Verzögerung, geschweige denn Heilung von Alzheimer und anderen Formen der Demenz gibt, und dieses Unbehagen macht sie anfällig für die stark vereinfachenden Verlockungen von ungeprüften Produkten und Versprechen. Die amerikanische Kartellbehörde erstattete 2017 Anzeige gegen die Hersteller einer erfolgreichen Nahrungsergänzung namens Prevagen und machte geltend, dass das Unternehmen fälschlicherweise damit warb, dass sie das Gedächtnis fördert, „ins Gehirn geht“ und die geistige Leistungsfähigkeit verbessert. Prevagen, das Berichten zufolge aus Quallenprotein hergestellt wird, wurde mit Werbespots bei CNN, Fox News, NBC und anderen Sendern im großen Stil vermarktet, hauptsächlich deswegen, weil es ein sehr gut laufendes Produkt ist. „Die Vermarkter von Prevagen nutzten die Ängste älterer

Verbraucher aus, die einen altersbedingten Gedächtnisverlust erleben", sagte der Direktor der Abteilung für Verbraucherschutz bei der Kartellbehörde. „Aber sie haben dabei eine wichtige Sache vergessen, dass nämlich ihre Behauptungen durch reale wissenschaftliche Belege unterstützt werden müssen."[68] Es gibt keine. (Die Klage der Regierung wurde in erster Instanz abgewiesen, ist aber gegenwärtig in Revision.)

Die bei Alzheimer am häufigsten verschriebenen Präparate Aricept und Medikamente mit dem Wirkstoff Mirtazapin (Handelsnamen Remeron SolTab, Remergil SolTab, Mirtabene, Mirtel und diverse Generika), geben Patienten, Ärzten und Familienmitgliedern das tröstliche Gefühl, dass etwas getan wird, um zu helfen, doch leider ist dieses Etwas oft nicht besser als nichts, aber sehr viel teurer. Was könnte dann helfen? Bekannte Autoren raten zu allen möglichen Arten von harmlosen Maßnahmen: zu Nahrungsmitteln, die reich an Antioxidanzien sind, zum Stressabbau, zur Beschäftigung mit anregenden geistigen Aktivitäten wie Kreuzworträtseln und zu regelmäßiger sportlicher Betätigung. Auf der Website der Mayo Clinic finden Sie weitere optimistische Allzweckratschläge: „Regelmäßige sportliche Betätigung und ein Walking-Programm verhindern nachweislich den Abbau der geistigen Fähigkeiten." Dieser Ratgeber hat offenbar nicht mit dem anderen Arzt gesprochen, der auf der Internetseite ebenfalls zu Wort kommt und auf die Frage: „Gibt es nachgewiesene Präventionsstrategien für Alzheimer?" mit „Bisher noch nicht" antwortete.[69] Er räumte zwar ein, dass „mehr Forschung nötig ist", bevor ein Rat als nachgewiesene Strategie gelten könne, fügte aber die üblichen Empfehlungen für eine gesunde Lebensweise hinzu: Seien Sie regelmäßig körperlich aktiv, vorzugsweise im aeroben Bereich. Ernähren Sie sich mit einer gesunden mediterranen Kost, die viel Gemüse und Olivenöl enthält. Bleiben Sie geistig aktiv (mit all diesen Kreuzworträtseln). Rauchen Sie nicht. Achten Sie auf Ihren Blutdruck und auf den Cholesterinspiegel. Geben Sie Ihrem Gehirn etwas zu tun, sonst tut es bald nichts mehr für Sie.

Wir haben nichts einzuwenden gegen eine gesunde Ernährung, gegen Olivenöl und körperliche und geistige Betätigung. Doch als Maßnahmen, die wirklich eine positive Wirkung auf die Verzögerung oder

Abwendung von geistigem Abbau und Demenz in den späteren Jahren einer Frau haben könnten, taugen sie im Vergleich zu Östrogen nicht besonders viel.

Heutzutage werden Menschen dazu angehalten, das Gehirn lediglich als einen weiteren Muskel zu betrachten, der trainiert werden kann, um nicht schlaff und träge zu werden. Gedächtnisübungen sind die heutigen geistigen Gewichte; entsprechend zahlreich sind die im Internet zur Verfügung stehenden Programme, um den Menschen bei der Stärkung ihres Arbeitsgedächtnisses zu helfen, eines der geistigen Systeme, die für das Speichern und den Umgang mit Informationen zuständig ist. Das Training des Arbeitsgedächtnisses stammt aus dem Jahr 1999, als der Kognitionswissenschaftler Torkel Klingberg ein Computerprogramm kreierte, mit dessen Hilfe ADHS-Kinder lernen sollten, sich zu konzentrieren. 2001 gründete er seine Firma Cogmed und die anfänglichen Studien mit Kindern, die Aufmerksamkeitsdefizite hatten, waren vielversprechend. Natürlich nährte dieser frühe Erfolg die Hoffnung, dass damit auch Menschen mit anderen Beeinträchtigungen des Arbeitsgedächtnisses – von geringen Lernschwierigkeiten bis hin zu Schlaganfällen und anderen Arten von Gehirnschädigungen – geholfen werden könnte, um ihr Denken, die täglichen Aussetzer bei der Aufmerksamkeit sowie das Erinnerungsvermögen zu verbessern.

Wir sind nicht glücklich damit, dass wir keine erfreulicheren Nachrichten haben. Monica Melby-Lervåg von der Abteilung Sonderpädagogik an der Universität Oslo und ihre Kollegen Thomas S. Redick und Charles Hulme veröffentlichten eine Meta-Analyse von Studien über das Training des Arbeitsgedächtnisses – 87 Publikationen mit 145 experimentellen Vergleichen.[70] Bei all diesen Studien gab es eine Vortest-/Nachtest-Methode und eine Kontrollgruppe, und sie waren so konzipiert, dass man sehen konnte, ob das Training des Arbeitsgedächtnisses dem Kurzzeitgedächtnis half und ob es sich auf andere geistige Transferleistungen übertragen ließ. Typischerweise besserte sich bei den Menschen gleich nach dem Training der direkte Transfer – das heißt, das zu tun, was sie gerade gelernt hatten. Üben Sie sich im Puzzeln und Sie werden besser im Puzzeln. Leider fanden die Forscher bei den Maßnahmen des indirekten Transfers (nonverbale Fähigkeit, verbale Fähigkeit, Begriffsentschlüsselung, Lesekompetenz und Rechenfähigkeit) „keine überzeugenden Nachweise zuverlässiger Verbesserungen im Vergleich zu einer Kontrollgruppe. Das Trainingsprogramm für das Arbeitsgedächtnis scheint zu kurzfristigen, spezifischen Trainingswirkungen zu führen, die sich nicht auf die geistigen Fähigkeiten übetragen lassen, die im ‚realen Leben' gebraucht werden." Mist.

Am Georgia Institute of Technology machten der Gedächtnisforscher Randall W. Engel und sein Labor die gleichen Feststellungen. Bei ihrer eigenen meta-analytischen Überprüfung kamen sie zu dem Schluss, dass „es keine belastbaren Belege für eine Verbesserung des Intelligenztestergebnisses oder anderer Maße der geistigen Leitungsfähigkeit ‚im realen Leben' durch das Training des Arbeitsgedächtnisses gibt."[71] Thomas Redick, ein anderer in ihrem Labor beschäftigter Kognitionspsychologe, sah sich fünf Studien sehr genau an, in denen behauptet wurde, sie hätten die Vorzüge eines Trainings des Arbeitsgedächtnisses nachgewiesen – wo sich positive Wirkungen gleich nach der Intervention zeigten, waren sie nach wenigen Monaten jedoch nicht mehr vorhanden.[72] Diese Erkenntnisse wurden 2016 in einer Meta-Analyse von Studien über „Gehirntrainingsprogramme" erweitert und bestätigt; diese Programme waren spezifisch darauf ausgerichtet festzustellen, ob mithilfe von geistigen Aufgaben oder Spielen die Leistungsfähigkeit bei anderen Aufgaben verbessert wurde.[73] Das war leider nicht der Fall.

Also, dann vergessen Sie das Mentaltraining; wie aber steht es mit echtem Gehirntraining? Transkranielle Gleichstromstimulation (tDCS, von engl. *transcranial direct-current stimulation*) – eine nicht-invasive Technik, bei der elektrischer Strom in bestimmten Hirnarealen eingesetzt wird – wird bei der Behandlung einer Vielzahl von Problemen und Störungen, von der Verringerung von Depressionen bis zur Verbesserung geistiger Fähigkeiten, immer beliebter. Doch die Forscher am Karolinska-Institut in Stockholm stellten fest, dass der Einsatz von tDCS im Gehirn von älteren Menschen, die gleichzeitig mit einem Training des Arbeitsgedächtnisses beschäftigt waren, nicht sehr viel brachte. Sie nahmen 123 gesunde Erwachsene zwischen 65 und 75 Jahren in ein vierwöchiges Trainingsprogramm auf. Jeder absolvierte zu Beginn und nochmals am Ende der Studie eine Reihe kognitiver Tests. Einige Probanden erhielten eine 25-minütige tDCS in einem Gebiet des präfrontalen Kortex, das eine wichtige Rolle beim Arbeitsgedächtnis spielt, andere wurden in dem Glauben gelassen, dass sie eine 25-minütige Behandlung mit Strom bekamen, während der Strom in Wirklichkeit nur 30 Sekunden floss. Die erste Gruppe zeigte gegenüber ihren Altersgenossen, die die Scheinbehandlung erhielten, keine Verbesserung der geistigen Fähigkeiten. Als die Forscher die Daten aus dieser Studie mit den Ergebnissen von sechs anderen Studien bündelten, stellten sie wiederum keinen Nachweis eines zusätzlichen Nutzens durch das Training des Arbeitsgedächtnisses fest, das mit tDCS kombiniert wurde.

Die Hoffnung, dass die tDCS ein sicherer und wirksamer Weg zur Verbesserung der geistigen Funktionen wäre, so folgerten die Forscher, sei „für die Forschung ebenso verführerisch gewesen wie für die Medien. Immer mehr Menschen aus der allgemeinen Bevölkerung nutzen jetzt die tDCS, vermutlich angeregt durch solch ungebremsten Optimismus, um bessere Leistungen in der Arbeit oder bei Online-Spielen zu erbringen, und Online-Communitys bieten Rat für den Kauf, die Fertigung und Nutzung von tDCS-Geräten an. Es überrascht nicht, dass sich die Vermarktung rasch an die neue öffentliche Nachfrage nach kognitiver Verbesserung durch tDCS angepasst hat, oft ohne eine einzige Studie mit Menschen, um die Behauptungen der Verkäufer oder Hersteller zu unterstützen."[74]

Wenn mentale Übungen für das Gedächtnis und andere geistige Fähigkeiten nicht hilfreich sind, wie ist es dann mit sportlicher Betätigung, die weithin als wirksame Demenzprävention gilt? Achten Sie auf die Phrasen im Rat der Mayo Clinic: „Es ist mehr Forschung erforderlich, um zu verstehen, in welchem Maße körperliche Aktivität das Gedächtnis verbessert oder das Fortschreiten von geistigem Verfall verlangsamt. Trotzdem ist regelmäßiger Sport wichtig, um körperlich und geistig fit zu bleiben." Übersetzt heißt das: Sport ist gut und es scheint logisch, dass er das Fortschreiten von geistigem Verfall verlangsamt und auch noch andere gute Dinge für Ihr Gehirn tut, aber wir wissen noch nicht, wie viel oder welche Art von Sport hilfreich ist. Machen Sie ihn einfach trotzdem.

Dem stimmen wir zu. Aber Carol, die ein Fan von Pilates, Krafttraining und Walking ist und das Zeitfenster für die HET schon etwas länger überschritten hat, bat ihren medizinischen Co-Autor darum, die Literatur nach Belegen dafür zu durchforsten, dass Sport ihr Gehirn davor bewahren würde, noch stärker geistig abzubauen. Es gibt buchstäblich Hunderte von wissenschaftlichen Veröffentlichungen, die behaupten nachzuweisen, dass Sport dem geistigen Abbau vorbeugt, aber selbst von den besten zehn bleibt nach genauer Überprüfung nicht mehr viel übrig. Manche Autoren zitieren die Behauptungen anderer Autoren, nicht ihre eigene Forschung. Manche Studien verlassen sich auf die Erinnerungen der Probanden, wie viel Sport sie vor Jahren getrieben zu haben glauben – oder sich zu erinnern glauben, dass sie das gemacht haben –, doch Selbsteinschätzungen sind bekanntermaßen unzuverlässig. Manche Studien gewichten das Training nach Maßstäben, die hinsichtlich der Häufigkeit (von einer Stunde pro Woche bis zu einer Stunde oder mehr täglich) und des Intensitätsgrades (von lediglich einer Stunde, die nicht mit Sitzen verbracht wird, bis zu flottem Walken oder Joggen) stark variieren. Oder Sport wird mit anderen Risikofaktoren vermischt, insbesondere Fettleibigkeit, Diabetes, einem geringeren Bildungsgrad und Depressionen. Und wenn es schon schwer ist, das körperliche Training in diesen Studien genau zu bestimmen, so ist es der geistige Abbau erst recht; die Messergebnisse reichen von leicht bis erheblich. Diese Komplexität hält Autoren nicht davon ab zu produzieren, was wir als „Schön wär's"-Schlagzeilen bezeichnen, wie diese aus der britischen Zeitung *Telegraph*, die vorgibt, eine neue Studie zusammenzufassen: „Eine Stunde Sport pro Woche kann das Demenzrisiko halbieren!"[75] Ja, schön wär's!

Doch weil in Tierstudien nachgewiesen wird, dass Sport tatsächlich neurologische und vaskuläre Vorteile für das Gehirn hat, gehen die Bemühungen, diese Veränderungen mit unseren geistigen Fähigkeiten zu verknüpfen, weiter. Eine im Jahr 2014 durchgeführte Meta-Analyse von 47 Langzeitstudien, die sich mit den Auswirkungen körperlicher

Aktivität auf den geistigen Abbau und die Demenz befasste, ergab, dass „das Risiko für geistigen Abbau [bei Menschen], die in größerem Ausmaß körperlich aktiv sind, im Vergleich zu jenen, die auf diesem Gebiet weniger tun, geringer ist." Von welcher Größenordnung der Risikosenkung sprechen wir da insgesamt? Von nur 18 Prozent. (Das ist dennoch nicht zu verachten – also raus aus dem Sessel oder runter von der Couch.) Je besser die Studie, desto schwächer das Ergebnis, leider.[76]

Neuere Überprüfungen von 32 Studien über die Wirksamkeit körperlicher Aktivität hinsichtlich der Verlangsamung des geistigen Abbaus und der Verzögerung des Beginns kognitiver Beeinträchtigung und Demenz unter gesunden Erwachsenen erfolgten durch Michelle Brasure und ihre Kollegen von der University of Minnesota und der Brown University in der Januar-Ausgabe 2018 der *Annals of Internal Medicine*. „Die Belege reichten nicht aus, um Rückschlüsse auf die Wirksamkeit von aerobem Training, Krafttraining oder Tai Chi auf die Verbesserung der geistigen Leistung zu ziehen", folgerten die Forscher. Manche Maßnahmen waren hilfreich, doch „die Belege in Bezug auf die Wirksamkeit zur Demenzprävention reichten bei allen Maßnahmen körperlicher Aktivität nicht aus."[77]

Die Quintessenz

Als Barbara Sherwin das Ergebnis ihrer jahrzehntelangen Arbeit über Menopause, Hormone und Gedächtnis auf den Markt brachte, fürchtete sie, die Medien würden aus ihren Erkenntnissen eine grob vereinfachende Empfehlung machen oder, noch schlimmer, sie dazu nutzen, um eine frauenverachtende Ansicht über die eingeschränkten geistigen Fähigkeiten bei postmenopausalen Frauen zu begünstigen. Dennoch sei es immer ihr Ziel gewesen, wie sie einem Reporter an der McGill University, ihrer Heimathochschule, erzählte, Frauen zu helfen, ein so genussvolles und produktives Leben wie möglich zu führen, und daher könnten diejenigen mit wenig Nachsicht von ihrer Seite rechnen, die eine HET ablehnen, weil sie „unnatürlich" sei. „Unnatürlich ist es, 80 Jahre alt zu werden", sagte sie. Frauen würden ein Drittel bis zur Hälfte ihres

Lebens nach der Menopause verbringen, und wenn Östrogen die geistige Leistungsfähigkeit unterstütze und Alzheimer abwende, dann sei das eine wichtige Information. Allerdings ist Sherwin nie eine Befürworterin „der vollkommenen Frau“ gewesen. „Die Lebensqualität zu verbessern“, sagte sie, „ist nicht dasselbe wie Alterserscheinungen zu beseitigen.“[78]

Also, noch einmal zum Überdenken: Es gibt gute Gründe zu glauben, dass Östrogen dabei hilft, die geistigen Fähigkeiten zu bewahren, dass es sowohl kardiovaskulären Krankheiten vorbeugt (wie wir in Kapitel 3 gesehen haben), als auch Schlaganfällen, und dass es das Risiko für Alzheimer senkt.

- Östrogen stimuliert das Nervenzellwachstum, regeneriert Axone und verringert den Tod von Nervenzellen, zu dem es bei Alzheimer kommt. Es macht die Zelle reagibler auf die Wirkungen des Nervenwachstumsfaktors und verringert die Bildung von Substanzen, die mit Alzheimer einhergehen, etwa Beta-Amyloid und Tau-Protein.
- Östrogen verringert den Spiegel der Vasokonstringenzien, Substanzen, die die Arterien verengen; es erhöht den Spiegel der Vasodilatanzien, Substanzen, die sie erweitern; es erhöht die Gehirndurchblutung und hemmt entzündungsfördernde Substanzen, die an den frühen Stadien von Atherosklerose beteiligt sind.[79]
- Durch Östrogen überleben Neuronen eine Vielzahl von physiologischen Attacken besser, etwa Krankheiten oder eine Verletzung des Gehirns.
- Die Women‘s Health Initiative stellte kein erhöhtes Risiko für eine Demenz oder geistige Beeinträchtigung bei Frauen fest, die ausschließlich Östrogen nahmen. Die Risiken waren bei Frauen leicht erhöht, die sich einer HET unterzogen, aber nur, wenn bereits vorher eine geistige Beeinträchtigung bestand oder wenn sie lange nach der Menopause (mit einem Alter von über 75 Jahren) mit der Hormoneinnahme begannen.
- Die Women‘s Health Initiative ergab keine Erhöhung des Schlaganfallrisikos durch Östrogen bei jüngeren Frauen, die in die Menopause

kamen und gesunde Gefäße hatten. Ein erhöhtes Risiko gab es bei Frauen über 60, die Übergewicht hatten, unter Bluthochdruck litten und Raucherinnen waren und daher wahrscheinlich gleich zu Beginn ein gewisses Maß an Atherosklerose hatten.

- Wie bei den positiven Auswirkungen von Östrogen auf das Herz und die Knochen, scheint es tatsächlich auch ein Zeitfenster für Östrogen zu geben, im Rahmen dessen es sich langfristig positiv auf die geistige Leistungskraft auswirken kann. Wird mit der Einnahme erst mit etwa 60 Jahren oder viele Jahre nach der Menopause begonnen, kann es eventuell unwirksam und möglicherweise sogar riskant sein.

Vor Kurzem erhielt Avrum eine weitere Nachricht einer ehemaligen Patientin, die von Frustration und Ärger zeugte, wir nennen sie Linda. Vor fast 25 Jahren hatte sie einen invasiven Brustkrebs von mehr als zwei Zentimetern Durchmesser, doch ihre Lymphknoten waren nicht befallen. Der Knoten wurde entfernt, und sie erhielt danach Bestrahlungen und Chemotherapie. Seither nimmt sie Presomen (Premarin) und Progesteron ein, und in all diesen Jahren ist kein Rezidiv nachgewiesen worden. Nachdem sie in einen anderen Bundesstaat umgezogen war, schrieb sie an Avrum: „Ich mache die HET immer noch und wäre für eine Kopie Ihrer einschlägigen Forschungsergebnisse dankbar, denn ich muss die Ärzte anbetteln, das zu akzeptieren beziehungsweise sie zu verschreiben. Ich habe einmal damit aufgehört, doch innerhalb von zwei, drei Wochen wurde ich buchstäblich alt und konnte mir nichts mehr merken. Ich war in einer Besprechung und stellte irgendwann fest, dass ich dieselbe Frage gerade zum dritten Mal gestellt hatte. Stellen Sie sich vor, wir peinlich mir das war! Ich habe nie mehr wieder [mit der HET] aufgehört."

Und so schickte Avrum ihr einige seiner „einschlägigen Forschungsergebnisse" – ein paar wissenschaftliche Arbeiten über die WHI-Studie selbst. Die WHI hat, wie üblich, eine Menge Lärm um die Nacheile der Hormonersatztherapie (Demenz! Schlaganfall!) gemacht, ihre Vorzüge jedoch verschwiegen und kein Wort darüber verloren. Avrum grub sich durch ihre Berichte und förderte einen Knaller zutage: Mit ihren *eigenen* Daten wies die WHI-Studie nach, dass Frauen, die schon vor der Teilnahme an der Studie – und damit in größerer zeitlicher Nähe zur Menopause – Hormone genommen hatten, mit einer geringeren Wahrscheinlichkeit während der Studie alle erdenklichen Formen von Demenz, einschließlich Alzheimer entwickelten. Ihr Risiko war im Vergleich zu den Frauen, die keine Hormone nahmen, um 50 Prozent geringer.[80] Wir hoffen, dass diese Informationen Lindas Ärzte überzeugten, da sie, zusammen mit Jahrzehnten unterstützender Forschungserkenntnisse, auch uns überzeugt haben.

Kapitel 6

Ist Östrogen für ehemalige Brustkrebs-Patientinnen geeignet?

Bisher haben wir über die Sorgen gesprochen, die viele gesunde Frauen haben: Erhöht die Einnahme von Hormonen das Brustkrebsrisiko? Bessern Hormone die Wechseljahressymptome? Wie können sie das Risiko für schwere Krankheiten senken? In diesem Kapitel erhebt Avrum den nicht offensichtlichen, aber gut untermauerten Anspruch, dass die HET selbst bei Frauen, die schon einmal an Brustkrebs erkrankt sind, eine vernünftige Option ist und die in diesem Buch bereits besprochenen Vorteile hat. Es ist seine Geschichte, also erzählt er sie aus seiner Perspektive.

* * *

Vor mehreren Jahren wurde ich als sachverständiger Zeuge für die Staatsanwaltschaft im Fall eines ärztlichen Kunstfehlers berufen, bei dem es um einen Lungenkrebspatienten ging. Die Diagnose war mehr als ein Jahr lang verzögert worden, weil der Radiologe eine Anomalie auf der Röntgenaufnahme vom Thorax des Patienten übersehen hatte. Der Tumor, der ein Jahr zuvor noch hätte operativ entfernt werden können, war nun inoperabel.

Ich erinnere mich ganz genau an das Kreuzverhör, in das mich der Verteidiger nahm. Er hielt ein großes, schweres Lehrbuch hoch – *Cancer: Principles and Practice of Oncology* (zu Deutsch etwa: „Krebs: Richtlinien und Verfahren in der Onkologie") – und fragte: „Dr. Bluming, ist es nicht so, dass dieses Lehrbuch als Bibel der Krebsmedizin gilt?" Ich antwortete, dass ich mit dem Lehrbuch gründlich vertraut sei, das auf meinem Gebiet großes Ansehen genoss, doch dass kein medizinisches Fachbuch eine Bibel sei. Er reichte es mir und bat mich, eine bestimmte Seite aufzuschlagen und einen markierten Absatz über Lungenkrebs zu lesen. Dort wurde behauptet, dass eine Frühdiagnose für den Patienten keinen Vorteil habe, da die Prognose von Lungenkrebs ausnahmslos tödlich sei. Der Anwalt bat mich um eine Antwort. „Dieser Abschnitt bezieht sich auf einen bestimmten Artikel", sagte ich, „den ich durch einen glücklichen Zufall zum Prozess mitgebracht habe." Ich las dem Gericht den Artikel vor. Darin wurde festgestellt, dass eine Frühdiagnose und Behandlung bei genau dieser Art von Lungenkrebs die Heilungschance erheblich verbessern würde. Der Autor des Lehrbuchs hatte den Artikel falsch zitiert. Die Krebsbibel war nicht unfehlbar.

Ich habe seitdem mit keinem konkreten Literaturhinweis mehr das Glück gehabt, dass ein Problem und seine Lösung auf einen Schlag geklärt wurden. Ganz in Gegenteil, mir ist durchaus bewusst, dass Ärzte bei der praktischen Ausübung ihres Berufes immer Quellenangaben finden können, die fast jede Meinung unterstützen. Ich habe viele medizinische Kongresse besucht, die zu Grabenkämpfen über Quellenangaben verkamen, bei denen jede Seite nur jene Beiträge zitierte, die ihre eigene Haltung unterstützten. Daher habe ich mich immer nach Kräften bemüht, nicht nur die Studien zu finden, die meine Meinung unterstützen, sondern auch jene, die sie infrage stellen. Als Arzt wird die Frage der Nachweise, auf die man sich verlässt, um eine Entscheidung über eine Maßnahme oder Behandlung zu treffen, zu mehr als nur einer akademischen Debatte auf einem Kongress oder in einer Fachzeitschrift; das Wohlergehen, die Gesundheit und oft auch das Leben der Patienten hängen von den Ratschlägen ab, die man anbietet, und von den Entscheidungen, die man trifft. Daher ist jedem Arzt daran gelegen, sich bei seinem Vorgehen von den allerbesten Nachweisen leiten zu lassen, die aber noch den Raum lassen, um die Jahre der eigenen Erfahrung und das eigene klinische Urteilsvermögen einzubringen.

Doch manchmal gibt es keine guten Literaturnachweise, von denen man sich leiten lassen kann; manchmal gibt es keine klaren Antworten.

Während meiner Zeit in der Onkologie – und ich wurde Onkologe, bevor diese Fachrichtung überhaupt einen eigenen Namen hatte –, gab es für mich zwei klinische Entscheidungen von zentraler persönlicher Bedeutung: Ob ich die Tendenz weg von der radikalen Brustamputation zugunsten der weniger invasiven Lumpektomie, der Entfernung der Tumorknoten, unterstützen sollte oder nicht, und ob ich Patientinnen, die ich wegen Brustkrebs behandelt hatte, eine HET verschreiben sollte oder nicht.

Mitte der 1970er-Jahre tauschte ich eine akademische Berufung in Boston gegen eine onkologische Privatpraxis im Süden von Kalifornien. Damals untersuchten mehrere klinische Forscher weltweit die Methode der Knotenentfernung mit nachfolgender Bestrahlung als Alternative zur traditionellen Brustamputation (Mastektomie) bei der Behandlung von neu diagnostiziertem Brustkrebs. Das war eine dramatische Abkehr von der medizinischen Standardbehandlung, und viele Chirurgen reagierten mit nachvollziehbarem Widerstand. „Der einzige Weg, um das Rezidivrisiko, also das Risiko, dass der Krebs wiederkommt, zu senken, ist die Entfernung der Brust und von möglichst viel umliegendem Gewebe", sagten viele, „und jetzt erzählt man mir, dass ich nur den Knoten entfernen soll? Alles, was nicht zu einer vollständigen Amputation der Brust führt, wäre ein Kunstfehler." An meinem Krankenhaus ging der Chef der Chirurgie immer von Operationssaal zu Operationssaal und fragte die Chirurgen, welche Operation sie gerade durchführten. Wenn sie antworteten: „Eine Mastektomie", dann brüllte er zurück: „Weiter so!"

Meine onkologischen Kollegen in Los Angeles rieten mir dringend davon ab, die Frage der Knotenentfernung weiter zu verfolgen, und ich sollte sie auch meinen Patientinnen nicht empfehlen. Ich würde während des Aufbaus meiner Praxis auf Überweisungen zur Operation angewiesen sein, sagten sie, und die Mastektomie sei die Maßnahme, mit der (selbstständig) praktizierende Chirurgen ihren Lebensunterhalt verdienten. Wenn ich versuchte, das geltende Paradigma der Brustkrebsbehandlung zu ändern, würde ich mir den Geldhahn dieser notwendigen Quellen zudrehen. Da ich meine gesamte medizinische Ausbildung im Osten der USA gemacht hatte, verfügte ich über keinerlei Kontakte zu Krankenhäusern oder Universitäten, die Patientinnen an meine neue Onkologiepraxis überweisen könnten. Also bedankte ich mich bei meinen neuen Kollegen, doch ihren Rat befolgte ich nicht. Ich entschied mich für einen Plan aus Kooperation und Überzeugung anstatt für einen konfliktreichen Kampf.

Als Vorsitzender des Berufsbildungsausschusses der Amerikanischen Krebsgesellschaft für den Ortsverband San Fernando Valley, der damals der zweitgrößte landesweit war, lud ich Professor Sam Hellman zu einem Vortrag vor einem großen Publikum aus Ärzten und Chirurgen ein. Prof. Hellman war Vorsitzender der Abteilung für Strahlentherapie an der Medizinischen Hochschule der Harvard University und einer der frühen Pioniere in der Forschung über die Entfernung von Tumorknoten (Lumpektomie). Sein Datenmaterial war schlagkräftig und überzeugend, und ich konnte beobachten, dass die Ränder des Eisbergs von Zweifel und Widerstand im Raum zu schmelzen begannen. Doch die Chirurgen mussten eigene Erfahrungen machen, damit sie vollends überzeugt wurden. Mike Drickman, einer der ersten Chirurgen in Los Angeles, die zur Lumpektomie wechselten, erzählte mir nach seinem ersten Eingriff dieser Art Folgendes: „Ich war von der Dankbarkeit der Patientin so überwältigt, dass ich, wann immer ich kann, all meinen Brustkrebspatientinnen, die operiert werden müssen, eine Lumpektomie als erste Option anbiete."

Um meinen kooperativen Ansatz voranzubringen, lud ich Ärzte aus allen Fachgebieten dazu ein, mit einer sich über das ganze Gebiet erstreckende Studie ein, bei der sie Daten ihrer Patientinnen erheben und in einer Grafik darstellen würden, was nach der Entfernung der Tumorknoten geschah. Das Team bestand aus 8 Onkologen, 17 Brustchirurgen, 7 Strahlentherapeuten und 7 Pathologen, und als ich die Ergebnisse unserer Studie für die Fachzeitschrift *Annals of Surgery* ausarbeitete, gab ich alle 39 an der Durchführung Beteiligten als Co-Autoren an. Der Redakteur, der sich über all die Namen auf der Seite amüsiert haben musste, erklärte mir, es dürften nur drei genannt werden. Aber ich war meinen Kollegen für ihre aufgeschlossene und doch kritische Überprüfung der erhobenen Daten auf diesem Gebiet dankbar und stolz auf sie, also antwortete ich, dass ich alle diese Namen nicht nur abgedruckt, sondern auch mit ihrem Fachgebiet versehen haben wollte. Damit hoffte ich, ihre Bereitschaft zu fachübergreifendem Arbeiten zu würdigen, die Vielfalt ihres Fachwissens und der verschiedenen Blickwinkel hervorzuheben, die sie in die Forschung einbrachten, und auch andere zu einer Zusammenarbeit dieser Art zu ermuntern. Der Redakteur war einverstanden.[1] Die Empfehlungen an meine Praxis litten nicht darunter und die Gemeinde Los Angeles gehörte zu den ersten, die diese neue Behandlungsmethode bei primärem Brustkrebs anwandten.

Als Arzt verlasse ich mich auf die medizinische Literatur als Informationsquelle für empirische Nachweise, doch ich stütze mich auch auf die klinische Erfahrung anderer Ärzte. Die größte Herausforderung in der Onkologie ist, die beste Methode für ein medizinisches Problem genau dann zu finden, wenn man sie braucht; doch unter Umständen ist diese Methode zum entsprechenden Zeitpunkt noch gar nicht publiziert worden. Vor vielen Jahren wurde ich gebeten, mir einen 16-jährigen Jungen anzusehen, der gerade die Diagnose Ewing-Sarkom der Rippen bekommen hatte. (Ein seltener hochmaligner Knochentumor im Kindes- und Jugendalter; Anm. d. Übers.). Damals lag die Heilungschance für diese Krankheit nahe Null, eine Information, die von der Großmutter des Jungen ignoriert wurde, die zu mir sagte: „Dr. Bluming, ich habe Auschwitz nicht überlebt, damit ich meinen Enkel an Krebs sterben sehe."

Ich sah die Weltliteratur durch und fand keine Behandlung, die erfolgreich gewesen war. Ich beriet mich mit Mark Nesbitt, dem Vorsitzenden der Ewing's National Cooperative Group. Ich beriet mich mit Gus Higgins, dem verantwortlichen Wissenschaftler der Studiengruppe für Krebs im Kindesalter in Los Angeles; auch er hatte keine erfolgsversprechenden Spuren. Ich beriet mich mit Audrey Evans, einer leitenden Onkologin am Kinderkrankenhaus in Philadelphia; sie hatte tatsächlich ein Behandlungsprogramm, aber kaum Nachweise über seinen Erfolg. Schließlich fand ich Gerald Rosen, einen Kinderonkologen am Memorial Sloan Kettering Cancer Center in New York (einem privaten amerikanischen Vorzeigekrankenhaus bezüglich interdisziplinärer Vorgehensweisen in Diagnostik und Therapie; Anm. d. Übers.). Er hatte mehr als 50 junge, an einem Ewing-Sarkom leidende Patienten mit einer Kombination aus starken chemotherapeutischen Präparaten behandelt und war bemerkenswert erfolgreich. Bei der überwiegenden Mehrheit seiner Patienten, so erzählte er mir, war der Krebs verschwunden und selbst nach mehreren Jahren nicht wiedergekommen. Er hatte die Ergebnisse seiner Intensivtherapie noch nicht veröffentlicht; bis dahin würde es ein weiteres Jahr dauern. Doch die Tatsache, dass er mehr Erfahrung mit dieser seltenen Krebserkrankung hatte als irgendjemand anderes und ermutigende Ergebnisse erzielte, überzeugte mich. Ich arbeitete mit meinem Patienten nach seiner Methode. Das war vor mehr als 25 Jahren und der ehemalige Teenager ist jetzt ein gesunder Mann mittleren Alters.

Die Onkologie erfordert somit in der Praxis ein ständiges Manövrieren zwischen dem, was wir wissen, und dem, was wir noch lernen müssen. Vielleicht sagen wir deshalb, dass Chirurgen eine Operation durchführen, aber Ärzte Medizin ausüben – hierin enthalten ist der Gedanke des Übens.

Anfang der 1990er-Jahre begannen meine Frau und viele meiner anderen Brustkrebspatientinnen mich zu fragen, ob sie eine HET machen könnten. Sie wollten die schweren, mit der Menopause einhergehenden Symptome lindern, die ihre Lebensqualität beeinträchtigten, aber sie fürchteten, einen erneuten Ausbruch von Brustkrebs zu verstärken. Ich war verständlicherweise genauso so wie sie besorgt. Es schien sich von selbst zu verstehen: Warum sollte ich auch nur erwägen, Frauen, die bereits an Brustkrebs erkrankt waren, einer Hormontherapie zu unterziehen? Was wäre, wenn der Krebs zurückkäme? Was wäre, wenn ich für den Tod einer Patientin verantwortlich wäre, die ohne meine gut gemeinte Hilfe wohl geheilt geblieben wäre? Ich empfand ein schmerzliches Mitgefühl für die Chirurgen, die die Durchführung der totalen Brustamputationen nicht aufgeben konnten, die unfähig waren, die Angst abzuschütteln, dass ihre Patientinnen dann einem größeren Rezidivrisiko ausgesetzt wären. Trotzdem motivierten mich die häufigen Fragen meiner Patientinnen nach einer Möglichkeit, ihr Leiden zu lindern, dazu, nach neuen Antworten zu suchen.

Schritt 1: Anhaltspunkte suchen

Damals, vor gut 25 Jahren, verfügten wir nicht über ausreichend gutes Datenmaterial zu den Folgen einer HET bei ehemaligen Brustkrebs-Patientinnen, um Onkologen eine sichere Aussage zu ermöglichen, dass sie schädlich, hilfreich oder „weder noch" war. Wie die Spezialisten, mit denen ich mich über das Ewing-Sarkom beriet, also mit Ärzten, die angesichts begrenzter Forschungsergebnisse, die als Richtlinie hätten herangezogen werden können, eben das Bestmögliche taten, verschrieben einige Onkologen ihren damaligen Krebspatientinnen auch Hormone, allerdings mit Nachuntersuchungen in unterschiedlichem Ausmaß und ohne einheitliches Behandlungsschema.

Also musste ich nach Anhaltspunkten bei ähnlichen Erkrankungen suchen. Wo könnte ich schauen, ob Östrogen das Rezidivrisiko bei ehemaligen Brustkrebspatientinnen erhöhte? Ich begann mit der Evaluierung, der Auswertung der damals üblichen Meinung, dass Frauen, die im gebärfähigen Alter an Brustkrebs erkrankt waren, vorsorglich ihre Eierstöcke entfernen lassen sollten. Da die Eierstöcke Östrogen bilden und da Östrogen „bekannt" dafür war, Brustkrebs zu verursachen, ergab diese Maßnahme einen Sinn. Doch sie war falsch. William Creasman, Gynäkologe und Onkologe an der Medical University of South Carolina, beobachtete, dass prospektive randomisierte Studien keinen Vorteil durch eine Ovarektomie bei der Risikosenkung für ein Krebsrezidiv oder ein längeres Leben einer Frau ergaben, weshalb die Entfernung der Eierstöcke nicht mehr durchgeführt wird (obwohl es – wie bei allen medizinischen Verfahren – ein paar Ewiggestrige gibt, die immer noch daran glauben, dass die Maßnahme von Vorteil sei). „Daher scheint die Gabe von Östrogen bei Frauen, die im gebärfähigen Alter an Brustkrebs erkrankt waren, angemessen zu sein", schrieb er, „doch aus irgendwelchen Gründen ist sie das bei der postmenopausalen Patientin nicht. Warum?"[2]

Da der Östrogen- und der Progesteronspiegel während der Schwangerschaft stark ansteigen, sah ich mir als nächstes an, was die Forschung über die Frauen zu sagen hat, die nach einer Brustkrebserkrankung schwanger werden. Mitchell Gail und Jacques Benichou vom National Cancer Institute merkten 1991 an, dass Frauen, die in jungen Jahren schwanger werden und viele Kinder bekommen, eigentlich das höchste Brustkrebsrisiko haben müssten, weil eine Schwangerschaft für einen deutlichen Anstieg von Östrogen- und Progesteron sorgt. Dann fügten sie hinzu: „Und natürlich ist das Gegenteil der Fall.“[3] Natürlich ist das Gegenteil der Fall! Wieder einmal waren die Belege nicht logisch.

Schon 1970 hatte ein Bericht der Weltgesundheitsorganisation gezeigt, dass das Risiko für Frauen, die jünger als 20 Jahre alt waren und eine Schwangerschaft voll austrugen, nur bei einem Drittel des üblichen Risikos lag, später an Brustkrebs zu erkranken.[4] Warum also sollte bei Brustkrebspatientinnen ein Rezidivrisiko bestehen, wenn sie schwanger würden? Wie sich herausgestellt hat, besteht auch keines. Im Jahr 1989 berichteten der Chirurg Alan Wile und Philip DiSaia, Chef der Abteilung für gynäkologische Onkologie, beide von der University of California in Irvine, dass sich eine Schwangerschaft weder während noch nach einer Brustkrebsbehandlung negativ auf die Prognose auswirkt. (Dieses Ergebnis wurde 2017 in einer internationalen Studie unter der Leitung des Onkologen Matteo Lambertini vom Institut Jules Bordet in Brüssel repliziert.[5]) Wile und DeSaia stellten auch fest, dass die Entfernung der Eierstöcke keinen Vorteil für die Patientinnen hatte und dass sie es nicht für sinnvoll hielten, ihnen eine HET zur Linderung der Wechseljahressymptome und zur Steigerung des Wohlbefindens vorzuenthalten, vorausgesetzt, die Patientinnen wurden davon in Kenntnis gesetzt, „dass es keine Belege über eine negative Wirkung von Östrogen auf einen bestehenden Krebs gibt“.[6]

Das Ergebnis meiner bisherigen Recherche war also, dass weder das Absenken des Östrogenspiegels (durch die Entfernung der Eierstöcke), noch der Anstieg des Östrogenspiegels (durch eine Schwangerschaft) das Risiko eines Brustkrebsrezidivs erhöhte.

Und wie wir in Kapitel 1 berichteten, gab es bereits erhebliche, weit zurückliegende Belege für die Vorzüge von Östrogen. 1966 wurde Charles Huggins der Nobelpreis für den Nachweis verliehen, dass Hormone die Ausbreitung mancher Krebsarten im Zaum halten konnten. An Ratten, denen ein kanzerogener Stoff verabreicht wurde, der zu Brustkrebs führt, stellte er fest, dass eine dreißigtägige Gabe von hohen Dosen Östradiol und Progesteron das Auftreten von Brustkrebs hemmte und dass eine Behandlungsdauer von einer Woche bereits ausreichte, um diese Wirkung zu demonstrieren.[7] Es dauerte Jahre, bis die Erkenntnisse, die Huggins den Nobelpreis eingebracht hatten, bei Frauen eingesetzt wurden, doch die Ergebnisse waren vielversprechend. Mit Interesse nahm ich drei in den 1980er-Jahren veröffentlichte, von Forschern in England und auf dem europäischen Festland durchgeführte Studien zur Kenntnis:

- Torben Palshof, Onkologe an der Universitätsklinik Gentofte in Kopenhagen, und seine Kollegen berichteten von 332 Brustkrebs-Patientinnen, die nach Operation und Bestrahlung nach dem Zufallsprinzip für die Verabreichung von DES (Diethylstilbestrol, eine Form von Östrogen), Tamoxifen (Wirkstoff) oder eines Placebos über einen Zeitraum von zwei Jahren ausgewählt wurden. Bei der Verlaufskontrolle fünf Jahre später hatten die Frauen, die DES erhielten, ähnlich wie jene, die Tamoxifen nahmen, die geringste Krebsrezidivrate; bei den Frauen, die das Placebo erhalten hatten, lag sie erheblich höher. Bei einer weiteren, 1985 von Palshof durchgeführten Verlaufskontrolle waren die Ergebnisse unverändert.[8]
- Louk V. a.M. Beex, Onkologe am Universitätsklinikum St. Radboud in Nijmegen in den Niederlanden, und seine Kollegen wählten 63 postmenopausale Frauen mit fortgeschrittenem Brustkrebs nach dem Zufallsprinzip für die Verabreichung von Tamoxifen oder Östrogen aus, um die Reaktion ihres Tumors zu beobachten. Obwohl man annahm, dass Tamoxifen Östrogen blockiert und daher vorteilhafter ist, stellten sie fest, dass die Tumoren bei 33 Prozent der Patientinnen, die Tamoxifen nahmen, zwar schrumpften, das überraschenderweise jedoch bei 31 Prozent der Patientinnen, die Östrogen bekamen, ebenfalls der Fall war.[9]
- Basil Stoll, ein britischer Endokrinologe, der schon früh ein Lehrbuch über die Steuerung des Hormonhaushalts bei Brustkrebspatientinnen schrieb, berichtete, dass er 65 postmenopausalen Frauen mit fortgeschrittenem Brustkrebs Östrogen und Progesteron verabreicht hatte und nach einer sechsmonatigen Behandlung eine Rückbildung des Tumors bei 22 Prozent der Frauen feststellte.[10]

Ich fand auch zahlreiche Onkologen, die den Widerspruch und selbst eine regelrechte Kollegenschelte riskierten und äußerten, es sei an der Zeit, die Durchführung der HET bei Patientinnen zu erforschen, die vormals an Brustkrebs erkrankt waren. Zum Beispiel schrieb Michael Baum, der damals Vorsitzender des Breast Cancer Trials Coordinating Committee (Koordinationskomitee für Brustkrebsstudien) in London und Mitglied der Studienabteilung für Chirurgie am Royal-Marsden-Klinikum war: „Ich halte es für nicht hinnehmbar, dass wir in Unkenntnis der Vorteile und Risiken der Verschreibung einer Hormontherapie für ehemalige Brustkrebs-Patientinnen einfach so weitermachen sollten. Es gibt Situationen, in denen die Indikationen für eine Hormonersatztherapie Vorrang vor wie auch immer gearteten theoretischen Einwänden haben müssen. Es ist einfach unmenschlich zu erwarten, dass eine Frau, die bereits die körperliche und seelische Belastung der Brustkrebserkrankung durchstehen muss, ohne Aussicht auf Hilfe auch noch manche der gravierenden Auswirkungen der Menopause erträgt, zu denen schwere Depressionen gehören können.“[11]

Mit diesem empirischen und klinischen Fundament fühlte ich mich gerüstet für eine Studie, bei der Patientinnen, deren Brustkrebs sich aufgrund der ursprünglichen Behandlung vollständig zurückgebildet hatte, die aber an Wechseljahressymptomen litten, eine HET bekommen würden. Sie würden während der Studie begleitet werden, um festzustellen, ob die HET das Rezidivrisiko von Brustkrebs erhöhte.[12]

Schritt 2: Die Auseinandersetzung mit der FDA

Am Anfang dieser Bestrebungen stand die Diskussion meines Forschungsvorschlags mit den meisten Onkologen im Großraum Los Angeles sowie mit Gynäkologen und Hausärzten. Ihre Beteiligung war unerlässlich, denn sie sollten die Daten, die ich erfassen würde, sowie die Thesen, die ich aufstellte, einer kritischen Beurteilung unterziehen, und viele von ihnen brachten ihre eigenen Patientinnen in die Studie ein, sobald sie anlief.

Alle, mit denen ich mich beriet, unterstützten ihre Durchführung, doch etliche äußerten einen wichtigen Vorbehalt: Die gesetzliche Haftbarkeit, wenn es bei einer Probandin zu einem Rezidiv kam. Daher setzte ich mich mit Ned Good in Verbindung, dem Vorsitzenden der kalifornischen Anwaltskammer, der mir erklärte, jeder könne jeden wegen allem belangen, und ein Schutz vor einem Gerichtsverfahren könne uns nicht garantiert werden. Jedoch, fügte er hinzu, der beste Schutz wäre, bereits von vorneherein sicherzustellen, dass alle Patientinnen die mit der Teilnahme an der Studie verbundenen Risiken verstanden hätten und sie mir das durch die Unterschrift auf einer Einverständniserklärung bestätigten. Das habe ich gemacht.

Dann rief ich die FDA an, die US-amerikanische Arzneimittelzulassungsbehörde, erklärte dort mein Vorhaben und fragte, ob ich ihre Zustimmung bräuchte, um weiterzumachen. Man sagte mir, wenn ich das, was ich machen wollte, als *Behandlung* bezeichnen würde, sei keine FDA-Zustimmung nötig; es sei der Behörde bewusst, dass manche Ärzte die HET bereits ohne ihre Zustimmung ehemaligen Brustkrebs-Patientinnen verordneten. Wollte ich mein Vorhaben jedoch als *Studie* bezeichnen, solle ich bei der FDA ein vollständiges Verlaufsprotokoll mit Einzelheiten zu den Methoden, den Zielen, der Begründung und Referenzen aus der medizinischen Literatur einreichen. Das dauerte zwar etwas länger, doch auch das machte ich.

Sechs Wochen nach Eingang meines Antrags meldete sich ein Arzt von der FDA, um mir mitzuteilen, dass die klinische Durchführung gestoppt worden war; als Hauptgrund nannte die FDA das möglicherweise erhöhte Rezidivrisiko der Frauen für Brustkrebs durch die Studie.

„Hat irgendjemand meinen Antrag wirklich ganz gelesen?“, fragte ich. „Auch den Teil, in dem ich die Studien beschreibe, die darauf hinweisen, dass Östrogen sicherer ist, als den meisten Ärzten klar ist, selbst für ehemalige Brustkrebs-Patientinnen?“

„Lynchen Sie nicht mich“, sagte er. „Ich bin nur der Überbringer der Nachricht.“

Ich bat um ein Gespräch mit einem Entscheidungsträger und statt eines zweiten Telefonats folgte eine Einladung; ich sollte am Valentinstag 1992 vor einem FDA-Unterausschuss in Rockville, Maryland aussagen. Bevor ich hinfuhr, traf ich mich mit Alan Wile, einem der Brustkrebsforscher, der, wie ich wusste, eine derartige Forschung gefordert hatte. Wir probten eine gemeinsame Präsentation. Ich bot an, eine Pilotstudie für dreihundert Frauen zu organisieren und Alan, der für seine Abteilung an University of California in Irvine sprach, sagte zu, dass sich seine Universität zu einer randomisierten Doppelblind-Langzeitstudie über dieses Thema mit 5 000 postmenopausalen Frauen als Probandinnen verpflichten würde, wenn wir in der Pilotstudie kein erhöhtes Risiko für ein Brustkrebsrezidiv fänden.

Wir hielten unsere Präsentation bei der Ausschusssitzung, die öffentlich zugänglich war. Eine Frauengesundheitsaktivistin beschwor den Ausschuss, unseren Antrag mit dem Argument abzulehnen, ehemaligen Brustkrebs-Patientinnen Östrogen zu geben, käme dem Verschenken einer „vergifteten Valentinstagskarte" gleich. Doch am Ende des Termins sagte die Ausschussvorsitzende, dass es ihrer Meinung nach unethisch sei, diese Studie nicht zu machen. Auf dem Heimflug warnte Alan mich jedoch davor zu glauben, dass unserem Vorhaben zugestimmt worden war.

„Für mich klang das wie eine Zustimmung", sagte ich.

„Wart's ab", riet er mir. Mehrere Wochen später ließ uns die FDA wissen, dass man – obwohl der Studie im Grundsatz zugestimmt worden sei –, die Einzelheiten, die ich für eine kleine Pilotstudie festgelegt hatte, aber ablehne. Man würde nur dem Antrag auf eine prospektive randomisierte Doppelblindstudie mit sechs- bis achttausend Probandinnen zustimmen. Ich erhob Widerspruch gegen diese Entscheidung, denn die Ausschussmitglieder wussten ja, dass es Frauen gab, die bereits an Brustkrebs erkrankt waren, und dennoch eine HET durchführten, ohne dass dabei jedoch relevante Daten erfasst wurden. Wir würden Folgedaten von unseren behandelten Patientinnen erheben, damit diese Ergebnisse nicht verloren gehen konnten. Und würden wir feststellen, dass die

HET ihnen schadete, wäre es nach unserer Meinung ganz sicher besser, das bei einer kleinen Pilotstudie festzustellen als bei einer großen.

„Tut uns leid“, lautete die Antwort der FDA (im Prinzip). „Die große Studie oder gar keine.“

Unbeirrt reiste ich nochmals auf eigene Kosten zur FDA und, das muss man der FDA zugutehalten, es wurde eine weitere Ausschusssitzung anberaumt, um mir die Gelegenheit zu einer vollständigen Darstellung zu geben. Bevor die formelle Diskussion begann, stellten mir einige der zum Ausschuss gehörenden Ärzte Fragen, die mir recht surreal vorkamen.

„Warum machen sie denn keine andere Studie?“, fragte einer von ihnen. „Warum sind Sie so auf diese spezielle fixiert?“

„Ich mache tatsächlich auch andere Studien“, sagte ich. „Weil mich jedoch die Nachweise überzeugen, dass wir bezüglich der schädlichen Wirkungen von Östrogen falsch liegen, und weil wir nicht genug über die Anwendung von Östrogen bei Frauen wissen, die Brustkrebs hatten, halte ich diese Studie für wichtig.“

„Warum müssen Sie diese Studie denn überhaupt machen?“, fragte eine Ärztin. „Stimmt es nicht, dass die meisten Ihrer Patientinnen ohnehin sterben?“

„Es tut mir leid, aber da sind Sie falsch informiert“, erklärte ich. „Die aktuellen Heilungsquoten bei Brustkrebs im Frühstadium liegen bei über 85 Prozent.“

„Vielleicht sollte ich ja mein Wissen zu diesem Thema auffrischen“, antwortete sie.

„Das wäre gut“, stimmte ich zu.

Während der darauffolgenden siebenstündigen Ausschusssitzung konnte ich kein Mitglied davon überzeugen, dass es sich lohnte, die von mir vorgeschlagene Pilotstudie vor einer großen Studie mit mehreren Tausend Frauen durchzuführen. Beim Abschied fragte ich den Vorsitzenden, was geschehen würde, wenn ich zu Hause mit meiner Studie einfach weitermachen würde. „Wir können Ihnen nicht vorschreiben, wie

Sie Ihre ärztliche Tätigkeit ausüben sollen, Dr. Bluming", sagte er. „Ich hoffe, Sie fanden unsere Kommentare hilfreich." Ich dankte für die Zeit, die der Ausschuss sich für mich genommen hatte, erklärte aber, die Kommentare seien nicht hilfreich gewesen. Dann kehrte ich nach Los Angeles zurück und begann mit der Durchführung der Studie.

Schritt 3: Die Pilotstudie

Letztendlich war die FDA einhellig der Meinung, dass meine vorgeschlagene Forschung ethisch vertretbar ist. „Wir stimmen zu", schrieb sie (schließlich) im *JAMA*, „dass klinische Studien nötig sind, um sich mit dieser Frage [der HET für Brustkrebspatientinnen] zu befassen, und wir möchten betonen, dass die Abteilung für Stoffwechsel und Endokrine Medizinprodukte der FDA am 14. Februar 1992 den Fertility and Maternal Health Products Committee (Ausschuss zu Themen von Fruchtbarkeits- und Gesundheitsprodukten für Mütter) zu einer öffentlichen Diskussion über die damit zusammenhängenden Fragen einberufen hat. Während der Beratungen stimmte der Beirat bei folgender Frage einhellig mit Ja: Ist es ethisch vertretbar, gut konzipierte klinische Studien zur Hormonersatztherapie bei Frauen durchzuführen, die wegen Brustkrebs behandelt worden sind, wenn das hauptsächliche Interesse am Ergebnis darin besteht festzustellen, ob die Behandlung ein Brustkrebsrezidiv verursacht?"[13]

Direkt nach meiner Rückkehr sprach ich beim Jahrestreffen der Gesellschaft für Gynäkologie und Geburtshilfe in Los Angeles und gab den offiziellen Startschuss für die Pilotstudie über die Auswirkungen einer Hormonersatztherapie bei ehemaligen Brustkrebs-Patientinnen. Ich vergewisserte mich, dass jede Frau die potenziellen Vorteile und Risiken der Medikamente sowie die Absicht der Studie verstand. Und ich stellte sicher, dass die „Warnung" der FDA in der Einverständniserklärung deutlich platziert war:

Obwohl die FDA die Begründung für die Untersuchung der potenziellen Vorzüge und Risiken einer Hormonersatztherapie bei ehemaligen

Brustkrebs-Patientinnen gebilligt hat, ist der für die Überprüfung dieser speziellen Studie verantwortliche FDA-Ausschuss der Ansicht, dass es aufgrund der geringen Anzahl der zu beurteilenden Probandinnen (300) und des Fehlens einer nach dem Zufallsprinzip ausgewählten Gruppe vergleichbarer Frauen, die nicht mit einer Hormontherapie behandelt werden, zu keinen aussagekräftigen Daten kommen wird. Der FDA-Ausschuss sah Anlass zu der Besorgnis, dass jegliche Ergebnisse einer so kleinen Studienpopulation mit Patientinnen, die nicht nach dem Zufallsprinzip ausgewählt wurden, im Sinne von verfrühten oder falschen Schlussfolgerungen über Nutzen oder Risiko überinterpretiert werden könnten.

Alle Frauen gaben ihre Zustimmung. Da ich wusste, dass eine Frau, die Symptome hatte, innerhalb weniger Tage wissen würde, ob sie mit Östrogen behandelt wurde oder nicht – schließlich wollten diese Frauen die HET genau deshalb machen, damit ihre Wechseljahressymptome sich bessern – gab es keine Placebo-Kontrollgruppe. (Dieses Problem – dass Probanden in vielen Studien merken, ob sie ein Medikament oder ein Placebo bekommen –, belastet viele Forschungsarbeiten, selbst die randomisierten kontrollierten Studien (RCT), die als Goldstandard gelten, sowie die WHI-Studie. Bei Studien über Wechseljahressymptome merkt eine Frau schon bald, was sie nimmt.) Ich verglich die mit Hormonen behandelte Gruppe jedoch mit Frauen, bei denen Brustkrebs im gleichen Stadium diagnostiziert worden war, die über den gleichen Zeitraum auf die gleiche Art behandelt worden waren und die im gleichen Einzugsgebiet lebten. Sollte ich also ein unvorhergesehenes Rezidivrisiko bei meinen Patientinnen entdecken oder irgendeine wissenschaftliche Arbeit finden, in der ein erhöhtes Risiko nachgewiesen wurde – das heißt, einen beliebigen Beleg dafür, dass die HET bei meinen Probandinnen „Öl ins Feuer goss“ – dann würde ich die Studie sofort abbrechen.

Ich begann 1992 mit dieser Arbeit und veröffentlichte in den nächsten 14 Jahren jährlich eine Aktualisierung über die Probandinnen mit einer hundertprozentigen Verlaufskontrolle bei den 248 Frauen, die im Laufe der Zeit an der Studie teilnahmen. Selbst die Frauen, die während dieser Jahre in einen anderen Bundesstaat umgezogen waren, versorgten mich mit medizinischen Informationen über ihren Zustand.[14] Mein Ziel war herauszufinden, ob diese Frauen ein vermehrtes Auftreten von Brustkrebsrezidiven in derselben Brust zeigten, Krebs in der anderen Brust oder Brustkrebsmetastasen irgendwo sonst im Körper entwickelten.

Und das habe ich herausgefunden: Es gab kein vermehrtes Auftreten von Krebs. Ja, einige dieser Frauen hatten ein Brustkrebsrezidiv, aber eben nicht in einem größeren Ausmaß als die vergleichbaren Frauen, die sich keiner HET unterzogen.

1997 wurde ich eingeladen, die Ergebnisse unserer Studie den anwesenden 8 500 Onkologen auf der Jahreskonferenz der Amerikanischen Gesellschaft für Klinische Onkologie in Denver vorzustellen. Vor mir war ein Arzt des National Cancer Institute (NCI, vergleichbar mit dem deutschen Krebsforschungszentrum DKFZ) mit seiner Präsentation an der Reihe. Er erzählte dem Publikum, dass „das NCI keine Studien finanziell unterstütze, die sich mit der Linderung von Symptomen oder der Krankheitsvorbeugung bei Frauen befassen, die schon einmal an Brustkrebs erkrankt waren." Aufgrund von Computermodellen, kam er zu dem Schluss: „Eine Hormonersatztherapie kann ehemaligen Brustkrebs-Patientinnen nur schaden."

Ich erinnere mich noch, dass ich dachte, man werde mich nach dieser sich bereits abzeichnenden Verurteilung durch einen Sprecher des NCI wahrscheinlich wegen meiner kleinen Studie aus einer südkalifornischen Gemeinde gleich steinigen. Doch es kam ganz anders. Nach meiner Präsentation waren alle Fragen und Kommentare vonseiten dieses großen internationalen Publikums aus führenden Onkologen und Forschern positiv. Die Publikumsreaktion auf die NCI-Präsentation war dagegen durchweg negativ.

„Lynchen Sie nicht mich", sagte der NCI-Vertreter. „Ich bin nur der Überbringer der Nachricht."

Im folgenden Jahr, 1998, informierte mich die FDA, dass der klinische Durchführungsstopp, mit dem meine Studie sechs Jahre zuvor belegt worden war – die Studie, die ich weitergeführt, über die ich jährlich berichtet und die ich 1997 beim Jahrestreffen der ASCO, der Amerikanischen Gesellschaft für klinische Onkologie, vorgestellt hatte – aufgehoben wurde.

Die Reaktionen von ASCO und FDA waren natürlich erfreulich. Doch noch erfreulicher war es zu begreifen, dass meine Studie nun Teil eines größeren Phänomens war – der Widerstand des medizinischen Establishments gegen die Behandlung von Brustkrebspatientinnen mit einer HET schmolz, ebenso wie der Widerstand gegen die brusterhaltende Entfernung von Tumoren ein Jahrzehnt vorher geschmolzen war.* In einer sorgfältigen Analyse der Forschung bis 1994 schrieben Melody Cobleigh, Onkologin am Rush-Presbyterian-St. Luke's Medical Centre in Chicago und ihre Kollegen in den Ausschüssen für Brustkrebs der Eastern Cooperative Oncology Group: „Eine Hauptsorge bei der Verschreibung einer Östrogenersatztherapie für ehemalige Brustkrebs-Patientinnen ist, dass schlafende Tumorzellen wieder aktiviert werden könnten. Überraschenderweise gibt es wenige klinische Informationen, die eine solche Sorge untermauern.[15]

Mittlerweile war ich es schon gewöhnt, dass Onkologen und Epidemiologen „überraschend wenige klinische Informationen finden", die das HET-Verbot für ehemalige Brustkrebs-Patientinnen stützen würden. Im Jahr 2000 schrieben der Onkologe Henk Verheul, jetzt wissenschaftlicher Co-Direktor des Krebszentrums Amsterdam, und seine Kollegen, dass keine der aktuellen Brustkrebsbehandlungen – Operation, Bestrahlung und Chemotherapie – negativ durch Östrogen beeinflusst wurde, selbst dann nicht, wenn es in erheblich höheren Konzentrationen verabreicht wurde als bei den normalen HET-Verschreibungen. In den verfügbaren Studien, so ihre Schlussfolgerung, „ist es nicht gelungen nachzuweisen, dass Östrogen im Falle einer Brustkrebsdiagnose die Prognose verschlechtert, den Verlauf der Krankheit beschleunigt, die Lebenszeit verkürzt oder in die Behandlung von Brustkrebs eingreift. Daraus kann gefolgert werden, dass die vorherrschende Meinung,

* Dass die Anzahl von Brustamputationen in letzter Zeit wieder steigt, worauf wir in der Einführung hingewiesen haben, liegt daran, dass Frauen Angst haben und diese Maßnahme fordern; es liegt nicht daran, dass das medizinische Establishment seine Empfehlungen geändert hat.

Östrogen und eine Östrogenbehandlung bei Brustkrebs seien schädlich, revidiert werden muss."[16]

In Finnland stellten Olavi Ylikorkala und seine Kollegin Merja Metsä-Heikkilä, beide Fachärzte für Gynäkologie und Forscher am Zentralklinikum der Universität Helsinki, fest, dass sich Gesundheitsexperten mit der Frage auseinandersetzen müssen, wie die Wechseljahressymptome von Frauen, die bereits an Brustkrebs erkrankt waren, am besten zu behandeln seien und was zur Verbesserung ihrer Gesundheit im Allgemeinen getan werden könne, da ihre Anzahl ständig steige. (Ylikorkalas eigene Forschung hatte die Vorzüge der HET zur Senkung des Risikos für vaskuläre Demenz und Herzinfarkt bei postmenopausalen Frauen belegt.) Die „kategorische Weigerung [eine HET zu verschreiben], ist ein zweischneidiges Schwert, denn diesen Frauen werden dadurch auch all die unbestrittenen gesundheitlichen Vorteile verwehrt, die eine HET bietet", äußerten sie. „Diese Weigerung wird jedoch von den empirischen Daten, die bisher zu dieser Frage zur Verfügung stehen, nicht unterstützt, denn die HET hat das Rezidivrisiko für Brustkrebs nicht erhöht."[17]

Weil ich sichergehen wollte, dass meine eigenen Ergebnisse keine Ausreißer waren, verfolgte ich in den 1990er-Jahren alle Studien, die irgendwo auf der Welt durchgeführt wurden, bei denen ehemalige Brustkrebs-Patientinnen, die sich einer HET unterzogen, mit entsprechenden Kontrollgruppen verglichen wurden. Das waren allesamt keine großen randomisierten kontrollierten Studien mit Tausenden von Frauen, von denen die FDA hoffte, dass jemand sie eines Tages durchführen würde. Bei manchen war die Anzahl der Probandinnen gering, bei anderen wieder größer, die Zeitdauer, während der die Frauen die HET bekamen, variierte auch erheblich; bei manchen Studien wurden die Patientinnen einige Monate, zwei Jahre, fünf Jahre oder länger begleitet.

Doch sehen Sie sich die Ergebnisse an, die ich zu lesen bekam und die sich wie Paukenschläge wiederholten:

- *Slowenien*: Marjetka Uršič und Sonja Bebar verglichen am Institut für Onkologie in Ljubljana 21 Frauen mit Brustkrebs, die durchschnittlich 28 Monate mit einer HET behandelt wurden, mit zwei

Kontrollpatientinnen pro Patientin. Sie stellten keine erhöhte Rezidivrate von Brustkrebs bei den Frauen fest, die Hormone bekamen.[18]

- *Australien*: John Eden, außerordentlicher Professor für reproduktive Endokrinologie an der University of New South Wales, verglich 90 ehemalige Brustkrebs-Patientinnen, die durchschnittlich 18 Monate lang mit einer HET behandelt und im Mittel sieben Jahre lang begleitet wurden, mit 180 passenden Kontrollpatientinnen. Er stellte eine geringe, aber deutlich reduzierte Rezidivrate von Brustkrebs bei den Frauen fest, die Hormone nahmen.[19]
- *Australien*: Jennifer Dew, Gynäkologin am Institut für Frauengesundheit des Royal Hospital for Women, verglich 167 Frauen, die vormals an Brustkrebs erkrankt waren und eine HET bekamen, mit 1 122 Frauen mit einer ähnlichen Vorgeschichte, die sich jedoch keiner HET unterzogen. Sie stellte keine erhöhte Rezidivrate von Brustkrebs bei den Frauen fest, die Hormone nahmen, selbst bei jenen nicht, deren Tumor Östrogenrezeptor-positiv war (auf der Zelloberfläche des Tumors sitzen Östrogenrezeptoren, die an Östrogen binden; Anm. d. Übers.). Vier Jahre später aktualisierte sie die Studie mit einer noch größeren Anzahl von Probandinnen und stellte wieder fest, dass die Anwendung der HET nicht mit einem erhöhten Rezidivrisiko von Brustkrebs einherging.[20]
- *Australien*: Eva Durna, ebenfalls Gynäkologin an der University of New South Wales, berichtete von einer retrospektiven Beobachtungsstudie mit 286 ehemaligen Brustkrebs-Patientinnen, die eine HET durchführten; sie wurden mit 686 Frauen verglichen, die vormals auch an Brustkrebs erkrankt waren und keine HET machten. (Die Frauen wurden durchschnittlich weniger als zwei Jahre begleitet, doch manche hatten die HET bis zu 20 Jahre lang gemacht.) Sie stellte bei den Frauen, die sich einer HET unterzogen, im Vergleich zu jenen, die sie nicht machten, deutlich geringere Rezidivraten und Sterbefälle durch Brustkrebs fest. Zwei Jahre später berichtete sie über eine zweite Studie mit 524 Frauen, die noch im gebärfähigen Alter waren, als sie eine Brustkrebsdiagnose bekamen. Von den 277 Frauen, die nach ihrer Diagnose und Behandlung in die Menopause kamen,

machten 119 eine HET, um ihre Wechseljahressymptome unter Kontrolle zu halten. Das Risiko, ein Rezidiv zu erleiden oder an Brustkrebs zu sterben, unterschied sich bei den Frauen, die die HET machten, nicht von jenem der Frauen, die keine machten.[21]

- *Frankreich*: Marc Espie, Onkologe am Hôpital Saint Louis in Paris, begleitete 120 Patientinnen 2,4 Jahre lang, die nach der Brustkrebsbehandlung eine HET bekamen, und ordnete jeder Patientin zwei vergleichbare Kontrollpatientinnen zu. Er stellte keine erhöhte Rezidivrate von Brustkrebs bei den Frauen fest, die die Hormone bekamen.[22]
- *Finnland*: Merja Marttunen und Kollegen am Zentralklinikum der Universität in Helsinki berichteten über 131 ehemalige Brustkrebs-Patientinnen, von denen sich 88 Frauen für eine Östrogenersatztherapie und 43 Frauen dagegen entschieden. Alle wurden durchschnittlich 2,6 Jahre begleitet. Die Forscher stellten bei den Frauen, die sich für das Östrogen entschieden, keine erhöhten Rezidivraten von Brustkrebs fest.[23]
- *Deutschland*: Matthias Beckmann und Kollegen an der Friedrich-Alexander-Universität in Erlangen überprüften nachträglich die Aufzeichnungen von 185 Brustkrebspatientinnen, von denen 64 eine HET machten und 121 nicht. Selbst nach fünf Jahren stellten sie keine erhöhten Rezidivraten von Brustkrebs bei den Frauen fest, die die Hormone nahmen.[24]

Auch in den USA kamen Forscher zu den gleichen Ergebnissen:

- *Houston, Texas*: Rena Vassilopoulou-Sellin am MD Anderson Cancer Center führte eine randomisierte prospektive Studie durch, bei der 39 Frauen, die vormals an Brustkrebs erkrankt waren, Presomen (Premarin) erhielten und mit 319 ähnlichen Patientinnen verglichen wurden, die keine Hormone bekamen. Nach 52 Monaten stellte sie keine erhöhte Rezidivrate von Brustkrebs bei den Frauen fest, die die HET durchführten.[24]
- *Irvine, Kalifornien*: Wendy Brewster, gynäkologische Onkologin und Epidemiologin, und Philip DiSaia, Leiter der Abteilung für gynäkologische Onkologie an der University of California in Irvine,

verglichen 125 Krebspatientinnen, die eine Östrogenmonotherapie oder eine Hormonersatztherapie machten, mit 362 Krebspatientinnen, die keine Hormone bekamen. Sie stellten keine erhöhte Rezidivrate von Brustkrebs bei den Frauen fest, die Hormone nahmen.[26]

- *Troy, Michigan*: Der Onkologe David Decker berichtete über eine prospektive Studie mit 277 ehemaligen Brustkrebs-Patientinnen, die durchschnittlich 3,7 Jahre eine Östrogentherapie bekamen; sie wurden mit entsprechenden Kontrollpatientinnen verglichen. Er stellte keine erhöhte Rezidivrate von Brustkrebs bei den Frauen fest, die Hormone nahmen.[27]
- *Dallas, Texas*: George Peters, Professor für Chirurgie am Southwestern Medical Center der University of Texas, verglich 64 ehemalige Brustkrebs-Patientinnen, die nach ihrer Diagnose mit Östrogen behandelt wurden, mit 563 Frauen, die vormals auch an Brustkrebs erkrankt waren und keine Hormone bekamen. Nach einer Verlaufskontrolle von durchschnittlich 12 Jahren stellte er keine erhöhte Rezidivrate von Brustkrebs bei den Frauen fest, die Hormone nahmen.[28]
- *Seattle, Washington*: Ellen O'Meara, Krebsforscherin am Fred Hutchinson Cancer Research Center der University of Washington, überprüfte die Aufzeichnungen von 2755 Frauen im Alter zwischen 35 und 74 Jahren, die zwischen 1977 und 1999 mit Brustkrebs diagnostiziert worden waren. Von ihnen machten 174 nach der Behandlung eine HET. Jede von ihnen wurde mit vier Kontrollpatientinnen aus derselben Kohorte über denselben Zeitraum verglichen und durchschnittlich 3,7 Jahre betreut. „Die HET nach Brustkrebs hat keinen negativen Einfluss auf die Rezidivrate und die Sterblichkeit", so ihre Folgerung. Stattdessen stellte sie erheblich geringere Rezidivraten von Brustkrebs fest, geringere Sterblichkeitsraten an Brustkrebs und geringere Raten bezüglich der Gesamtsterblichkeit bei den Frauen, die eine HET durchführten, im Vergleich zu jenen Frauen, die keine Hormone anwandten.[29]
- *Milwaukee, Wisconsin*: Im Jahr 2002 führten Linda N. Meurer und Sarah Lená an der Medizinischen Hochschule von Wisconsin eine

Überprüfung von neun unabhängigen Beobachtungsstudien und einer randomisierten kontrollierten Studie durch und stellten fest, dass ehemalige Brustkrebs-Patientinnen, die eine HET machten, im Vergleich zu den Kontrollpatientinnen kein erhöhtes Rezidivrisiko hatten. Bei ihrer Meta-Analyse – die insgesamt 717 Frauen umfasste, die nach ihrer Brustkrebsdiagnose eine HET durchführten und die mit 2 545 Frauen verglichen wurden, die keine machten –, stellten sie fest, dass bei den Frauen, die Brustkrebs gehabt hatten und Östrogen nahmen, in den Studienzeiträumen erheblich weniger Todesfälle (3 Prozent) auftraten, als bei den Frauen, die kein Östrogen nahmen (11,4 Prozent).[30]

Genau jetzt werden Sie wahrscheinlich sagen: „Moment mal, und was ist mit all den Studien, bei denen ein erhöhtes Rezidivrisiko festgestellt wurde?“ Gut! Ich dachte schon, Sie würden das gar nicht mehr fragen. Es gab nämlich keine. Zumindest nicht bis zur WHI-Studie, die diesmal eine Verbündete hatte, die sogenannte HABITS-Studie.

Die Gegenseite schaltet sich ein

Als die WHI im Jahr 2002 ihre Ergebnisse veröffentlichte, brach mehr als die Hälfte der sechs Millionen Frauen, die eine HET gemacht hatten, die Durchführung noch innerhalb desselben Jahres ab.[31] Doch fast gleichzeitig kam es noch zu drei weiteren Ereignissen.

Erstens wurde die Hormonforschung gestoppt: Von den 18 gemeldeten Studien, die in den 1990er-Jahren begonnen wurden, bei denen Probandinnen eine HET bekamen, die vormals von Brustkrebs oder einer anderen Krebsart betroffen waren, wurden praktisch alle auf der Stelle eingestellt. Soweit ich ermitteln konnte, war meine Untersuchung die einzige Studie, die weiterhin Probandinnen anwarb und Daten erhob.

Zweitens ließ die FDA auf der Packung von Prempro (das HET-Präparat des Pharmakonzerns Wyeth) einen Warnhinweis anbringen, der sich bis heute auf allen Östrogenpräparaten befindet. Darauf heißt es im Wesentlichen: „Nehmen Sie dieses Medikament nicht, wenn Sie schon einmal an Brustkrebs erkrankt waren.“ Es wird dort auch darauf hingewiesen, dass die Patientin, wenn sie schon Hormone nimmt, die geringst mögliche Dosis für die kürzest mögliche Zeit nehmen sollte – ein Hinweis, der nicht mehr durch Belege gestützt wird.

Und drittens wurden fast sofort Tausende von Klagen eingereicht. Ein Anwalt, der Wyeth vertrat, erzählte mir, auf dem Höhepunkt der Klagewelle sah sich Wyeth (und der Konzern Pfizer, der Wyeth gekauft hatte), mit mehr als zehntausend Prozessen konfrontiert. Etwa 8 000 Fälle waren am Bundesgericht in Arkansas in einem Gerichtsverfahren zusammengefasst, was die Abwicklung komplexer Haftungsklagen beschleunigt. Die anderen wurden auf die Landesgerichte verteilt. Die Ergebnisse der zahlreichen Verfahren fielen gemischt aus; manche wurden von den Beklagten gewonnen, andere von der Anklageseite. Der höchste Ausgleich, den die Klägerseite erzielte, waren 78,74 Millionen Dollar. „Pfizer berichtete 2012 von der Zahlung einer Sicherheitsleistung in Höhe von 896 Millionen Dollar für die Beilegung von etwa 60 Prozent der Fälle", schrieb der Anwalt. „Die Klagewelle und die Entscheidungen zugunsten von Frauen hinsichtlich ihrer gesundheitlichen Versorgung nach der Menopause wurde von den Massenmedien gesteuert, nicht von solider Wissenschaft."[32]

Sie denken vielleicht, dass sich ein Anwalt, der Wyeth vertritt, natürlich darüber beklagen würde, dass „die Massenmedien und nicht solide Wissenschaft die Klagewelle gesteuert haben." Doch viele Onkologen, Gynäkologen und Forscher pflichteten dieser Aussage bei. „Seit dem WHI-Bericht bin ich ein wenig frustriert", schrieb mir mein Kollege Phil DiSaia von der University of California in Irvine einige Jahre später. „Die Medien interessieren sich nicht für die Fakten. Ihnen scheint es nur um Schlagzeilen zu gehen. Die Tatsache, dass die Östrogenmonotherapie nicht zu einer Zunahme von Brustkrebs führte, wurde auf Seite 18 in einem kleinen Absatz untergebracht. Die grenzwertigen Statistiken über die Hormonersatztherapie waren jedoch einen großen Aufmacher wert."[33]

DiSaia war insbesondere entmutigt durch die lähmende Wirkung, die die WHI auf seine eigene Forschung hatte. Er war „davon überzeugt worden, dass eine Hormonersatztherapie bei ehemaligen Brustkrebs-

Patientinnen *nicht* kontraindiziert ist und die Rezidivrate *nicht* steigert" und deshalb hatte er versucht, eine prospektive randomisierte Studie über die gynäkologische Onkologiegruppe an seiner medizinischen Hochschule zu starten – also genau die Studie, die die FDA seinerzeit haben wollte. „Bei jeder Gelegenheit haben die Gynäkologen der Gruppe sie niedergestimmt", sagte er, wegen der WHI-Berichte. Zu der Zeit waren bereits fast 2 000 Patientinnen in die Studie aufgenommen und sie hätte beginnen können.

Doch die WHI-Studie war nicht der einzige Tiefschlag. Ein zweiter kam im Jahr 2004 mit der Veröffentlichung der HABITS-Studie (ein Akronym für *Hormonal Replacement Therapy After Breast Cancer – Is It Safe?*; zu Deutsch etwa: „Hormonersatztherapie nach Brustkrebs – ist sie ungefährlich?"). Die WHI-Forscher sahen in den Ergebnissen sofort eine Bestätigung ihrer Ansicht, dass Hormone im Allgemeinen schädlich seien und sogar noch schädlicher für Frauen, die vormals an Brustkrebs erkrankt waren. Einer der WHI-Hauptprüfer, Rowan Chlebowski, schrieb in einem Leitartikel über die HABITS-Studie, „das endgültige Wort über den Einsatz der Hormontherapie bei Frauen mit Brustkrebs ist wohl noch nicht gesprochen, aber es wird wahrscheinlich das letzte Wort sein, wenn man den Zusammenhang mit unserem sich entwickelnden Verständnis über die Auswirkungen der Hormontherapie auf chronische Erkrankungen bei Frauen berücksichtigt."[34] Nicht das endgültige, aber das letzte Wort? Was soll das heißen?

Ich habe den HABITS-Bericht, der die Beendigung der Studie ankündigt, mit großem Interesse gelesen. Er schien allem zu widersprechen, was ich Ihnen in diesem Kapitel erläutert habe, und auf diese Studie wird noch immer am häufigsten Bezug genommen, wenn es um die HET bei ehemaligen Brustkrebs-Patientinnen geht. Sie wurde von Lars Holmberg am regionalen Onkologie-Zentrum der Universitätsklinik im schwedischen Uppsala geleitet; es war beabsichtigt, 1 300 Frauen, die eine Brustkrebserkrankung überstanden hatten, nach dem Zufallsprinzip für eine HET oder ein Placebo auszuwählen und sie fünf Jahre lang zu begleiten. Man wollte der Frage nachgehen, ob sich erneut Brustkrebs entwickeln würde – ein Rezidiv in der ursprünglich befallenen

Brust, ein neuer Tumor in der anderen Brust oder Metastasen in entfernteren Körperregionen.

Die Studie wurde 2003 nach durchschnittlich nur zwei Jahren Verlaufskontrolle und nachdem lediglich 434 der vorgesehenen 1 300 Frauen teilnahmen, vorzeitig beendet. Der Grund für das plötzliche Ende war die unverhältnismäßig hohe Anzahl der Frauen in der HET-Gruppe, die erneut an Brustkrebs erkrankten: 26 Frauen in der HET-Gruppe (20 Prozent) und nur 7 Frauen aus der Kontrollgruppe ohne HET (4 Prozent). Diese Zahlen – 26 gegenüber 7 – schienen auffallend und bedeutsam.[35] Nur wenige Beobachter stellten fest, dass die Gruppen sich bezüglich des Auftretens von Metastasen oder des Sterberisikos während dieser Zeit jedoch gar nicht voneinander unterschieden; und wenn Presomen (Premarin) als Östrogenquelle benutzt wurde, gab es auch kein erhöhtes Brustkrebsrisiko.

Die Forscher aktualisierten 2008 ihre Ergebnisse mit einer Verlaufskontrolle bei mehr Teilnehmerinnen.[36] Die Ergebnisse waren noch immer besorgniserregend: Diesmal war bei 39 Frauen in der HET-Gruppe (17,6 Prozent) und bei 17 Frauen in der Kontrollgruppe ohne HET (7,7 Prozent) erneut Brustkrebs aufgetreten. Es gab jedoch wieder so manche Merkwürdigkeiten: Kein erneuter Brustkrebs bei den Frauen, deren Lymphknotenbefund positiv gewesen war (was als erhöhtes Rezidivrisiko gilt), kein Unterschied bei den Gruppen bezüglich des Auftretens von Fernmetastasen oder des Sterberisikos an der Krankheit, und auch kein erneuter Brustkrebs bei den Frauen, die nur Östrogen erhielten. Dieses Mal trat ein erhöhtes Risiko nur bei den Frauen auf, die auch Tamoxifen einnahmen (Arzneistoff zur Therapie von Brustkrebs, im deutschsprachigen Raum u. a. unter dem Namen Nolvadex im Handel; Anm. d. Übers.). Dieses Ergebnis war nun höchst seltsam, denn es widersprach vielen Forschungsarbeiten über Tamoxifen bezüglich der Vorbeugung von Brustkrebsrezidiven – egal, ob Östrogen genommen wurde oder nicht –, und es widersprach anderen Studien, die kein solch erhöhtes Risiko bei Frauen ergaben, die Östrogen und Tamoxifen nahmen.

Während der Durchführung HABITS-Studie lief gleichzeitig eine weitere HET-Studie mit schwedischen Frauen, die vormals an Brustkrebs erkrankt waren, die Stockholm-Studie. Dabei handelte es sich ebenfalls um eine prospektive randomisierte Studie von ähnlichem Ausmaß wie die HABITS-Studie. Doch in dieser Studie, bei der 188 Frauen nach dem Zufallsprinzip für die HET ausgewählt wurden und 190 Frauen ebenfalls nach Zufall keine HET erhielten, wurde kein Unterschied in der Entwicklung von erneutem Brustkrebs zwischen den beiden Gruppen und – wie bei der HABITS-Studie – auch kein Unterschied hinsichtlich der Sterblichkeit festgestellt. Bei einer Verlaufskontrolle nach zehn Jahren war dieses Ergebnis unverändert.[37]

Kritiker und Berufsverbände schalteten sich bei der HABITS-Studie fast augenblicklich ein. William Creasman, dessen Forschung auf diesem Gebiet ich bereits beschrieben habe, stellte einige beunruhigende Probleme fest: Mehr als 20 Prozent der Frauen wurden nicht in die Analyse einbezogen, weil sie nicht mindestens eine Nachfolgeuntersuchung mitgemacht hatten. Die Wahl der Hormontherapie – Presomen (Premarin) oder andere Östrogen-Progesteron-Kombinationen – wurde dem behandelnden Arzt überlassen, sodass es keine einheitlichen Verschreibungen gab. Wichtige Risikofaktoren bei Brustkrebs sind das Stadium und der Zustand der Lymphknoten, aber diese Informationen wurden nicht erfasst, als die Frauen nach Zufall für die Hormoneinnahme ausgewählt wurden oder nicht. Warum spielt das eine Rolle? Nehmen wir einmal an, Sie sind eine ehemalige Brustkrebs-Patientin und Probandin bei einer Studie, um herauszufinden, ob Hormone Ihr Rezidivrisiko erhöhen oder verringern. Doch die Forscher machen keine Mammografie oder andere Untersuchungen, um festzustellen, ob Sie gegenwärtig überhaupt krebsfrei sind. Waren die Risikofaktoren für ein Rezidiv in beiden Gruppen also überhaupt gleich? Wir wissen es nicht!

Creasman schien besonders verärgert über den redaktionellen Kommentar zu sein, der zum HABITS-Artikel gehörte. „Diese Studie kann eine vernünftige Leitlinie für Frauen mit Brustkrebs sein", so die Schlussfolgerung. Kann sie eben nicht, verdammt noch einmal, reagierte Creasman im Wesentlichen und äußerte sich in einem gemäßigteren Tonfall in medizinischen Texten: „Diese Schlussfolgerung scheint verfrüht und unbegründet zu sein.“[38]

Wenn Sie viele Studien haben, die in eine Richtung weisen, aber nur eine stark abweichende Studie, die in die andere Richtung weist, dann müssen Sie sich fragen: Was ist an all den vorhergehenden Studien falsch oder warum ist das Ergebnis dieser einen Studie so ganz anders? Von den 20 Studien, die zwischen 1980 und 2008 veröffentlicht wurden, ergab *nur* die HABITS-Studie eine Zunahme von Brustkrebs bei Frauen, die eine HET machten, und auch *nur* dann, wenn sie zusätzlich Tamoxifen nahmen. Creasman schrieb, er kenne keine Daten, die die Überzeugung untermauern, dass eine HET schädlich für Frauen ist, die an Brustkrebs erkrankt waren, außer jenen der HABITS-Studie, die die von ihm aufgezählten Mängel enthielt. „Mit Ausnahme der HABITS-Studie“, schrieb er, „belegen alle anderen Daten keine gesundheitsschädlichen Auswirkungen der Ersatztherapie bei Patientinnen nach überstandener Krebserkrankung. Eine solche Therapie bei Symptomen abzulehnen, die den Alltag so sehr beeinträchtigen können, scheint nicht zum Besten der betroffenen Frauen zu sein.“[39] Prof. Alfred Mueck, Leiter der Abteilung für Endokrinologie und Menopause an der Universitätsfrauenklinik in Tübingen, und seine Kollegen stimmten zu: Es standen mehrere prospektive randomisierte Studien und mindestens 15 Beobachtungsstudien zur Verfügung, die die HET nach Brustkrebs untersuchten, und „nur die [HABITS-]Studie zeigt ein erhöhtes Rezidivrisiko.“[40]

Die kanadische Gesellschaft für Gynäkologie und Geburtshilfe war von der HABITS-Studie ebenfalls nicht begeistert. Ihre Mitglieder veröffentlichten 2005 eine Grundsatzerklärung über den Einsatz der Hormonersatztherapie nach Brustkrebsbehandlung, die diese beiden zusammenfassenden Punkte enthielt: „Eine HET nach Brustkrebsbehandlung hat nachweislich keinen negativen Einfluss in Bezug auf ein Rezidiv und die Mortalität“ und „eine HET ist eine Option bei postmenopausalen Frauen, die bereits eine Brustkrebsbehandlung hinter sich haben.“[41] Doch JoAnne Zujewski, die Vorsitzende der Abteilung für die klinische Prüfung von Brustkrebstherapien am National Cancer Institute, war gegenteiliger Ansicht: „Zusammen mit den negativen Ergebnissen der WHI-Studie haben die meisten Ärzte in den USA und ihre Patientinnen verstanden, dass eine langfristige HET schädlich sein kann. Für die Dinge, die sie mit einer Hormonersatztherapie zu behandeln versuchten, haben wir jetzt bessere Möglichkeiten", sagte sie, „zum Beispiel Bisphosphonate zur Vorbeugung von Osteoporose und Aspirin oder Statine für die Herzgesundheit."[42] Dieses blinde Akzeptieren von fehlerhaften Daten, sowohl was die vermuteten Schäden durch eine HET, als auch die angeblich gleichwertigen Vorteile ihrer Alternativen betrifft, ist meiner Meinung nach absolut zu verurteilen.

Und so war die HABITS-Studie schließlich nicht das endgültige und schon gar nicht das letzte Wort. Weit davon entfernt, eine eindeutige Antwort zu liefern, „sahen" die Unterstützer der WHI – wie Rowan Chlebowski und JoAnne Zujewski – hier die Gefahren der HET, und Menschen wie William Creasman, Phil DiSaia und ich „sahen" hingegen merkwürdige und unglaubliche Schwierigkeiten, die die Schlussfolgerungen noch verworrener machten. Selbst der Hauptprüfer der HABITS-Studie, Lars Holmberg, vermerkte: „Wir stimmen zu, dass man die Ergebnisse einer einzelnen randomisierten Studie mit Vorsicht interpretieren sollte, insbesondere, wenn sie vorzeitig beendet wird. Wir berichteten, warum wir aufgehört haben, weitere Patientinnen für die HABITS-Studie zu gewinnen und haben nicht behauptet, dass damit ‚das letzte Wort' gesprochen ist."[43]

Fünf Jahre nachdem die Women's Health Initiative zum ersten Mal in Erscheinung trat, diskutierte ich mit zwei WHI-Unterstützern in einer zweistündigen Radiosendung vor Studiopublikum, gleich nachdem die beiden ihre Daten beim Brustkrebssymposium in San Antonio vorgestellt hatten. Unsere Diskussion war freundschaftlich, aber es war mir klar, dass beide Herren meiner Position verächtlich gegenüberstanden.

„Sie werden feststellen, Herr Dr. Bluming", sagte einer, ein international angesehener Biostatistiker, „dass Statistik nicht alles ist."

„Sie sollten das am besten wissen", gab ich zurück. „Sie sind ja der Statistiker.

Während einer Werbe-Pause wandte er sich von mir ab und sagte laut, sodass es jeder im Raum hören konnte, „ich halte die Durchführung einer HET bei ehemaligen Brustkrebs-Patientinnen für einen Kunstfehler." Ich dachte an die Chirurgen, die seinerzeit die Lumpektomie, also die Entfernung von Tumorknoten, für einen Kunstfehler hielten, an all die Studien, außer HABITS, die meine Position stützten, und auch an die Dankbarkeit der vielen Frauen in meiner Studie, und ich konnte nur anbieten, die Diskussion fortzusetzen.

Wo stehen wir heute? Die meisten neuen Forschungsarbeiten kamen zwar nach Veröffentlichung der WHI-Ergebnisse zu einem Ende, doch Wissenschaftler haben die Neubewertung der vorhandenen Belege mit Meta-Analysen fortgesetzt. Pelin Batur, eine Internistin, die der Cleveland-Klinik angeschlossen ist, und ihre Kollegen veröffentlichten eine Überprüfung von 15 Studien mit insgesamt 1 416 ehemaligen Brustkrebs-Patientinnen, die eine Hormonersatztherapie machten, im Vergleich zu einer kumulativen Kontrollgruppe von 1 998 Patientinnen.[44] Die Mehrzahl der Frauen begann zwischen zwei und fünf Jahren nach ihrer Diagnose mit der HET und blieb durchschnittlich drei Jahre dabei. Im Vergleich zu den Frauen, die keine HET machten, hatten diese Frauen ein um 10 Prozent verringertes Rezidivrisiko und sogar eine leicht geringere Sterblichkeitsrate durch Krebs oder andere Ursachen. Batur nutzte die neuesten Daten des National Cancer Institute zur Auftretenshäufigkeit und zu den Überlebensraten in den Vereinigten Staaten und berechnete, dass die durch Krebs bedingte Sterblichkeit innerhalb von sieben Jahren bei invasivem Brustkrebs 17,9 Prozent bei Frauen betrug, die keine HET machen, und 4,5 Prozent bei Frauen, die sich einer HET unterzogen.

Die Quintessenz

Vor mehr als zwei Jahrzehnten schlugen Melody Cobleigh und die Brustkrebs-Gremien der Eastern Cooperative Oncology Group eine neue Richtlinie für die Ausübung der Medizin vor. „Klinische Östrogenersatz-Studien mit Frauen, die vormals an Brustkrebs erkrankt waren, wurden zum Teil durch die Maxime *primum non nocere* (zuerst einmal nicht schaden) behindert", schrieben sie. „Ein derartiges Moralisieren verhindert eine moralische Reflexion. Die Aufgabe der moralischen Reflexion ist es, zu beurteilen, ob etwas richtig oder falsch ist. Angesichts mangelnder Belege für eine schädliche Wirkung der Östrogenersatztherapie bei ehemaligen Brustkrebs-Patientinnen sowie angesichts der potenziellen positiven Wirkungen der Therapie auf die Gesundheit von Frauen, schlagen wir eine neue Maxime vor: *primum cerior fi, tunc mone* (zuerst einmal verstehen, dann beraten)."[45]

Meine Tochter entdeckte im Alter von 35 Jahren einen Knoten in der Brust, der sich als Krebs herausstellte. Da ihre Mutter Martha auch damit diagnostiziert wurde, als sie (mit 47 Jahren) noch ziemlich jung war, ließ Martha sich auf eine mögliche genetische Disposition für Brustkrebs untersuchen, die sie an unsere Tochter hätte vererben können. Alle Tests waren negativ. Meine Tochter ließ den Tumor entfernen und wurde danach bestrahlt. Vor der Diagnose hatte sie nicht schwanger werden können und unterzog sich schließlich einer künstlichen Befruchtung, durch die mir meine Enkelin geschenkt wurde.

Als meine Tochter zwölf Jahre später in die Perimenopause, also die Jahre kurz vor der Menopause, kam, fragte sie mich, ob sie mit einer HET beginnen sollte. Wir besprachen das ausführlich und sie las einen frühen Entwurf dieses Buches. „Papa, ich bin verwirrt", sagte sie. „Immer wenn ich einen Rat zu einer medizinischen Vorgehensweise gebraucht habe, hast du mir bis jetzt die Richtung gewiesen, die du für die richtige gehalten hast. Mit deinem Rat gab es nie ein Problem. Warum sagst du mir nicht einfach, ob du glaubst, dass ich eine HET beginnen sollte oder nicht?"

Ich sagte meiner Tochter, was ich jeder Leserin dieses Buches sagen würde: „Ich kann nicht garantieren, dass der Krebs nicht wiederkommt, ob mit oder ohne HET, aber ich möchte, dass du gesund bleibst, für ein, wie ich hoffe, langes Leben, das du noch vor dir hast, und ich habe dich mit den Belegen über die Vorteile und die Risiken der HET versorgt. Du und ich, wir sehen beide ein, dass eine Entscheidung gegen die HET

Folgen hat – du würdest ihre zahlreichen Vorteile verlieren –, ebenso wie eine Entscheidung dafür."

Ich dachte an die kluge Beobachtung von Siddhartha Mukherjee: „Es ist einfach, perfekte Entscheidungen zu treffen, wenn man perfekte Informationen hat", schrieb er in *The Law of Medicine* (zu Deutsch etwa: „Das Gesetz der Medizin"; nur in englischer Sprache erhältlich).[46]

Auf meinen Rat hin, aber mit ihrem vollen Einverständnis, entschloss meine Tochter sich zu einer Hormonersatztherapie.

Kapitel 7

Progesteron und die „Pille“

Seit einigen Jahren werden Avrum, wann immer er über die Vorzüge der HET und die Fehleinschätzungen bezüglich der Schäden durch Östrogen geschrieben oder Vorträge gehalten hat, Fragen der Art „Und was ist mit ...?“ gestellt.

Also, was ist mit Progesteron? „Ich weiß selbst“, schrieb ihm eine Frau in einer E-Mail, „dass das Dilemma nicht mehr die Einnahme von Östrogen ist, sondern es inzwischen darum geht, was man in Bezug auf Progesteron tun soll, das anscheinend zum neuen Bösewicht geworden ist. Ich habe sogar schon darüber nachgedacht, mir die Gebärmutter entfernen zu lassen, damit ich kein Progesteron nehmen muss und nicht seinen Nachteilen ausgesetzt bin, obwohl ich das für geradezu lächerlich radikal halte.“ (Das ist es auch.)

Und was ist mit der Antibabypille? „Meine Tochter nimmt die Pille“, schrieb eine ältere Frau, „aber ich erinnere mich an früher, als sie noch sehr viel Östrogen enthielt, und ich misstraue ihr seitdem. Sollte ich mir Sorgen machen? Erhöht die Pille das Brustkrebsrisiko?“

Schauen wir uns die Fakten an.

Was ist mit Progesteron?

Progesteron wurde Anfang der 1930er-Jahre von Wissenschaftlern in mehreren Ländern isoliert, die sich gemeinsam für diesen Namen entschieden, weil es sich um das Hormon handelt, das eine Schwangerschaft unterstützt (*pro gestation*, also „für die Schwangerschaft“). Progesteron stimuliert die Zellen der Gebärmutterschleimhaut (Endometrium) dazu, sich zur Vorbereitung auf die mögliche Einnistung einer befruchteten Eizelle zu vermehren. Der Spiegel des zirkulierenden Progesterons steigt in der zweiten Hälfte des Menstruationszyklus an, sinkt aber wieder auf den Ruhewert ab, wenn es nicht zu einer Befruchtung kommt. Findet eine Befruchtung statt, steigt der Progesteronspiegel weiter an und stimuliert die Endometriumzellen zur Bereitstellung eines nährenden Milieus für den Embryo und späteren Fötus.

Heute wird der Begriff Progesteron häufig in irreführender Weise für eine ganze Reihe ähnlicher, aber unterschiedlicher Präparate verwendet. In den Vereinigten Staaten ist die am häufigsten verwendete natürliche Form dieses Hormons das mikronisierte Progesteron, das unter dem Namen Prometrium verkauft wird (im deutschen Sprachraum ist es als Arefam, Crinone, Progestogel und Utrogest im Handel; Anm. d. Übers.) Im Gegensatz dazu sind Progestine synthetische Verbindungen, die die Aktivität des Progesterons nachahmen. Das in den USA am häufigsten verschriebene Progestin ist Medroxyprogesteronacetat (MPA, das unter dem Namen Provera [im deutschsprachigen Bereich als Prodafem] verkauft wird). Prempro, eine häufige Form der Hormonersatztherapie, ist eine Kombination aus Östrogen und MPA; das war die Art der HET, die in der WHI-Studie eingesetzt wurde.

Wir können Avrums erster Fragestellerin also gleich auf Anhieb antworten: Behalten Sie Ihre Gebärmutter und verwenden Sie Progesteron. Doch sie hatte mit ihrer Beobachtung recht, dass „Progesteron anscheinend zum neuen Bösewicht geworden ist“. Die WHI-Studie berichtete 2002, dass die alleinige Gabe von Östrogen das Brustkrebsrisiko nicht erhöhte; wie wir das in den Folgejahren diskutiert haben, in denen die Verlaufskontrollen gemacht wurden, ging es tatsächlich mit einem geringeren Risiko einher.[1] Ein Forscher fasste das folgendermaßen zusammen: „Das einzige statistisch bedeutsame Ergebnis bei allen Probandinnen (von 50 bis 79 Jahren), die an der Östrogenmonotherapie-Studie für die kumulative Langzeit-Verlaufskontrolle über 13 Jahre teilnahmen, war eine Verringerung von invasivem Brustkrebs mit CCE (*Conjugated Equine Estrogens*) [Presomen / Premarin].“[2]

Um also weiter Argumente gegen die HET zu liefern, begannen die WHI-Prüfer und ihre Unterstützer zu behaupten, dass das zugegebene Progesteron schädlich sei.[3] Die Anzahl der Frauen, die eine HET machten, war viel größer als jene, die sich für eine Östrogenmonotherapie entschieden, und sie bekamen nun verständlicherweise Angst. Noch einmal: Progesteron wird durch deutliche Belege entlastet. Es wird tatsächlich – wie Östrogen – oft zur Behandlung eingesetzt:

- Hendrik Van Veelen und seine Kollegen der medizinischen Abteilung des Deaconess-Krankenhauses im niederländischen Leeuwarden führten 1986 eine prospektive randomisierte Studie mit postmenopausalen Patientinnen durch, die an fortgeschrittenem Brustkrebs litten. Die eine Hälfte wurde mit dem Progestin MPA und die andere mit Tamoxifen (Nolvadex) behandelt. Sie stellten fest, dass es bei 44 Prozent der mit dem Progestin behandelten Probandinnen zu einer teilweisen oder vollständigen Remission kam; im Vergleich dazu waren es 37 Prozent bei den Frauen, die Tamoxifen (Nolvadex) erhielten. Tatsächlich war MPA bei der Behandlung von Knochenmetastasen sowie bei Frauen über 70 Jahren noch wirksamer als Tamoxifen. Eine 1993 vorgenommene Überprüfung aller veröffentlichten randomisierten klinischen Studien, die Tamoxifen mit Progestin bei metastasierendem Brustkrebs postmenopausaler Frauen verglichen, bestätigte diese Ergebnisse.[4]
- Bei einer randomisierten kontrollierten Studie mit 1 000 Frauen, die kurz vor der Brustkrebsoperation standen, injizierte Rajendra Badwe, ein chirurgischer Onkologe im indischen Mumbai, der Hälfte von ihnen 5 bis 14 Tage vor der Operation eine Einzeldosis Progesteron. Fünf Jahre später hatte sich die Gesundheitsprognose für Frauen, deren Lymphknoten beteiligt waren, im Vergleich zu jenen, die kein Progesteron bekommen hatten, durch diese Injektion erheblich verbessert.[5] (Die Frauen ohne Lymphknotenbeteiligung hatten bereits eine günstige Prognose.)
- Frauen mit einem Progesteronmangel – zum Beispiel durch eine chronische Erkrankung, die die Ovulation verhindert – haben ein höheres Brustkrebsrisiko; bei einer kontrollierten Studie mit mehr

als 1 000 Frauen im gebärfähigen Alter, die einen Progesteronmangel hatten, war es um das Fünffache erhöht.[6]

- Der Epidemiologe Brian Strom (inzwischen im Ruhestand) und seine Kollegen am Zentrum für klinische Epidemiologie und Biostatistik an der University of Pennsylvania führten eine Studie mit 4 575 nach dem Zufallsprinzip ausgewählten Frauen durch, die vormals an Brustkrebs erkrankt waren. Beim Vergleich dieser Probandinnen mit 4 682 Kontrollpatientinnen stellten sie fest, dass die vierjährige Einnahme von Empfängnisverhütungsmitteln, die nur Progestin enthielten, das Rezidivrisiko nicht erhöhte.[7]

Progesteron kann die Überlebenschancen bei Brustkrebs steigern. 2015 berichteten Hisham Mohammed und sein Team vom Dame-Roma-Mitchell-Labor an der University of Adelaide, dass die Rezeptoren, die die Aktivität von Östrogen und Progesteron vermitteln, mit der DNA wechselwirken, um das Wachstum bei einer überwiegenden Mehrheit von Brustkrebsfällen zu steuern. Diese Entdeckung kann ein gutes Zeichen für gezielte Behandlungen sein. Zwei Jahre später berichtete Jason Carroll vom Krebsforschungsinstitut des Vereinigten Königreichs in Cambridge, dass natürliches Progesteron die Progesteronrezeptoren auf einer Brustkrebszelle stimulieren kann, was zu einer Unterdrückung ihres Wachstums führt.[8]

Also, legten einige Prüfer nahe, dann sind vielleicht nicht so sehr die natürlichen Formen des Progesterons das Problem, sondern die Progestine, die synthetischen Versionen, die bei der WHI-Studie eingesetzt wurden. Und wer hatte diese Idee? Richtig: Die Daten, die die Kombination von Östrogen und Progestin mit einem erhöhten Brustkrebsrisiko in Zusammenhang brachten, kamen größtenteils von der WHI selbst, deren eigene Ergebnisse in dieser Sache, wie wir gesehen haben, in ihren Folgeberichten kaum statistisch relevant und dazu widersprüchlich waren. Tatsächlich haben einige Forscher behauptet, dass die WHI-Studie kein wirklich erhöhtes, doch ein statistisch zweifelhaftes Risiko gefunden habe.[9] Selbst wenn dieses erhöhte Risiko erwähnenswert wäre, sollte es relativiert werden, was Richard Santen, Endokrinologe und Professor für Medizin an der University of Virginia, und seine Kollegen sorgfältig gemacht haben. Sie selbst glauben nicht, dass die HET wegen der mutmaßlichen Brustkrebsrisiken länger als ein paar Jahre gemacht werden sollte, aber sie bestätigten, dass das Risiko gering ist. „Legen wir die schlimmste anzunehmende Analyse zugrunde“, schrieben sie, „dann hat eine 50 Jahre alte Frau, die 10 [Jahre] lang eine Östrogen-Progestin-Kombination nimmt, lediglich ein Brustkrebsrisiko von 4 Prozent. Ohne eine HET läge das Risiko bei 2 Prozent. Diese Statistiken klingen beruhigender, wenn man sie als die prozentuale Anzahl von Frauen zum Ausdruck bringt, die frei von Brustkrebs bleiben. Zum Beispiel haben Frauen, die zehn [Jahre] lang eine HET machen, eine Chance von 96 Prozent, gegenüber 98 Prozent der Frauen, die keine HET machen, nicht an Brustkrebs zu erkranken.[10]

Man weiß noch immer nicht, warum Progestin mit einem leicht erhöhten Risiko einhergehen sollte als Progesteron. Manche Progestine stimulieren Androgenrezeptoren (die sowohl bei Frauen als auch bei Männern vorhanden sind, wenn auch offenbar in unterschiedlichen Mengenverhältnissen), und ein hoher Spiegel an freiem Testosteron (einem Androgen) ist als Risikofaktor für Brustkrebs vor und nach der Menopause identifiziert worden.[11] Eine Studie mit Tieren, die gewisse Bedenken hinsichtlich der Progestine unterstützt, wurde von dem Gynäkologen und Geburtshelfer Angiolo Gadduci und seinem Team an der Universität Pisa durchgeführt. Sie entfernten die Eierstöcke von erwachsenen Affenweibchen, die dann nach dem Zufallsprinzip Östrogen plus Progestin oder ein Placebo erhielten. Bei den Affen, die Progestin bekamen, vermehrten sich die einschichtigen Epithelzellen, die die Milchgänge der Brust auskleiden, stärker. Als man ihnen mikronisiertes (natürliches) Progesteron anstatt des Progestins gab, trat keine Zellproliferation auf.[12] Nochmals, der genaue biologische Mechanismus hinter diesem Ergebnis ist unklar, doch ein Grund ist vielleicht, dass das mikronisierte Progesteron die Androgenrezeptoren nicht stimuliert, wie das die Progestine tun. Eine im Jahr 2005 von dem Gynäkologen und Geburtshelfer Carlo Campagnoli und seinen Kollegen an der Frauenklinik Sant‘Anna in Turin durchgeführte ausgedehnte Überprüfung der Literatur ergab, dass die orale Verabreichung von mikronisiertem Progesteron jegliches erhöhte Brustkrebsrisiko beseitigte, das mit einer HET in Verbindung gebracht wird.[13]

Aufgrund dieser Studien könnte man davon ausgehen, dass Frauen, die eine HET machen wollen, Progesteron oral in seiner mikronisierten Form nehmen sollten, um ganz sicher zu gehen. Doch selbst dann sprechen wir von extrem geringen Risikounterschieden zwischen Progesteron und Progestin – einer Delle von nicht mehr als zwei Prozent. Manchen Frauen, unter anderem Avrums Frau Martha, geht es in Bezug auf die Nebenwirkungen mit (dem Progestin) Prodafem (Provera) besser als mit mikronisiertem Progesteron. Und denken Sie daran, selbst wenn die HET mit Progestin das Brustkrebsrisiko um 2 Prozent erhöht – wir haben Sie mit Belegen bombardiert, dass Frauen, die eine HET machen, länger leben und seltener an Brustkrebs sterben als jene Frauen, die keine machen.

Eine weitere wichtige Überlegung zu den Vorzügen der HET sollte man nicht vergessen: Sie senkt das Risiko beträchtlich, an Darmkrebs zu erkranken, der in den USA die dritthäufigste Krebsart ist. Die Prognosen für 2018 lagen bei jährlich nahezu 100 000 Neuerkrankungen und einer viel zu hohen Sterberate von 52 Prozent.[14] Die Darmkrebszahlen sind jedoch bei Frauen, vor allem im gebärfähigen Alter, durchweg niedriger, was nahelegt, dass Östrogen vor dem Wachstum von Krebszellen im Darm schützt.[15]

Im Laufe von Jahrzehnten haben zahlreiche Forscher festgestellt, dass Frauen, die eine HET in Tablettenform machen (anstelle von Hormonpflastern auf der Haut), ein geringeres Darmkrebsrisiko haben sowie ein geringeres Risiko, an Darmkrebs zu versterben, im Vergleich zu jenen Frauen, die keine Hormone nehmen.[16] Nicht alle Studien sind zu diesen Ergebnissen gekommen,[17] doch sie überwiegen. Das gilt selbst für die WHI-Studie: In einer Analyse aller Frauen, die daran teilnahmen, stellten der Krebsforscher Arthur Hartz vom Huntsman Cancer Institute der University of Utah und seine Kollegen fest, dass die HET in jeder Form das Darmkrebsrisiko um 30 Prozent senkt. Eine ähnliche Studie ergab, dass sowohl eine Östrogenmonotherapie als auch eine HET (Östrogen plus Progestin) – wie auch immer verabreicht, ob als

Pflaster oder Tablette – mit einer „starken Senkung“ des Darmkrebsrisikos einhergingen.[18]

Und was ist mit der Antibabypille?

Das erste orale Empfängnisverhütungsmittel, Enovid, wurde 1960 (in den USA) zugelassen, wenngleich seine Verschreibung in 26 Bundesstaaten (wie jede andere Empfängnisverhütung auch) für unverheiratete Paare illegal war. (Die erste Pille, die 1961 auf den deutschen Markt kam, war Anovlar; Anm. d. Übers.). In seiner Grundsatzentscheidung Griswold gegen Connecticut fünf Jahre später, verfügte das Oberste Bundesgericht, dass das staatliche Verbot der Geburtenkontrolle bei Ehepaaren verfassungswidrig sei. Bis 1972, im Fall Eisenstadt gegen Baird, war das Gericht nicht mutig genug, die Geburtenkontrolle für alle amerikanischen Frauen zu legalisieren.

Das in den Empfängnisverhütungsmitteln am häufigsten verwendete Östrogen ist Ethinylestradiol. In den frühen Jahren, als die „Pille“ Östrogen in relativ hoher Dosis enthielt (bei Enovid waren es 10 mg Ethinylestradiol), kam es bei einer geringen, aber Besorgnis erregenden Anzahl von Frauen zu Thrombosen (Blutgerinnseln), meist in den Beinvenen. Manchmal lösten sich Teile dieser Gerinnsel, wanderten in die Lunge und verursachten eine Lungenembolie, die in manchen Fällen zum Tod führte.[19] Diese tödliche Komplikation war ganz klar nicht hinnehmbar, und der Schock, dass ansonsten gesunde junge Frauen davon betroffen waren, löste einen landesweiten Aufruhr aus. Infolgedessen wurde die Hormondosis in diesen Präparaten gesenkt und es kam nur noch äußerst selten zu einer Embolie.[20] Die heutigen oralen Empfängnisverhütungsmittel enthalten Ethinylestradiol in verschiedenen Dosierungen. Bei manchen liegt die Dosis höher als in HET-Präparaten, bei manchen ist sie niedriger. Manche der niedrig dosierten enthalten nur 0,01 mg Ethinylestradiol (sogenannte Mikropillen; Anm. d. Übers.) und werden tendenziell hauptsächlich Frauen im gebärfähigen Alter verschrieben, die verhüten wollen, aber auch unter unregelmäßigen oder schweren Menstruationen oder an hormonell bedingten Symptomen leiden, die ihre Lebensqualität beeinträchtigen. Diese Präparate enthalten genug Östrogen, um Hitzewallungen und andere vasomotorische Symptome zu lindern.[21] (Die Progesteronkomponenten sind in Empfängnisverhütungsmitteln und in der HET oft vergleichbar.)

In allen diesen Dosierungen gehören die oralen Verhütungsmittel zu den wirksamsten uns zur Verfügung stehenden Methoden der Geburtenkontrolle, ihre Fehlerquote liegt bei unter einem Prozent, wenn sie nach Vorschrift eingenommen werden. Ihre Sicherheit wird inzwischen auch seit fast 60 Jahren erforscht und für Frauen, die sich Sorgen wegen eines Zusammenhangs zwischen Östrogen und Brustkrebs machen, sind die Ergebnisse enorm beruhigend – selbst für diejenigen, die schon einmal an Brustkrebs erkrankt sind:

- Im Laufe der 1980er-Jahre ergab eine Reihe groß angelegter Studien, die von der Krebs- und Steroidhormon-Forschung (CASH, von engl. *Cancer and Steroid Hormone Study*) der CDC durchgeführt wurden, wiederholt keinen signifikanten Zusammenhang zwischen der Einnahme von oralen Kontrazeptiva und Brustkrebs, selbst wenn sie in einem frühen Alter, vor der ersten Schwangerschaft, zum Zeitpunkt der Diagnose oder von Frauen, in deren Familie es Brustkrebsfälle gab, genommen wurden.[22] (Die Zuständigkeit der CDC, der Zentren für Krankheitskontrolle und Prävention, von engl. *Centers for Disease Control and Prevention*, entspricht in etwa der des Robert-Koch-Instituts in Deutschland; Anm. d. Übers.)
- Im Jahr 2002 wurden 4 574 Frauen mit Brustkrebs und 4 682 Kontrollpatientinnen in einem weiteren Bericht der CDC evaluiert. Mehr als 75 Prozent dieser Frauen nutzten ein orales Verhütungsmittel oder hatten es genutzt. Die Forscher stellen kein erhöhtes Brustkrebsrisiko in Zusammenhang mit der Einnahmedauer oder dem Einstiegsalter fest (das galt auch für Frauen unter 20 Jahren).[23]
- Im Jahr 2007 ergab eine große britische Kohortenstudie mit 46 000 Frauen, von denen die Hälfte oral verhütete und die alle durchschnittlich 24 Jahre begleitet worden waren, keinen Unterschied

bezüglich des Auftretens von Brustkrebs zwischen den Frauen, die oral verhüteten und jenen, die das nicht taten.[24]

- Im Jahr 2008 führten Jane Figueiredo, Epidemiologin und Professorin für Präventivmedizin an der Keck-Hochschule für Medizin der University of Southern California, und ihre Kollegen die WECARE-Studie durch (von engl. *Women's Environment, Cancer and Radiation Epidemiology*; zu Deutsch etwa: „Die Epidemiologie von Umwelt, Krebs und Strahlung bei Frauen"; das Akronym WECARE bedeutet „Wir kümmern uns"; Anm. d. Übers.), eine bevölkerungsbezogene Fallkontrollstudie mit 708 Frauen, die beidseitigen Brustkrebs hatten, und 1 395 Frauen, die nur einseitig an Brustkrebs erkrankt waren. Sie stellten fest, dass die orale Verhütung vor oder nach der Entwicklung des primären Brustkrebses das Krebsrisiko für die andere Brust nicht erhöhte. Das Risiko stieg nicht durch die längere Einnahme von Verhütungsmitteln oder bei den Frauen, die damit in jüngeren Jahren begannen. Zwei Jahre später fanden sie in einer Nachfolgestudie mit Frauen mit primärem Brustkrebs, die auch Trägerinnen der BRCA1- oder BRCA2-Mutation waren, ebenfalls keinen Zusammenhang zwischen der Einnahme von oralen Verhütungsmitteln und dem Brustkrebsrisiko für die andere Brust.[25]
- Die Nurses' Health Study, die Langzeit-Studie über die Gesundheit von Krankenschwestern, berichtete 2010, dass von den 1 344 Brustkrebspatientinnen nur sehr wenige Frauen (57, um genau zu sein), die mehr als acht Jahre lang oral verhütet hatten, ein geringfügig erhöhtes Brustkrebsrisiko aufwiesen, das aber nur bei jenen beobachtet wurde, die ein für seine Androgenrezeptoren-stimulierende Wirkung bekanntes Progestin nahmen. Da davon jedoch nur eine sehr geringe Anzahl dieser Patientinnen betroffen war, kamen die Forscher zu dem Schluss, dass „die Einnahme von oralen Verhütungsmitteln aktuell keine hauptsächliche Ursache von Brustkrebs ist."[26]
- Eine Meta-Analyse von 13 prospektiven Studien mit 11 722 Brustkrebsfällen unter 850 000 Probandinnen fand im Jahr 2013 keinen deutlichen Zusammenhang zwischen der Einnahme von oralen Verhütungsmitteln (früher oder aktuell) und Brustkrebs.[27]

- Wie schon andere Ergebnisse im Hinblick auf Östrogen zeigten, lebten Brustkrebspatientinnen tendenziell länger, wenn die Frauen zum Zeitpunkt ihrer Diagnose oral verhüteten, im Vergleich zu Frauen, die kein Östrogen nahmen.[28]

Doch hier kommt eine wirklich verblüffende Nachricht: Die Anzahl der jedes Jahr in den Vereinigten Staaten diagnostizierten Fälle von Eierstockkrebs beträgt 10 Prozent der Fälle von neu diagnostiziertem Brustkrebs – das heißt 22 000 Diagnosen von Eierstockkrebs gegenüber 220 000 Diagnosen von Brustkrebs. Bei Eierstockkrebs sind Behandlung und Heilung viel schwieriger, es gibt noch immer keine guten Screeningtests dafür und die Sterblichkeitsrate (63 Prozent) war auch 2018 noch um ein Vielfaches höher als die bei einem neu diagnostizierten Brustkrebs.[29] Dennoch legen die verfügbaren Belege nahe, dass orale Verhütungsmittel das Risiko für Eierstockkrebs um 40 bis 80 Prozent senken.[30] Bei einer Studie sahen sich der Epidemiologe Martin Vessey und seine Kollegen von der University of Oxford die Fälle von mehr als 17 000 Frauen an, die zwischen 1968 und 1974 in Kinderwunschkliniken behandelt und bis 2004 betreut wurden. Frauen, die orale Verhütungsmittel eingenommen hatten, erkrankten mit einer um 40 Prozent geringeren Wahrscheinlichkeit an Eierstockkrebs als jene Frauen, die nicht oral verhütet hatten. Außerdem wurde das Gesamtrisiko für Eierstockkrebs bei Frauen, die mehr als zehn Jahre lang oral verhüteten, um ganze 80 Prozent gesenkt und dieser Vorteil blieb fast 20 Jahre nach Absetzen der oralen Verhütung erhalten.[31]

Wie wir schon in Kapitel 1 erwähnten, wenn Sie sich mit epidemiologischen Studien beschäftigen – egal, ob sie viele oder wenige Probanden umfassen –, stimmen die Ergebnisse niemals hundertprozentig überein. Daher müssen wir uns das Gesamtbild ansehen, dass sich aus allen Belegen ergibt, selbst wenn einige wenige nicht dazu passen. Was Verhütungsmittel und Brustkrebs betrifft, fügen sich wie üblich ein paar Mosaiksteinchen nicht so harmonisch in das große Bild ein und diese Steinchen – die ein kleines, aber deutlich erhöhtes Brustkrebsrisiko bei den Frauen zeigen, die oral verhüten – sollten berücksichtigt werden.

Die Arbeitsgruppe zum Thema „Hormonelle Faktoren bei Brustkrebs" (*Collaborative Group on Hormonal Factors in Breast Cancer*) führte im Jahr 1996 eine Meta-Analyse von 54 epidemiologischen Studien aus der ganzen Welt über orale Verhütung und invasiven Brustkrebs durch.[32] Nach einer erneuten Analyse der Daten von 53 297 Frauen mit Brustkrebs und 100 239 Frauen ohne Brustkrebs stellten sie fest, dass die Frauen, die orale Verhütungsmittel einnahmen, ein geringfügig erhöhtes Risiko für einen invasiven Brustkrebs hatten, das auch Jahre nachdem sie orale Verhütung abgesetzt hatten noch anhielt. Es war jedoch ein sehr geringes erhöhtes Risiko. Die Frage ist – wie gering? Gering genug, dass die Autoren einer 2004 veröffentlichten Folgeuntersuchung es vom Tisch wischten. Da die Brustkrebsraten unter den Frauen, die jung genug waren, um oral zu verhüten, so niedrig seien, sagten sie damals, und da die absoluten Zahlen der Frauen in der Stichprobe, die an Brustkrebs erkrankten, dementsprechend ganz gering seien, sei das Brustkrebsrisiko aufgrund von oralen Verhütungsmitteln belanglos.[33]

Trotzdem, so sicher, wie die Nacht auf den Tag folgt, so sicher wird es auch immer Schauergeschichten geben. Sie sind … gruselig. Sie wecken unsere Aufmerksamkeit. Sie ziehen Leser an. Sie verkaufen sich gut. Und so rief uns, wie vorherzusehen war, 2017 eine Freundin an und befragte uns zu einem Beitrag in der *New York Times*, der ihr Sorgen machte:

Studie findet heraus:
Die „Pille" wird immer noch mit Brustkrebs in Verbindung gebracht

Die Schlagzeile war dramatisch und der Untertitel auch: „Frauen, die die Antibabypille nehmen oder eine Spirale benutzen, die Hormone abgibt, haben ein höheres Risiko als jene Frauen, die hormonfreie Methoden anwenden, berichteten Wissenschaftler in Dänemark."[34] Es wurde ein Artikel wiedergegeben, der gerade im *New England Journal of Medicine* veröffentlicht worden war, eine prospektive landesweite Kohortenstudie mit 1,8 Millionen dänischen Frauen im Alter zwischen

15 und 49 Jahren, die über zehn Jahre hinweg betreut worden waren. Die Forscher stellten bei den Frauen, die aktuell oder früher orale Verhütungsmittel nutzten, und bei Frauen, die eine Progestin freisetzende Spirale eingesetzt bekommen hatten, ein erhöhtes Brustkrebsrisiko fest.[35]

Die Reporterin der *New York Times*, Roni Caryn Rabin, merkte sofort an, dass das „absolute Risiko gering war“. Tatsächlich betonte David J. Hunter, Professor für Epidemiologie und Medizin an der University of Oxford, in einem begleitenden Leitartikel im *NEJM* mit dem Titel „Oral Contraceptives and the Small Increased Risk of Breast Cancer“ (zu Deutsch etwa: „Orale Kontrazeptiva und das geringfügig erhöhte Brustkrebsrisiko“), wie geringfügig es tatsächlich war – nämlich „eine Zunahme von etwa 1 neuen Brustkrebsfall pro 7 690 Frauen, die aktuell hormonelle Verhütungsmittel benutzen oder früher benutzt haben.“ Er stellte die Ergebnisse in einen Zusammenhang mit den vorherigen Forschungen, darunter auch mit den Studien, die ein erhöhtes Risiko festgestellt hatten, etwa die Arbeitsgruppe „Hormonelle Faktoren bei Brustkrebs“ (*Collaborative Group on Hormonal Factors in Breast Cancer*), und auch mit solchen, die keines feststellten, wie die Berichte der CDC. Er kam, wie auch die Arbeitsgruppe, zu dem Schluss, dass die klinischen Auswirkungen dieser Studie „im Zusammenhang mit der geringen Auftretenshäufigkeit von Brustkrebs bei jüngeren Frauen gesehen werden müssen“ und betonte, dass die meisten der neuen Brustkrebsfälle, die bei der Studie auftraten, Frauen über 40 Jahre betrafen, die immer noch oral verhüteten. Ganz besonders wichtig ist, schrieb er, „dass das Brustkrebsrisiko gegen die Vorteile der Anwendung oraler Verhütungsmittel abgewogen werden muss“, und ihre vielen eindrucksvollen Vorteile überwogen die Risiken bei Weitem: Sie boten eine wirksame Empfängnisverhütung, halfen Frauen, die unter schmerzhaften Menstruationen oder anormal starken Blutungen litten, und gingen mit einer erheblichen Senkung des Risikos einher, später Eierstock-, Gebärmutter- und Darmkrebs zu entwickeln.[36]

Und als wollte die Reporterin das Wesentliche noch hervorheben, fügte sie den folgenden Hinweis genau in die Mitte ihrer Geschichte ein:

Lesen Sie ebenfalls:
Orale Verhütungsmittel schützen auch vor Brustkrebs

Und das tun sie tatsächlich, wie eine Studie aus dem Jahr 2018 im *Journal of the American Medical Association: Oncology* berichtete. Kara Michels und ihre Partner in der Abteilung für Krebsepidemiologie und Genetik des National Cancer Institute veröffentlichten die Ergebnisse einer prospektiven Analyse von mehr als 196 536 Frauen, die von 1995 bis 2011 begleitet wurden. Etwa die Hälfte der Frauen nahm zum Zeitpunkt der Aufnahme in die Studie orale Kontrazeptiva ein. Die Forscher stellten ein um 40 Prozent reduziertes Risiko für Eierstockkrebs bei den Frauen fest, die mindestens zehn Jahre lang oral verhütet hatten, sowie eine ähnliche Senkung der Auftretenshäufigkeit von Gebärmutterkrebs. Sie fanden jedoch keinen Zusammenhang zwischen der Einnahme oraler Verhütungsmittel und der Wahrscheinlichkeit einer Entwicklung von Brustkrebs.[37]

Die Quintessenz

Da sich viele Frauen Sorgen über die möglichen Risiken von Progesteron und oralen Empfängnisverhütungsmitteln machen, lassen Sie uns noch einmal wiederholen:

- Das Wort Progesteron, das natürliche Hormon, das die Schwangerschaft unterstützt (*pro gestation*), wird oft für verschiedene Präparate verwendet. Die am häufigsten benutzte natürliche Form ist mikronisiertes Progesteron. Im Gegensatz dazu sind Progestine synthetische Verbindungen, die die Aktivität von Progesteron nachahmen. In den Vereinigten Staaten ist das am häufigsten verschriebene Progestin Medroxyprogesteronacetat (MPA, Provera bzw. Prodafem).
- Auch wenn Progesteron zu einem „neuen Bösewicht" in der Argumentation gegen die HET geworden zu sein scheint, überwiegen die Belege, die es entlasten. Progesteron wird, wie Östrogen, oft zur

wirksamen Behandlung von Frauen mit Brustkrebs eingesetzt und kann sogar die Sterbefälle durch Brustkrebs senken.

- Prüfer haben berichtet, dass es bei Frauen, die eine HET machten, kein erhöhtes Brustkrebsrisiko gab, wenn sie die orale (natürliche oder bioidentische) mikronisierte Form von Progesteron verwendeten; sie fanden ein sehr geringfügig erhöhtes Risiko – 2 Prozent –, wenn es sich um ein synthetisches Progestin handelte. Manche Frauen, die eine HET machen, vertragen ein Progestin besser als mikronisiertes Progesteron. Aufgrund des Gesamtergebnisses, dass Frauen, die eine HET machen, länger leben und deutlich seltener an Brustkrebs sterben als Frauen, die keine HET anwenden, sollten auch diese Frauen nicht beunruhigt sein.
- Frauen, die eine Östrogenmonotherapie machen oder eine beliebige Hormonersatztherapie-Rezeptur (Östrogen und Progestin / Progesteron) anwenden, haben ein deutlich niedrigeres Darmkrebsrisiko.
- Orale Kontrazeptiva sind sicher und hochwirksam. Die meisten Studien, so etwa die der CDC, haben wiederholt keinen Zusammenhang zwischen der Einnahme oraler Verhütungsmittel und Brustkrebs festgestellt. Dieses Ergebnis ist belastbar, egal wie jung eine Frau war, als sie mit der Einnahme der „Pille“ begann, ob sie die Pille vor ihrer ersten Schwangerschaft nahm, ob sie sie zum Zeitpunkt der Diagnose genommen hat und ob in ihrer Familie bereits Fälle von Brustkrebs aufgetreten sind.

Die Herausforderung besteht darin, da sind sich Forscher und Ärzte einig, geringe Risiken weder zu ignorieren, noch sie zu drohenden Gefahren hochzustilisieren. „Nichts ist ganz ohne Risiko, und hormonelle Verhütungsmittel sind keine Ausnahme von der Regel“, sagte Øjvind Lidegaard, einer der Autoren der Studie, der *New York Times*. Wie wir wiederholt betont haben, birgt jede medizinische Maßnahme, sei es ein diagnostischer Test, eine Operation oder ein Arzneimittel, ein Risiko. Selbst etwas, das absolut nützlich erscheinen mag, zum Beispiel Vitamine, kann ein Risiko darstellen, wenn es falsch verwendet oder überdosiert wird; von Fällen einer Hypervitaminose A beziehungsweise einer

Hypervitaminose D – potenziell tödlichen Zuständen durch übermäßige Einnahme von Vitamin A beziehungsweise D – ist auch schon berichtet worden. Umgekehrt blenden Menschen, die Werbespots für Arzneimittel im amerikanischen Fernsehen sehen, die obligatorischen Warnungen gerne aus, eine ganze Liste, die alles beinhalten kann, von Ausschlägen bis zum Tod. Diese Aufzählung ist meist so lang, dass sie schon absurd klingt (daher kommen die Parodien, dass das beworbene Medikament Haare auf den Ellbogen wachsen oder einen Fuß abfallen lassen könnte).

Doch es gibt nicht nur die Menschen, die ernst gemeinte Warnungen ignorieren, sondern auch jene, die banale Warnungen viel zu ernst nehmen. Wie im vorherigen Kapitel festgestellt, veranlasste die FDA im Zuge der WHI-Berichte, dass alle hormonhaltigen Produkte, einschließlich Vaginalcremes mit Östrogen, mit deutlichen Warnhinweisen versehen sein müssen, um die Nutzerinnen auf die Risiken von Herzinfarkten, Schlaganfällen, Blutgerinnseln, Brustkrebs und Demenz aufmerksam zu machen. In einem Leitartikel für *Menopause: The Journal of the North American Menopause Society*, schrieb Cynthia Stuendel im Jahr 2017: „Viele Kliniker erleben bei Verschreibung von vaginalem Östrogen, dass die Patientinnen beim nächsten Praxisbesuch bestürzt berichten, dass sie die Packungsbeilage gelesen und sie (oder ihr Partner) sich nun entschieden hätten, sich nicht den Gefahren auszusetzen, die in den Warnhinweisen hervorgehoben werden."[38] Das ist natürlich kein Wunder. Sorgenfreier Sex ist einen Schlaganfall, eine Krebserkrankung oder eine Demenz dann doch nicht wert!

Aber Wunder gibt es immer wieder und der Fortschritt ist unaufhaltsam. Im Januar 2018 kündigten die WHI-Prüfer an, dass die in Vaginalcremes enthaltene Östrogendosis nicht mit einem erhöhten Brustkrebsrisiko einhergeht.[39] Für die Erkenntnis haben sie nur 16 Jahre gebraucht, also, wer weiß – vielleicht ändern sie ja nach weiteren 16 Jahren auch noch ihre Meinung zur Hormonersatztherapie.

Kapitel 8

Die Hormonersatztherapie: Diskussionen, Entscheidungen und eine letzte Lektion

In diesem letzten Kapitel beschreibt Avrum, welche Herausforderung der Versuch ist, eine gemeinsame Basis mit Kollegen zu finden, die anderer Meinung sind, die Vorteile und Risiken der HET zu überprüfen und einige der zentralen Fragen zu beantworten, die seine Patientinnen ihm stellen – Fragen, die, so glauben wir, vielleicht auch Sie haben. Für die Leserinnen dieses Buches, deren Ärzte sich noch immer streng an den Richtlinien der WHI-Studie orientieren, hatt Avrum eine Liste der zehn Hauptprobleme zusammengestellt, in der Hoffnung, dass sie sich als nützlicher Einstieg in ein Gespräch erweisen möge.

* * *

Vor vielen Jahren wurde ich eingeladen, um mit Susan Love, der damaligen Direktorin des Zentrums für Brusterkrankungen der University of California in Los Angeles, über das Thema Östrogen und Brustkrebs vor einem Publikum aus Ärzten und Krebsforschern in Südkalifornien zu sprechen. Als Gastredner hatte ich den Vortritt. Ich schickte voraus, ich sei sicher, dass wir alle, einschließlich Susan, am Ende der Veranstaltung ein gewisses Einvernehmen erzielt haben würden, denn schließlich hätten wir alle ja dasselbe Ziel: die Prävention und völlige Beseitigung von Brustkrebs. Ich brachte meine Argumente vor, fasste die Kernaussage dessen, was Sie in diesem Buch gelesen haben, zusammen und setzte mich, um ihre Erwiderung auf die von mir angebotenen Belege und Schlussfolgerungen zu hören.

Love schloss gleich zu Beginn jede Einigung mit mir aus, da sie den Gedanken, die Menopause sei eine Krankheit, entschieden ablehne und jeder, der behaupte, die Hormonersatztherapie habe irgendwelche Vorteile, kennzeichne die Menopause ganz eindeutig als behandlungsbedürftige Krankheit. Den Mädchen gehe es bis zur Pubertät sehr gut, sagte sie, und danach befänden sie sich für die nächsten Jahrzehnte auf einer turbulenten emotionalen und körperlichen Achterbahn. Erst nach der Menopause, erklärte sie, „werden wir zu Frauen wie Eleanor Roosevelt, Indira Gandhi, Golda Meir und den vielen postmenopausalen Suffragetten, die den Frauen zum Wahlrecht verhalfen." (Sie übersah dabei die Tatsache, dass alle diese Frauen schon ein Leben lang Aktivistinnen gewesen waren.) Das Problem der Frauen, so Loves Schlussfolgerung, sei nicht ein durch die Menopause bedingter Östrogenmangel, sondern die Tatsache, dass sie zwischen der Pubertät und der Menopause an einer „Östrogenvergiftung" litten.

Auf ihre Ausführungen folgte Totenstille.

Susan Love wurde Direktorin der nach ihr benannten Forschungsstiftung (Dr. Susan Love Research Foundation) und schrieb weiterhin populärwissenschaftliche Bücher. Darunter *Das Hormonbuch: Was Frauen in den Wechseljahren wissen sollten*, in dem sie das Thema Östrogen-Vergiftung wiederholt und andere Vorzüge der Menopause aufzählt – als eine Zeit, in der sich Frauen nicht mehr „durch das Diktat, einen Mann für die Fortpflanzung finden zu müssen, gezwungen" fühlen.[1] Sie verbreitet weiterhin die Ansicht, dass die „Medikalisierung" der Menopause, die Wechseljahre also zu einem medizinischen Thema zu machen, schlecht für die Frauen sei und einen unnötigen Eingriff in einen völlig normalen Bereich des weiblichen Lebens darstelle.

Dennoch war es für mich einfacher, die Debatte mit Susan Love zu führen, deren Position eindeutig, wenn auch grob vereinfachend war, als es das bei anderen Gelegenheiten in den folgenden Jahren mit den angesehenen Ärzten und Epidemiologen war, die entweder mit der

WHI zusammenarbeiteten und deren Hauptthesen unterstützten oder überzeugt davon waren, dass Östrogen ein krebserregender Stoff sei. Einer dieser Experten ist Malcolm Pike; er hat einen Doktorgrad in mathematischer Statistik, ist ehemaliger Direktor der Abteilung für Krebs-Epidemiologie an der University of Oxford sowie ehemaliger Direktor der epidemiologischen Abteilung der University of Southern California und jetzt als Epidemiologe am Memorial Sloan Kettering Cancer Center tätig, wo er als „renommierter Epidemiologe gilt, der bahnbrechende Beiträge zum Verständnis von hormonbedingtem Brustkrebs geleistet hat". Pike ist schon lange der Meinung, dass Brustkrebs mit dem Hormonspiegel zusammenhängt, und inzwischen wissen Sie, warum ich glaube, dass diese Position, egal wie viele prominente Experten sie vertreten, durch eine sehr große Anzahl von Studien nicht gestützt, sondern widerlegt wird.

Während meiner Debatte mit Pike im Jahr 2003, vor einem Publikum aus Ärzten, die ein Weiterbildungsprogramm besuchten, suchte ich nach einer gemeinsamen Basis, wie ich das immer versuche. „Wir stimmen zu", sagte ich zu ihm, „dass die Brustkrebsfälle während und nach der Menopause kontinuierlich zunehmen, selbst bei Frauen, die keine HET machen. Aber wäre Östrogen tatsächlich die Ursache von Brustkrebs, sollten die Zahlen dann nicht sinken – sollten sie nicht in der Tat drastisch sinken, wenn man bedenkt, dass der Spiegel des zirkulierenden Östrogens aufgrund der Menopause so steil abfällt?" Er stimmte zu, dass Brustkrebs bei älteren Frauen mit fallendem Östrogenspiegel zwar kontinuierlich ansteige, doch er konterte, dass sich der *Anstieg mit dem Rückgang des Östrogenspiegels verlangsame*.

Ich dachte: *Wie bitte?* Und fragte ihn: „In welchem Zusammenhang steht das mit meinem Argument? Der Punkt ist doch, dass die Brustkrebsfälle bis ins hohe Alter beständig ansteigen. Wäre Östrogen ein Hauptverursacher von Brustkrebs, sollten diese Zahlen beständig sinken. Warum tun sie das nicht?"

„Ich bin kein richtiger Doktor wie Dr. Bluming", scherzte Pike mit dem Publikum, „ich habe nur einen philosophischen, keinen medizinischen Doktorgrad, doch ich habe ihn in Statistik erworben …" – und ließ damit erkennen, dass allein dieser Umstand seiner Meinung nach eine ausreichende Begründung war.

2007 hatte ich die Gelegenheit zu einer Debatte mit Dr. med. Dr. phil. Peter Ravdin in einer Rundfunksenkung während des Brustkrebs-Symposiums in San Antonio; es ging dabei um den Zusammenhang zwischen HET und Brustkrebs. Ravdin, Direktor der Klinik für Brustgesundheit an der University of Texas, erhielt später eine Auszeichnung für bahnbrechende Leistungen von der Amerikanischen Gesellschaft für Brusterkrankungen. Sie feierte ihn als „Vorkämpfer, der biologische Intuition, klinische und translationale Forschung (die Übertragung von Ergebnissen der Grundlagenforschung in klinische Anwendungen) und klinische Praxis mit einem interdisziplinären Verständnis verbunden hat, um den Kampf gegen Brusterkrankungen einschließlich Brustkrebs voranzubringen." Während unserer Debatte merkte Ravdin an, dass die Inzidenz, also die Auftretenshäufigkeit von Brustkrebs, innerhalb von acht Monaten nach dem ersten WHI-Bericht von 2002 sank, und weil er keine andere Erklärung dafür hatte, schrieb er dies dem Umstand zu, dass die Anzahl der HET-Verschreibungen schlagartig zurückgegangen war und Frauen diese riskante Östrogen-Progestin-Kombination nicht mehr nahmen.

„Bedauerlich für dieses Argument ist", konterte ich, „dass der Rückgang schon im Jahr 1999 einsetzte, lange vor der WHI-Veröffentlichung von 2002. Außerdem dauert es in den meisten Fällen eine gewisse Zeit, bis sich ein diagnostizierbarer Tumor entwickelt – und zwar weitaus länger als acht Monate."

Nun ja, sagte Ravdin, er habe eigentlich von den sehr kleinen, noch nicht diagnostizierten „subklinischen" Fällen von Brustkrebs gesprochen, die, so vermute er, aufhörten zu wachsen, als die HET abgebrochen wurde.[2]

„Das könnte eine glaubwürdige Position sein", erwiderte ich, „wenn die gesunkene Inzidenz, die wir anhand der landesweiten Zahlen sehen, hauptsächlich der Verringerung dieser kleinen oder sogar nicht-invasiven Brustkrebsfälle geschuldet wäre, die Sie beschreiben. Doch das ist nicht der Fall; hauptsächlich kommt es zu einem Rückgang der großen, invasiven Tumoren, die wesentlich länger als acht Monate brauchen, um sich zu entwickeln. Außerdem gab es keinen Rückgang der Brustkrebsfälle bei schwarzen Frauen. Ferner bekommt die überwiegende Mehrheit der Frauen, die eine HET machen, keinen Brustkrebs und die überwiegende Mehrheit der Frauen, die an Brustkrebs erkranken, macht keine HET – und Sie haben keine Belege dafür, dass es nur bei den Frauen zu einem Rückgang kam, die eine HET abbrachen. Und übrigens, in Norwegen, wo ebenso viele Frauen wie in den Vereinigten Staaten die Hormontherapie nach den WHI-Berichten abbrachen, gab es keinen Rückgang von Brustkrebs. Wie können Sie dann behaupten, dass der Rückgang der Brustkrebszahlen in Amerika – aber nicht in Norwegen und nur bei weißen Frauen – das Verdienst der WHI-Studie sei?"

Darauf wusste er keine Antwort, er konnte nur seine Überzeugung wiederholen, die WHI-Studie habe viele Leben gerettet, weil sie die Frauen von einer HET abgebracht habe. In einem im *JAMA*, der Fachzeitschrift der Amerikanischen Medizinischen Gesellschaft, veröffentlichten Schlagabtausch im selben Jahr, in dem ich neben anderen Autoren die WHI-Studie dafür kritisierte, dass sie sich den Rückgang der Brustkrebszahlen als Verdienst anrechnete, blieben Ravdin und seine Kollegen weiter dabei: „Obwohl es keinen endgültigen Nachweis für einen Kausalzusammenhang zwischen dem gleichzeitigen starken Rückgang in der Anwendung der Hormonersatztherapie und der Inzidenz von Östrogenrezeptor-positivem Brustkrebs gibt, warten wir noch auf eine glaubhafte alternative Erklärung."[3] Was bedeutet das? Es bedeutet, wir können den Rückgang der Fälle von Brustkrebs zwar nicht erklären, aber wir rechnen uns das mit Freuden als Verdienst an.

Malcolm Pike und Peter Ravdin sind Giganten auf ihren Fachgebieten und werden verdientermaßen geehrt. Aber ihr Ansehen sollte uns nicht blind gegenüber dem Widerspruch machen, der ihren Argumenten anhaftet. Ravdin sagt, wenn der Östrogenspiegel sinkt, weil Frauen die HET abbrechen, geht der Brustkrebs zurück. Pike sagt, wenn der Östrogenspiegel mit zunehmendem Alter der Frauen sinkt, steigen die Brustkrebsfälle an – aber eben „langsamer", was auch immer das heißen soll.

Beide Männer verbiegen die Belege so, dass sie in ihre vorgefassten Überzeugungen passen.

Seit vielen Jahren lese ich die Kommentare der WHI-Prüfer. Manche von ihnen bleiben dogmatisch bei ihren ursprünglichen Positionen und behaupten, die Women's Health Initiative sei die beste jemals durchgeführte Studie und biete daher das belastbarste Ergebnis zum Thema HET – dass nämlich die HET Brustkrebs verursache. Andere haben vorsichtig zugegeben, dass all diese frühen Schauergeschichten vielleicht voreilig und ein wenig überzogen gewesen seien. 2007, nur fünf Jahre nach diesen Pressemitteilungen und Schlagzeilen „Eilmeldung! Die HET verursacht Brustkrebs und verursacht auch den Tod durch andere Krankheiten!" fragte ein Autor, der für die Zeitschrift *Scientific American* schrieb, mehrere WHI-Verantwortliche nach ihren aktuellen Ansichten.[4]

„Im Nachhinein könnte man sagen, nun ja, vielleicht hätten wir eine vernünftige Anwendung noch deutlicher hervorheben sollen", sagte Jacques Rossouw, der Kardiologe, der das Projekt leitete und der, wie in Kapitel 1 vermerkt, Jahre *vor* der WHI bereits dafür gewesen war, den HET-„Zug" zu bremsen.

Zur abrupten Beendigung der WHI äußerte sich Marcia Stefanick folgendermaßen: „Vielleicht hätten wir es nicht so machen müssen. Es war ja kein Notfall – wissen Sie, es war nicht so, dass die Menschen durch die negativen Ergebnisse ernsthaft bedroht waren." Mit dieser Aussage hat sie sich fünf Jahre Zeit gelassen? Der ganze Druck der ersten WHI-Ankündigung ging in Richtung einer „ernsthaften Bedrohung" für Frauen durch die negativen Ergebnisse. Stefanick fügte hinzu: „Ich wünschte, wir hätten eine Möglichkeit gefunden, die Verschreibungspraxis zu verändern, und dafür weniger Menschen Sorgen bereitet." Ich könnte mir da ein paar gute Möglichkeiten vorstellen: Alarmiert nicht die Presse, bevor nicht euer gesamtes Team euren Artikel für die *JAMA* gelesen und abgesegnet hat; überlegt euch gut, wie ihr eure Daten präsentieren wollt und, nebenbei bemerkt, stellt sicher, dass die Daten auch belastbar sind.

Und JoAnn Manson ließ uns auch an ihren Überlegungen teilhaben: „Berücksichtigt man die ganze vorherige Forschung mit, dann hätte es vielleicht einen Grund gegeben, sich die Unterschiede beim Alter und bei der Zeit, die seit der Menopause vergangen war, sehr genau anzuschauen … Wäre das in die frühesten Berichte einbezogen worden, hätte es geholfen, die Ergebnisse für jüngere Frauen zu relativieren." Es hätte „vielleicht" einen Grund gegeben? Es gab ganz sicher einen!

Andere Prüfer haben nachträglich erneute Analysen vorgenommen, die ihren früheren Schlussfolgerungen widersprachen, doch anstatt einen Fehler einzugestehen, ergehen sie sich in typischem Geschwafel und schaffen es einfach nicht, ein gutes Wort über die HET zu verlieren, obwohl ihr eigener Nachweis dafür spricht. Zum Beispiel zogen die WHI-Prüfer im Jahr 2012 in einem in der Fachzeitschrift *Lancet Oncology* veröffentlichten Artikel ihre Behauptungen über Östrogen und Brustkrebs bereits zurück. Bei den Frauen, die nur Östrogen anwandten, berichteten sie, war die Wahrscheinlichkeit geringer, dass sie an Brustkrebs starben – tatsächlich würden sie auch mit einer geringeren Wahrscheinlichkeit an allen anderen Ursachen sterben –, als bei Frauen, die ein Placebo erhielten.[5] Und doch äußerte sich die Hauptautorin Garnet Anderson gegenüber der *Seattle Times* folgendermaßen: „Die Ergebnisse sind für Frauen, in deren Familie es Fälle von Brustkrebs gibt oder gab, nicht günstig." (Das ist falsch, wie wir in Kapitel 1 bereits erkannt haben, als wir die Forschungsergebnisse bezüglich BRCA-positiver Frauen besprachen.) Und weiter: „Die Studie über die Kombi-Pille, die 2002 beendet wurde, ergab, dass Frauen, die Prempro nahmen … ein höheres Brustkrebsrisiko hatten." (Auch falsch, das Risiko war statistisch nicht relevant.) „Die Studie zur Östrogenmonotherapie, die 2004 beendet wurde, ergab ein Schlaganfallrisiko und keinen Schutz vor Herzinfarkten." (Auch nicht korrekt, wie wir in Kapitel 3 sahen), und „wir können nicht sagen, was passieren würde, wenn diese Frauen 10 oder 15 Jahre Östrogen nehmen würden." (Doch, das können wir; wir haben genügend Daten aus den vielen Studien mit Frauen, die 10, 15 und 20 Jahre lang Hormone genommen haben.)[6]

Und was ist mit dem wichtigen Ergebnis, dass es weniger Todesfälle bei Frauen gibt, die Östrogen nehmen? Anderson riet zur Vorsicht, denn „die Datenlage zur Mortalität ist mager." Doch diese Ergebnisse waren statistisch relevant und viele andere Studien unterstützen das Fazit, dass eine Hormonersatztherapie das Leben von Frauen verlängert. Zugleich musste sie von der „mageren Datenlage" wohl doch ausreichend überzeugt sein, wenn sie und ihre Prüferkollegen sie so sehr aufplustern konnten, um die Öffentlichkeit mit unbedeutenden Behauptungen in Sorge zu versetzen, dass die HET das allgemeine Sterberisiko erhöhe. Zur Zurückhaltung entschied sie sich nur beim Umgang mit den guten Nachrichten. Zu einem der wichtigsten Ergebnisse ihres eigenen Projekts – dass die HET, wenn sie während des „günstigen Zeitfensters" nach Beginn der Menopause begonnen wird, Schutz vor Herzinfarkten und Schlaganfällen bietet – äußerte sich Anderson nicht. Ach, übrigens – sie ist keine Ärztin, sondern Biostatistikerin.

Oder denken Sie an JoAnn Mansons Einschätzung von 2015, als sie schrieb, sie glaube zwar immer noch, dass eine Hormonersatztherapie das Brustkrebsrisiko erhöhe, sei aber bereit, zuzustimmen, dass das Risiko durch den Schutz „aufgewogen" werde, den die HET in Bezug auf Knochenbrüche, Diabetes und Gebärmutterkrebs biete. Da sie die frühe WHI-Behauptung anscheinend vergessen hat, der zufolge die HET die „Gesamtmortalität" erhöhe, sagte sie, dass das alles ausgeglichen würde. „Wir können die Frauen jetzt beruhigen", sagte sie der (britischen) *Times*. „Auch wenn Risiken bestehen, so gibt es doch ausgleichende Vorteile, das bedeutet, dass die Auswirkung auf die Mortalität neutral ist."[7] Das ist eine Untertreibung – die auch noch von den eigenen Belegen der WHI-Studie konterkariert wird. In einer fortlaufenden Analyse, die 2017 im *JAMA* veröffentlicht wurde, berichteten Manson und ihre Kollegen, dass es bei Frauen, die eine Östrogenmonotherapie oder Hormonersatztherapie gemacht hatten und bis zu 18 Jahre begleitet worden waren, im Vergleich zur Kontrollgruppe (Frauen, die keine Hormone nahmen) *nicht* zu zusätzlichen Todesfällen durch Herzerkrankungen, Brustkrebs, jede andere Art von Krebs und darüber hinaus auch jede andere Art von Krankheit gekommen war.[8]

Wo waren die Pressemitteilungen und Schlagzeilen der Art: „Tut uns leid, dass wir Sie alle in Angst und Schrecken versetzt haben – wir haben überreagiert"?

Wenn Carol und ich mit Freunden über die Argumente in diesem Buch sprechen, antworteten sie oft in der Art von: „Wie zum Teufel …! Warum haben die WHI-Prüfer einfach so weitergemacht? Warum haben sie Alarm geschlagen und alle in Angst und Schrecken versetzt, wenn das doch gar nicht gerechtfertigt war? Welche Motive hatten sie bloß?“ Unsere Standardantwort: Wir bezweifeln, dass die Prüfer unlautere Ziele verfolgt oder in Täuschungsabsicht gehandelt haben. Es scheint eher so zu sein, dass sie einfach dermaßen überzeugt davon waren, dass Östrogen und die HET schädlich seien, dass sie ihre Daten zurechtgebogen haben, um diese Hypothese stützen zu können. Vielleicht erinnern Sie sich an die Worte eines führenden WHI-Prüfers in Kapitel 1, der auf eine Frage, warum die WHI die Bedeutung von Brustkrebsrisiken, die statistisch nicht relevant waren, so „aufgeblasen“ habe: Wenn es um eine wichtige Frage geht und man die Studie nicht wiederholen kann, weil das zu teuer ist, sagte er, „dann muss die Statistikpolizei den Raum verlassen“. Und dann war da ja noch Rossouw, der „diesen Zug“ unbedingt stoppen wollte.

Steven Sloman und Philip Fernbach vermerkten in *The Knowledge Illusion: Why We Never Think Alone* (zu Deutsch etwa: „Die Illusion des Wissens: Warum wir niemals alleine denken“; nur in englischer Sprache erhältlich), dass „wissenschaftliche Standpunkte nie auf der rationalen Beurteilung von Nachweisen beruhen und sie sich daher auch durch die Beschaffung von Informationen nicht ändern lassen. Standpunkte werden stattdessen durch eine Menge kontextueller und kultureller Faktoren bestimmt, die sie gegenüber einer Veränderung weitgehend immun machen.“[9] Bei der Durchforstung der vielen Jahrzehnte von Forschungsarbeiten und Diskussionen über Hormone in der Menopause fanden wir genau das heraus. Im Laufe der letzten 70 Jahre sind die Belege bezüglich der Vorteile und Risiken der HET – die aus Studien mit Tieren, mit Menschen, aus Beobachtungsstudien, randomisierten kontrollierten Studien, Pilotstudien und klinischen Studien aufeinandertreffen – so ziemlich dieselben geblieben. Doch die Interpretationen dieser Belege haben sich entsprechend den „kontextuellen und kulturellen Faktoren“ geändert, die zu jeglicher Zeit in unserer Gesellschaft den Rahmen dafür geschaffen haben, ob Frauen und ihre Ärzte glauben, dass eine Hormon-„Ersatz"-Therapie gut oder schlecht, gesund oder schädlich, feministisch oder antifeministisch sei.

Eine andere Antwort auf unser Argument ist von den Ärzten, Epidemiologen und Frauengesundheitsaktivisten, denen wir geschrieben haben, gekommen, deren Meinungen wir sehr hoch achten und die wir sehr schätzen, und die glauben, dass die WHI-Studie eine bahnbrechende Untersuchung gewesen sei. Auf ihre ausdrückliche Aufforderung hin schickten wir ihnen unsere in den Fachzeitschriften *Cancer Journal* und *Climacteric* veröffentlichten Artikel und baten sie: „Sagen Sie uns bitte, in welchem Punkt wir uns irren. Schauen Sie sich an, welche eigenen Schlussfolgerungen der WHI wir neu analysiert haben; liegen wir irgendwo total daneben? Schauen Sie sich das ganze Data-Mining an, die Daten, die erhoben wurden, um gerade noch relevante Ergebnisse zu erzielen. Schauen Sie sich an, wie wenig repräsentativ die Auswahl der Probandinnen in puncto Alter und Gesundheit waren, und trotzdem wurden die Ergebnisse großzügig auf *alle* menopausalen Frauen hochgerechnet. Finden Sie das, was hier gemacht wurde, in Ordnung?" Zwei Kollegen antworteten im Wesentlichen, dass die Women's Health Initiative eine randomisierte kontrollierte Studie sei – mehr müssten sie gar nicht wissen; welche Schwächen sie auch habe, es sei die beste Forschung gewesen, die bislang gemacht wurde und wahrscheinlich jemals gemacht werde. Andere, die Susan Loves Position vertraten, sagten im Wesentlichen: „Sie werden mich nicht davon überzeugen können, dass die Einnahme von Hormonen für eine Frau nutzbringend sein kann." Die meisten, die wir angeschrieben haben, antworteten jedoch gar nicht.

Wir verstehen dieses Schweigen. Es nervt, jemandem erklären zu müssen, warum man auf eine Hypothese verpflichtet ist (zum Beispiel, dass die HET Krebs verursacht oder dass die Medikalisierung der Menopause für Frauen schlecht ist), wenn man berücksichtigt, dass diese Hypothese so offenkundig und allgemein akzeptiert wird wie die Tatsache, dass die Erde rund ist. Wenn einer der Spinner, die der Meinung sind, die Erde sei eine Scheibe – kaum zu glauben, dass das sogar in Verschwörungsforen im Internet verbreitet wird –, uns bitten würde, unsere Haltung zu rechtfertigen, warum wir glauben, dass die Erde rund sei, würden auch wir nicht darauf reagieren, und Sie wahrscheinlich ebenso wenig. Natürlich bemühen sich seriöse Wissenschaftler, sich mit unterschiedlichen Meinungen, Interpretationen von Daten und Grundhypothesen während des Begutachtungsverfahrens und der Auseinandersetzungen in Fachzeitschriften zu befassen. Doch je mehr sie den Wahrheiten verpflichtet sind, die sie für selbstverständlich halten, desto weniger sind sie dazu motiviert, die Position eines Gegners überhaupt in Erwägung zu ziehen. Es ist viel leichter, diese Position zu ignorieren, als sich auf eine Auseinandersetzung darüber einzulassen.

All jene, die die WHI-Ergebnisse verteidigen, stellen viele Behauptungen auf, um ihre Sicht über die Schädlichkeit von Östrogen zu unterstützen – dass zum Beispiel eine lebenslange hormonelle Belastung (frühe Menarche und späte Menopause) das Brustkrebsrisiko erhöhe, oder die Tatsache, dass Tamoxifen (Nolvadex) antiöstrogene Eigenschaften habe. Und nur weil dieses Krebsmedikament wirkt, muss es gleichzeitig als Beleg für die kanzerogene, also die krebserregende Eigenschaft von Östrogen herhalten. In Kapitel 1 haben wir Belege aus verschiedenen Arten von Studien gesammelt, um diese und viele andere Behauptungen über die Gefahren von Östrogen in Zweifel zu ziehen. Die Psychologin Carole Wade, eine Freundin und Co-Autorin von Carol, benutzte oft ein geläufiges Beispiel, unter dem sich jeder etwas vorstellen konnte, um ihren Collegestudierenden die wissenschaftliche Forschung zu erklären. „Das Sammeln von Fakten zur Unterstützung einer überholten Theorie in der Wissenschaft", sagte sie, „ähnelt dem Versuch, auf eine 1,40 m breite Matratze ein Spannbetttuch aufziehen zu wollen, das für ein 90 cm schmales Einzelbett gedacht ist – an drei Ecken geht es, an der vierten passt es aber nicht mehr darüber. Manche Wissenschaftler werden alles tun, was sie nur können, um dieses Betttuch irgendwie passend zu machen. Doch letzten Endes werden sie entweder ein neues Spannbetttuch oder eine neue Matratze brauchen." Der „Östrogen verursacht Brustkrebs"-Nachweis ist zu einem Betttuch geworden, das einfach nicht zum Bett passt. Doch wer eben nur mit Betttüchern für normale Einzelbetten handelt, wird alles daransetzen, dass es auch an der vierten Ecke passt.

Der Kognitionspsychologe Daniel Kahneman bezeichnet diesen Schutzmechanismus als „theoriebedingte Blindheit“, einen Zustand, den er bei sich selbst sowie bei vielen seiner Kollegen und anderen Wissenschaftlern diagnostiziert hat. „Haben Sie eine Theorie erst einmal akzeptiert und als Instrument in ihrem Denken eingesetzt“, schrieb er, „ist es außerordentlich schwierig, ihre Schwächen wahrzunehmen. Wenn Sie eine Beobachtung machen, die nicht zu dem Modell zu passen scheint, dann gehen Sie davon aus, dass es dafür eine perfekte Erklärung geben muss, die Sie irgendwie übersehen. Sie entscheiden sich im Zweifelsfall für die Theorie und vertrauen der Gemeinschaft der Experten, die sie anerkannt haben.“[10]

Wir sind uns vollkommen im Klaren darüber, dass Kritiker uns unserer eigenen theoriebedingten Blindheit beschuldigen werden. Sie kritisieren unsere Argumente hauptsächlich in zwei Punkten: Wir müssen erstens aufgrund von Interessenskonflikten voreingenommen sein, und zweitens lassen wir die Bedeutung der WHI-Studie außer Acht, dieser allerwichtigsten, randomisierten kontrollierten Studie über die Hormontherapie. Verbraucherschützer und Bioethiker haben ausführlich über das Problem von Interessenskonflikten in der Forschung geschrieben. (Auch Carol.[11]) John Ioannidis, jetzt Professor für Medizin sowie für Gesundheitsforschung und Gesundheitspolitik an der Medizinischen Hochschule der Stanford University, ist seit Langem eine gewichtige und wortgewaltige kritische Stimme gegen die von der Pharmaindustrie bezahlte medizinische Forschung, und er nimmt davon auch die HET-Forschung nicht aus.[12] Ich respektiere seine Arbeit und weiß durch unseren persönlichen schriftlichen Austausch, dass er die Daten, die Hormone als Brustkrebsrisiko verdächtigen, für solide und wissenschaftlich fundiert hält. Wir sind uns einig, dass wir uns hinsichtlich der HET nicht einig sind. Es stimmt sicher, dass Forscher, die eine Finanzierung durch Pharmakonzerne akzeptieren, eher zu den Ergebnissen kommen, die ihre Geldgeber sehen wollen, doch das Problem der Voreingenommenheit bei der Interpretation von Studienergebnissen belastet viele Forscher, egal, wer sie bezahlt. Bei einer Überprüfung von 164 randomisierten kontrollierten Studien im Zusammenhang mit Brustkrebs, die zwischen 1995 und 2011 veröffentlicht wurden, stellten Forscher fest, dass bezüglich der Interpretation der Ergebnisse bei einem hohen Prozentsatz dieser Studien die „Verdrehung von Tatsachen und Voreingenommenheit“ überwog und die Art der Finanzierung (Industrie oder Regierung) dabei keine Rolle spielte.[13]

Das soll nicht heißen, dass die gesamte Forschung hoffnungslos korrumpiert ist. Es ist nur so, dass jeder Mensch beeinflussbar ist – manchmal durch Geld, manchmal durch persönliche Überzeugungen –, und dass wir alle unser Bestes geben müssen, um die besten wissenschaftlichen und klinischen Informationen, die wir bekommen können, kritisch zu beurteilen und abzuwägen.

Und jetzt kommen wir, noch ein letztes Mal, auf die Women‘s Health Initiative zu sprechen.

Die zehn Hauptprobleme der WHI-Studie

Im Dezember 2017 veröffentlichte das *Journal of the American Medical Association* einen Bericht des Amerikanischen Arbeitskreises für Präventionsdienste (USPSTF, von engl. *U.S. Preventive Services Task Force*), der sich erneut gegen die Hormontherapie bei postmenopausalen Frauen aussprach, die keine störenden Symptome haben. Darin wurde präzisiert, dass es nicht um den Einsatz von Hormonen zur Prävention oder Behandlung von Wechseljahressymptomen gehe, sondern darum, dass entschieden von einer Östrogenmonotherapie oder Hormonersatztherapie (mit Östrogen und Progestin) zur Primärprävention von chronischen Krankheiten bei postmenopausalen Frauen abgeraten werde.[14] Es wurde ausgeführt, dass das Risiko bei Frauen, die eine Östrogenmonotherapie durchführten, erheblich geringer sei, an Brustkrebs und Diabetes zu erkranken oder osteoporotische Frakturen zu erleiden als bei Frauen, die ein Placebo nehmen; doch ihr Risiko für eine Gallenblasenerkrankung, einen Schlaganfall, eine Harninkontinenz oder die Bildung venöser Blutgerinnsel sei um einiges höher. Ferner hätten Frauen, die die kombinierte HET durchführten, im Vergleich zu jenen Frauen, die ein Placebo erhielten, ein deutlich verringertes Risiko für Darmkrebs, Diabetes und osteoporotische Frakturen, aber ein erheblich höheres Risiko für Brustkrebs, Demenz und Gallenblasenerkrankungen sowie für Schlaganfall, Harninkontinenz und venöse Blutgerinnsel.

Der Arbeitskreis bestätigte zwar, dass die HET viele Vorteile biete, kam jedoch zu dem Schluss, dass die Risiken überwogen. Seine Schlussfolgerungen beruhten fast ganz auf den Ergebnissen der Women‘s Health Initiative. Deborah Grady, eine angesehene Forscherin und Epidemiologin, schrieb das Begleitwort dazu:

> Vor 25 Jahren war ich Co-Autorin bei einer systematischen Überprüfung der Literatur, die die Richtlinien der US-amerikanischen internistischen Fachgesellschaft (American College of Physicians) für die Beratung von symptomfreien postmenopausalen Frauen bezüglich einer präventiven HT [Hormontherapie] befürwortete. Damals gab es mehr als 30 Studien, die die Vorzüge der Hormontherapie bei der Prävention osteoporotischer Frakturen und koronarer Herzkrankheiten unterstützten. Die Richtlinien legten nahe, dass alle Frauen eine HT zur Krankheitsprävention in Erwägung ziehen sollten und dass sie den Frauen mit einem Risiko für Herzkrankheiten empfohlen werden sollte. Bei all diesen Studien, die in die systemische Überprüfung einbezogen waren, handelte es sich jedoch um Beobachtungsstudien. Es waren keine randomisierten Studien mit klinischen Ergebnissen durchgeführt worden.[15]

Grady setzt, wie der oben genannte Arbeitskreis und viele andere Gruppierungen, deren Praxisrichtlinien auf der Women’s Health Initiative beruhen, großes Vertrauen in das Prinzip der randomisierten kontrollierten Studie. Doch wie wir in Kapitel 3 gezeigt haben, ist auch beim Goldstandard nicht alles Gold, was glänzt, und er ist nicht der einzige Weg zur Wahrheit; in vielen Bereichen der Medizin führen Beobachtungsstudien zu Ergebnissen von gleich guter Qualität und gleichem Nutzen. Wir haben über die Forschung berichtet, die RCT (randomisierte kontrollierte Studien) und Beobachtungsstudien für 19 verschiedene Therapien verglichen und festgestellt hat, dass die Ergebnisse in den meisten Bereichen ähnlich waren.

Tatsächlich gab die offizielle Zeitschrift der Amerikanischen Onkologischen Gesellschaft 2017 eine Stellungnahme zur Forschung heraus, die das „ungenutzte Potenzial der beobachtenden Forschung für die klinische Entscheidungsfindung hervorhob“, da Beobachtungsstudien oft Antworten auf Fragen liefern, die von einer RCT nicht beantwortet werden können oder nicht beantwortet wurden.[16] In einem Übersichtsartikel von 2017 im *New England Journal of Medicine* verglich Thomas R. Frieden, ehemaliger Direktor der CDC (Zentren für Krankheitskontrolle und Prävention), die RCT mit anderen Methoden und bestimmte ihre Stärken und Schwächen genauer. Manche Forschungsmethoden, schrieb er, seien den RCT überlegen und lieferten „stichhaltige Belege für das Handeln im klinischen Bereich und im öffentlichen Gesundheitswesen … Die Hervorhebung der RCT zu Lasten von anderen, potenziell besonders wertvollen Datenquellen ist kontraproduktiv.“[17]

Daher haben wir in diesem Buch eine breite Vielfalt von Studien herangezogen, um zu erkennen, welches Gesamtbild sich aus den einzelnen Mosaiksteinchen ergibt, das sie bilden. Roger Lobo, Professor für Gynäkologie und Geburtshilfe und Leiter der Studien- und Graduiertenförderung in der Abteilung für Reproduktionsendokrinologie an der medizinischen Hochschule der Columbia University, machte das 2017 für einen medizinischen Übersichtsartikel über die HET genauso. Er zeigte, dass der 20- bis 40-prozentige Rückgang der Sterbefälle bei Frauen, die eine HET machen, bei allen wissenschaftlichen Methoden gleich ist: Bei der beobachtenden Meta-Analyse, bei den RCT, bei der WHI-Studie selbst, bei einer Cochrane-Meta-Analyse von randomisierten Studien sowie bei den Beobachtungsstudien.[18]

Aufgrund von Lobos Widerlegung des WHI-Standpunkts – „Unsere Studie ist die einzige und beste zu diesem Thema“ –, fassen wir zehn Punkte zusammen, von denen wir glauben, dass sie die WHI-Studie von ihrem hohen Sockel der Nonplusultra-Forschung herunterholen und auch ihre angeblich soliden Ergebnisse ins Wanken bringen können:

- Die WHI übermittelte dem *JAMA* das abschließende wissenschaftliche Paper überstürzt zur Veröffentlichung, noch bevor die meisten der beteiligten Prüfer es überhaupt zu Gesicht bekommen, geschweige denn genehmigt hatten. Es dauerte 15 Jahre, bis einer dieser Prüfer mit einer scharfen Abrechnung über die Verstöße gegen geltende Verfahren in Wissenschaft und Publikation durch die WHI und das *JAMA* an die Öffentlichkeit ging.

- Das Ergebnis der WHI-Studie, dass die HET das Brustkrebsrisiko erhöhte – der Hauptgrund für den vorzeitigen Abbruch der Studie –, war statistisch nicht relevant. Dennoch entschieden einige wenige verantwortliche Forscher der WHI, Brustkrebs löse bei den amerikanischen Frauen solche Ängste aus, dass es angemessen sei, in diesem Fall die „Messlatte" der statistischen Gepflogenheit etwas niedriger zu legen. Pressemitteilungen, die die statistisch irrelevante Zunahme von Brustkrebs hinausposaunten, erreichten die Öffentlichkeit noch vor dem offiziellen Erscheinungstermin, und diese Hysterie erfasste die ganze Welt, lange bevor die Belege dafür auf dem Tisch waren.
- Die Auswahl der Studienteilnehmerinnen war in Bezug auf menopausale Frauen nicht repräsentativ; ihr Durchschnittsalter lag bei 63 Jahren. Trotzdem hatten die Forscher keine Bedenken, ihre Schlussfolgerungen und Empfehlungen pauschal auch auf Frauen auszuweiten, die in ihren 50er-Jahren in die Menopause kommen.
- Die Auswahl der Studienteilnehmerinnen war in Bezug auf gesunde Frauen nicht repräsentativ. Fast die Hälfte der Frauen waren Raucherinnen oder ehemalige Raucherinnen, mehr als ein Drittel war wegen Bluthochdruck behandelt worden und ganze 70 Prozent waren stark übergewichtig oder fettleibig.
- Die Ergebnisse der Studie waren oft unstimmig und widersprüchlich. Die Forscher berichteten im Jahr 2002 von einem leichten, aber statistisch insignifikant erhöhten Brustkrebsrisiko, doch nur bei den Frauen, die eine HET machten; im Jahr 2003 war dieses Risiko dann doch leicht statistisch signifikant; aber im Jahr 2006 war es plötzlich gar nicht mehr vorhanden. Bei Frauen, die ausschließlich Östrogen nahmen, fand man zuerst kein erhöhtes Risiko; drei Jahre später wurde die Östrogenmonotherapie dann mit einem niedrigeren Brustkrebsrisiko in Zusammenhang gebracht.
- Zu manchen der Behauptungen der WHI kam es nur durch sogenanntes Data-Mining, einem statistischen Verfahren, das für die wissenschaftliche Analyse als weitgehend inakzeptabel gilt. Data-Mining

bedeutet, dass man, wenn man mit einem Ergebnis nicht zufrieden ist, sich die Zahlen noch einmal vornimmt und so lange daran dreht, bis man das Ergebnis erhält, das man haben möchte. Anstatt zum Beispiel 2006 in dem Paper zu berichten, dass das Risiko durch die HET verschwunden war, was insgesamt stimmte, veränderten die Wissenschaftler ihre eigenen Auswertungsregeln und schichteten die Auswahl rückwirkend so lange zu Untergruppen um, bis sie eine kleinere Gruppe erhielten, von der sie dann sagen konnten, dass auf sie ein größeres Risiko zutraf – eine irreführende Interpretation.[19]

- Die WHI behauptete, dass Östrogen nicht einmal helfen konnte, Wechseljahressymptome zu lindern – doch in Anbetracht dessen, dass sie Frauen in den Fünfzigern, die tatsächlich Symptome hatten, gar nicht untersucht hatten, war diese Schlussfolgerung nicht nur bedeutungslos, sondern auch albern.
- Die WHI behauptete, dass die HET das Risiko für Herzprobleme erhöhe, doch dieses Risiko trat nur im ersten Jahr der Behandlung und auch nur bei Frauen auf, bei denen die Menopause schon mehr als 20 Jahre zurücklag. Fünf Jahre nach ihrer ersten Veröffentlichung revidierten die WHI-Forscher dann ihre Ergebnisse und kamen zu dem Schluss, dass Frauen, die in den ersten zehn Jahren nach der Menopause mit einer HET begannen, tatsächlich ein geringeres Risiko für eine koronare Arterienerkrankung hatten.
- Im Jahr 2004 schlug die WHI wegen einer Erhöhung des Schlaganfallrisikos Alarm. Wie wir in Kapitel 5 gesehen haben, entstand diese Sorge nicht auf Empfehlung des WHI-eigenen Kontrollgremiums für Datensicherheit, sondern stammte von derselben kleinen Gruppe, die auch den falschen Alarm in Bezug auf Brustkrebs ausgelöst hatte. Außerdem bediente sich die WHI einer sehr weitgefassten Definition von Schlaganfall – darunter fiel auch die vorübergehende leichte Mangeldurchblutung, die nach ein bis zwei Tagen folgenlos ausheilte. Wurden die statistischen Manipulationen, die als Hinweis auf eine Gefahr aufgetreten waren, durch eine unabhängige erneute Analyse überprüft, fand sich kein angeblich erhöhtes Schlaganfallrisiko mehr.
- Viele der WHI-/Forscher setzen sich weiterhin für Alternativen zur HET ein, von denen sie fälschlicherweise behaupten, dass sie zur Prävention verschiedener Krankheiten ganz genauso wirksam seien:

Bisphosphonate und Kalzium für Osteoporose, Statine (Cholesterinsenker) für Herzerkrankungen, körperliches und geistiges Training für Alzheimer sowie das bekannte Allheilmittel „gesunde Ernährung" und Sport. Doch wie wir wissen, haben Bisphosphonate und Statine ebenfalls Nebenwirkungen und sind langfristig nicht so wirksam wie Hormone. Und die anderen Vorschläge sind nicht besser als ein Placebo.

Aus diesen und vielen anderen Gründen veröffentlichte die North American Menopause Society im Jahr 2017 eine Stellungnahme, die festhielt, dass „die Hormontherapie bei Frauen, die älter als 60 oder 65 Jahre sind, nicht automatisch beendet werden muss, und eine Fortsetzung bei anhaltenden vasomotorischen Symptomen für die Lebensqualität oder zur Osteoporoseprävention nach entsprechender Beurteilung und Aufklärung über Nutzen und Risiken über das Alter von 65 Jahren hinaus in Betracht gezogen werden kann. (…) Es gibt keine Daten, die ein automatisches Ende bei Frauen über 65 unterstützen."[20] Dieser Stellungnahme stimmten folgende Gesellschaften* zu:

Academy of Women's Health

American Association of Clinical Endocrinologists

American Association of Nurse Practitioners

American Medical Women's Association

American Society for Reproductive Medicine

Asociación Mexicana para el Estudio del Climaterio

Association of Reproductive Health Professionals

Australasian Menopause Society

British Menopause Society

* Die hier aufgeführten Gesellschaften werden mit ihren Originalbezeichnungen bzw. ihren internationalen (meist englischen) Namen aufgeführt.

Canadian Menopause Society

Chinese Menopause Society

Colegio Mexicano de Especialistas en Ginecologia y Obstetricia

Czech Menopause and Andropause Society

Deutsche Menopause Gesellschaft

Dominican Menopause Society

European Menopause and Andropause Society

Groupe d'études de la ménopause et du vieillissement hormonal

Indian Menopause Society

International Menopause Society

International Osteoporosis Foundation

International Society for the Study of Women's Sexual Health

Israeli Menopause Society

Japan Society of Menopause and Women's Health

Korean Society of Menopause

Menopause Research Society of Singapore

National Association of Nurse Practitioners in Women's Health

Societa Italiana della Menopausa

Society of Obstetricians and Gynaecologists of Canada

South African Menopause Society

Taiwanese Menopause Society

Thai Menopause Society

Überlegungen und Empfehlungen

Im Laufe der Zeit stellen mir Frauen in meiner Praxis (und natürlich auch bei Veranstaltungen, Vorträgen und Abendgesellschaften) viele Fragen. Die folgenden tauchen immer wieder auf.

Ich habe keine Hormone genommen, als ich in die Wechseljahre kam. Kann ich in meinen Sechzigern noch mit einer HET anfangen?

Im Alter von 63 Jahren rief mich eine Freundin an, die nie eine HET gemacht hatte. „Avrum, sagte sie, „ich höre schon so lange zu, wie du über die HET sprichst und ich würde gerne damit anfangen. Ich bin vor sechs Jahren in die Wechseljahre gekommen und habe bisher keine Symptome, aber ich mache mir Sorgen wegen meines Gedächtnisses, meines Herzens und meines Liebeslebens. Sollte ich mir überlegen, jetzt damit anzufangen?"

Das ist eine logische Frage. Mein Standpunkt ist, dass Frauen, die in der Menopause mit der HET beginnen, weil sie Symptome haben, die ihre Lebensqualität schwer beeinträchtigen, keinen Grund haben, sie nicht so lange durchzuführen, wie sie ihnen nützt, und so viele Jahre, wie sie wollen – natürlich unter Anleitung ihres Arztes. Aber eine Hormontherapie kann nicht alle paar Jahre angefangen, unterbrochen und wieder aufgenommen werden. Hier geht es nicht um eine Süßigkeit oder um ein Vitamin. Es gibt ein Zeitfenster, das grob als die ersten zehn Jahre nach der letzten Menstruationsblutung definiert ist, in dem der Nutzen der HET am größten ist. Es besteht eventuell ein erhöhtes Risiko für Frauen, die mehr als zehn Jahre nach der Menopause damit beginnen; und wenn es schon atherosklerotische Plaques gibt, besteht das Risiko, dass eine bereits verengte Arterie noch mehr blockiert wird, zumindest im ersten Jahr der HET. Zur Beurteilung dieses Risikos gibt es Tests, mit denen man die Gesundheit der Arterien und die Belastbarkeit des Herzens bestimmen kann. Ich ermunterte meine Freundin daher, diese Untersuchungen machen zu lassen; sie bestand sie problemlos und begann mit einer HET. Doch ich hätte kein gutes Gefühl gehabt, wenn ich ihr ohne diese Vorsichtsmaßnahme zu einer Hormonbehandlung geraten hätte.

Wie sieht es mit den Risiken der HET aus?

Ja, es gibt Risiken. Die meisten sind geringfügig, etwa trockene Augen (seltsamerweise auch ein Symptom der Menopause selbst).[21] Manche Frauen leiden während der Menstruation unter Migräne, und wenn sie Östrogen nehmen, können diese Kopfschmerzen bei Eintritt in die

Menopause wieder auftreten.[22] Manche Risiken sind ernster; wie die U.S. Preventive Services Task Force, die amerikanische Arbeitsgruppe für Präventivdienste, feststellte, gehören dazu Erkrankungen der Gallenblase und venöse Blutgerinnsel. Doch wie Roger Lobo resümierte: „Viele der Nebenwirkungen sind nicht lebensbedrohlich und lassen sich durch die Anpassung von Dosis und HET-Präparat handhaben. Zu diesen Auswirkungen gehören die Empfindlichkeit der Brust, ein aufgeblähter Bauch, Stimmungsschwankungen, Blutungen aus der Gebärmutter und eine eigenartige Erhöhung des Blutdrucks, die eventuell bei oraler Einnahme von Östrogen auftritt." Er vermerkte, dass ernstere Probleme wie eine venöse Thromboembolie (ein Blutgerinnsel in einer Vene, das in die Lunge wandert) auftreten können, doch bei gesunden Frauen zu Beginn der Menopause „sind diese Risiken gering und nicht wesentlich höher als bei einer Placebobehandlung. (…) Die verfügbaren Daten legen kein erhöhtes Risiko für ernsthafte Nebenwirkungen der HET nahe."[23] Immer mehr Berufsverbände unterstützen Lobos Schlussfolgerungen und sind der Ansicht, dass die Risiken durch die Vorteile der HET für das Herz, die Knochen, das Gehirn und die Langlebigkeit bei Weitem aufgewogen werden. Die britische Menopause-Gesellschaft und die Interessengemeinschaft für Frauengesundheit empfahlen 2013, die Dauer der HET nicht willkürlich zu begrenzen; wenn die Symptome anhielten, so ihre Aussage, „überwiegen die Vorteile der Hormontherapie meist die Risiken."[24]

Gibt es keine anderen guten Behandlungsmöglichkeiten bei Wechseljahressymptomen?

In Kapitel 2 haben wir erwähnt, dass bis zu 80 Prozent der Frauen vor und nach der Menopause von Wechseljahressymptomen betroffen sind, und dass diese im Durchschnitt sieben bis zwölf Jahre anhalten. Die meisten Symptome verschwinden zwar letztendlich im Laufe der Zeit von selbst, doch all jene, die mit der Atrophie im Urogenitaltrakt einhergehen, darunter Scheidenjuckreiz, Brennen beim Wasserlassen, Reizblase und Schmerzen beim Sexualverkehr, werden mit zunehmendem Alter immer stärker. Diese Symptome können oft erfolgreich durch topische, also auf die Haut aufzutragende Östrogencremes behandelt werden.[25] Pflanzliche Arzneimittel helfen bei etwa 20 Prozent der Frauen und haben damit eine ähnliche Erfolgsquote wie ein beliebiges Placebo. Neurontin, ein Medikament gegen Krampfanfälle, und Paxil, ein Antidepressivum, reduzieren Hitzewallungen bei etwa 60 Prozent der Frauen, helfen jedoch nicht bei anderen Wechseljahresbeschwerden wie Gelenkschmerzen, Schlafstörungen und Herzrhythmusstörungen. Natürlich geht die Suche nach hormonfreien Behandlungsmöglichkeiten weiter. Forscher am Imperial College in London berichteten 2018, dass es bei Frauen, die mit einem hormonfreien, oral einzunehmenden Medikament (Neurokinin-3-Rezeptor-Antagonist) behandelt werden, zu einer Besserung der Hitzewallungen kommt.[26] (Dabei handelt es sich um einen Wirkstoff, der unmittelbar am Hypothalamus in die durch das Neuropeptid Neurokinin vermittelte Entstehung der Hitzewellen eingreift; Anm. d. Übers.) Ihre Studie war sehr klein, sie umfasste nur 28 Frauen, doch es war eine randomisierte kontrollierte Studie (RCT) und es werden sicherlich größere Studien folgen.

Kann ich nicht einfach die niedrigst mögliche Dosis für den kürzest möglichen Zeitraum nehmen?

Wie wir in Kapitel 2 gesehen haben, gibt es für diese Empfehlung keine wissenschaftliche Grundlage, auch wenn sie noch immer auf allen Östrogenpräparaten zu lesen ist. Sie scheint das Ergebnis eines Verlegenheitskompromisses für die Ärzte zu sein, die glaubten, dass Hormone gefährlich seien, aber wussten, dass sie vielen Frauen halfen. Das Positionspapier der NAMS (North American Menopause Society, Nordamerikanische Menopause-Gesellschaft) zur HET rät Klinikern, von dieser grob vereinfachenden Empfehlung abzurücken und die Dosis und Rezeptur zu verschreiben, die unter Berücksichtigung des Alters, des Beginns der Wechseljahre und eventuell vorliegender individueller Gesundheitsrisiken den Bedürfnissen der Patientin entspricht. Die NAMS stimmte auch zu, dass es kein „Auslaufdatum“ oder eine obligatorische Zeitbegrenzung dafür geben sollte, wie lange eine Frau eine HET durchführt, und genauso äußerte sich im Jahr 2010 die Endocrine Society (Gesellschaft für Endokrinologie) in einem wissenschaftlichen Positionspapier.[27]

Ich kann diesen Punkt nicht stark genug betonen. Wie wir hinsichtlich mancher Krankheiten gesehen haben – insbesondere bei Osteoporose und höchstwahrscheinlich beim Abbau der geistigen Leistungsfähigkeit – enden die Vorteile der HET, sobald man sie absetzt. Eine Frau, die Probandin in meiner Brustkrebsstudie gewesen war, erzählte mir, dass ihr Arzt ihr vorschlug, die HET zu beenden, die sie zehn Jahre lang gemacht hatte; es gebe keine Nachweise für einen zusätzlichen Nutzen, sagte er. Doch dieser Arzt lag falsch. Wie wir in Kapitel 4 gesehen haben, beschleunigt sich der Knochenschwund, wenn ältere Frauen die Hormone absetzen; nach sechs Jahren ist er genauso weit fortgeschritten wie bei Frauen, die nie Hormone genommen haben.

Worüber sollte ich mir bei meinen Symptomen Gedanken machen und wie entscheide ich, ob eine HET richtig für mich ist?

Wenn Sie in der Perimenopause oder in der Menopause sind und eine HET als Möglichkeit zur Verbesserung Ihrer Lebensqualität in Erwägung ziehen, dann lesen Sie am besten die Liste der Symptome am Anfang von Kapitel 2 noch einmal durch. Achten Sie dabei nicht nur auf die bekannten Symptome wie Hitzewallungen und Nachtschweiße, sondern auch auf jene, die meist nicht mit der Menopause in Verbindung gebracht werden wie Gelenkschmerzen, Herzrhythmusstörungen, Kopfschmerzen und Schlafstörungen. Fragen Sie sich: „Wie schwer ist jedes Symptom? Wie sehr beeinträchtigt dieses Symptom meine Lebensqualität? (Gar nicht, es ist erträglich, es ist ziemlich schlimm oder unerträglich.)“ Wenn Ärzte oder Forscher versuchen, die Lebensqualität einer Frau einzuschätzen, indem sie nach einer vagen allgemeinen Zusammenfassung fragen – „Wie ist Ihr Befinden, Ihre Stimmung, wie geht es Ihnen gesundheitlich?“ –, dann kommt die generelle Tendenz von Frauen zum Tragen, mit allem zurechtzukommen und sich nicht zu beklagen; daher erfahren sie so nicht, ob es vielleicht spezifische Symptome oder Sorgen gibt, die diese Frau belasten.

Warum kann ich denn nicht Statine nehmen anstelle von Hormonen, um mein Herz zu schützen?

Wie wir in Kapitel 3 besprochen haben, sterben jedes Jahr bis zu siebenmal mehr Frauen an Herzerkrankungen als an Brustkrebs (300 000 gegenüber 41 000); in jedem Lebensjahrzehnt einer Frau jenseits der Dreißig sind Herzerkrankungen für mehr Todesfälle verantwortlich als Brustkrebs. Eine Östrogenmonotherapie oder Hormonersatztherapie kann das Risiko für akute kardiovaskuläre Ereignisse und Tod um bis zu 50 Prozent reduzieren. Die meisten Ärztekammern raten von Hormonen zum Schutz der Herzgesundheit ab und empfehlen stattdessen Statine zur Senkung des Cholesterinspiegels und Antiarrhythmika bei Herzrhythmusstörungen. Doch Statine senken weder das Risiko für den ersten Herzinfarkt bei einer Frau, noch sind diese Medikamente frei von potenziell schweren Nebenwirkungen. Statine können Diabetes oder Leberschäden verursachen, Antiarrhythmika eine unzumutbare Senkung der Herzfrequenz.

Warum kann ich denn nicht Kalzium und Bisphosphonate zur Vorbeugung von Osteoporose und Knochenbrüchen nehmen?

Die Anzahl der Frauen, die jährlich in den Vereinigten Staaten infolge von osteoporotischen Hüftfrakturen sterben, ist etwa ebenso hoch wie die Anzahl der Todesfälle durch Brustkrebs. Wie wir in Kapitel 4 gesehen haben, senken sowohl eine Östrogenmonotherapie als auch eine Hormonersatztherapie das Risiko für osteoporotische Hüftfrakturen um 30 bis 50 Prozent, doch die Frauen sollten die Hormone mindestens zehn Jahre lang nehmen, um in den Genuss dieses Vorteils zu kommen; einige Fachleute sagen sogar, sie sollten sie unbegrenzt nehmen. Kalzium und Vitamin D können zwar für die Stärkung der Knochen bei Frauen im gebärfähigen Alter, die auch Sport treiben, hilfreich sein, scheinen aber bei postmenopausalen Frauen, die keine HET machen, keinen nennenswerten Vorteil mehr zu bieten. Wie wir gesehen haben, ergab 2017 eine umfassende Überprüfung von 33 randomisierten Studien keine Zusammenhänge zwischen Kalzium, Vitamin D oder einer Kombination beider Substanzen und der Auftretenshäufigkeit von

Frakturen, bei denen keine Wirbel betroffen waren, von Wirbelbrüchen oder Komplettfrakturen.[28] Bisphosphonate, oral oder als Injektion verabreicht, senken das Risiko für Hüftfrakturen zunächst tatsächlich, paradoxerweise erhöhen sie es aber nach fünf Jahren. Außerdem können sie Magenbeschwerden und in seltenen Fällen einen ernsten und schmerzhaften Knochenschwund im Kieferbereich verursachen. Evista (Wirkstoff Raloxifen) wurde für die Osteoporoseprävention zugelassen, doch im Gegensatz zu Östrogen zeigt es nachweislich keinen Einfluss auf das Hüftfrakturrisiko.

Und was ist mit Östradiol und anderen bioidentischen Hormonen anstelle von Presomen (Premarin)? Ich fühle mich nicht wohl bei der ganzen Sache mit dem „Stutenurin".

Wir haben uns in Kapitel 2 mit dieser weitverbreiteten Sorge befasst, aber es lohnt sich, das noch einmal zu wiederholen. Mit *bioidentisch* sind verschreibungspflichtige Hormone gemeint, die die gleiche Molekularstruktur haben wie die körpereigenen Hormone. Erwachsene Frauen bilden Östradiol, das bedeutendste Hormon im Blut, sowie Östriol und Östron. (*Bioidentisches Östrogen* bezieht sich meist auf Östradiol, kann sich aber auch auf Östriol oder Östron beziehen.) Presomen (Premarin), die am häufigsten verkaufte Form von Östrogen, wird aus dem Urin trächtiger Stuten gewonnen, dieser Gedanke ist einigen Frauen unangenehm; es enthält jedoch mindestens zehn Molekularformen des Östrogens. Industriell hergestelltes Östrogen und bioidentisches Östrogen (meist Östradiol) sind beide von der Arzneimittelbehörde FDA zugelassen und unterliegen ihrem Reglement.

Individuell zubereitete bioidentische Hormone jedoch, die in den USA weit verbreitet sind, werden im Allgemeinen von einer Apotheke vor Ort nach frauenärztlicher Verordnung hergestellt (sogenannte Compounding Pharmacy). Sie sind keine standardisierten pharmazeutischen Produkte und unterliegen damit nicht dem Reglement der FDA. Daher rate auch ich, wie alle wichtigen medizinischen Fachverbände, von ihrer Verwendung als Alternative zu den beiden oben erwähnten zugelassenen Formen von Östrogen und Progesteron ab.[29]

Spielt es eine Rolle, welche Art von Östrogen ich nehme und in welcher Darreichungsform?

Mir ist klar, dass viele Frauen, die eine HET machen, lieber ein Östrogenpflaster als eine Östrogentablette verwenden, und ich werde oft gefragt, ob das in Ordnung ist. Der Grund für die Anwendung von Östrogen als Pflaster ist die Aussage des behandelnden Gynäkologen, das Pflaster sei „weniger schädlich", da es das Risiko von Blutgerinnseln senke. Das stimmt, doch was die Gynäkologen nicht erwähnen, ist die Tatsache, dass das Pflaster auch „weniger wirksam" ist. Nicht alle Formen von Östrogen wirken sich in gleicher Weise positiv zum Beispiel auf die geistige Funktion oder auf die Reduzierung von Herzkrankheiten aus. In oraler Form scheint der Nutzen zur Vorbeugung von kardiovaskulären Erkrankungen und Schlaganfällen größer zu sein als in Form eines Pflasters.[30] Und Roberta Diaz Brinton und ihre Kollegen, die sich lange mit Östrogen und der Gehirnfunktion in Bezug auf Alzheimer beschäftigt haben, entdeckten, dass eine Form des Östrogens, die nur in Presomen (Premarin) vorkommt, nämlich Equilin, das Nervenzellwachstum im Kortex und in anderen Regionen des Gehirns stimuliert.[31]

Und wie ist es mit geistigem und körperlichem Training, um mein Risiko für Demenz und geistigen Abbau zu senken?

Wie wir in Kapitel 5 gesehen haben, liegt bei den jetzt 45-jährigen amerikanischen Frauen die Prognose, in ihren verbleibenden Lebensjahren dement zu werden, bei mindestens 20 Prozent, und die Hälfte dieser Demenzfälle werden in Form von Alzheimer auftreten. Eine Frau in den Sechzigern erkrankt mit einer doppelt so hohen Wahrscheinlichkeit an Alzheimer wie an Brustkrebs, und während die Todesfälle durch Herzkrankheiten, Schlaganfälle und Brustkrebs zurückgehen, steigt die Anzahl der Todesfälle in Zusammenhang mit Alzheimer ständig, da die Bevölkerung immer älter wird. Keine hormonfreie Behandlung kann die tragischen Symptome von Alzheimer und anderen Demenzformen wirksam verlangsamen oder rückgängig machen – keine Medikamente, kein geistiges und nicht einmal ein körperliches Training. Die einzige wirksame Maßnahme ist gegenwärtig die Hormontherapie, die das

Alzheimerrisiko bei etwa 40 bis 50 Prozent der Frauen senkt, die Hormone nehmen, insbesondere über einen Zeitraum von mindestens zehn Jahren.

Ist Progesteron ein Problem?

Viele Jahre lang hat man das erhöhte Brustkrebsrisiko bei postmenopausalen Frauen der Anwendung von Östrogen zugeschrieben. Jetzt erfahren wir, dass das nicht stimmt; Östrogen kann dieses Risiko unter Umständen sogar senken. Also richtete sich die Aufmerksamkeit auf die möglichen Schädigungen durch Progesteron. Bisher wurde in keiner Studie ein erhöhtes Brustkrebsrisiko beobachtet, wenn Frauen Östrogen zusammen mit natürlichem mikronisiertem Progesteron nehmen. Manche Forscher glauben jedoch, auch das soll erwähnt werden, dass bei der Verwendung von Progesteron in Form von synthetischem Progestin ein sehr geringes Risiko besteht, doch selbst dann ist es nicht höher als zwei Prozent (siehe Kapitel 7). Und selbst wenn die Kombination aus Östrogen und Progestin das Brustkrebsrisiko um diesen geringen Prozentsatz erhöht, dann sollte man dennoch bedenken, dass Frauen, die eine HET machen, im Durchschnitt gegenüber jenen Frauen, die sich dagegen entscheiden, mehrere Jahre an Lebenszeit gewinnen.

Als ehemalige Brustkrebspatientin bin ich jetzt in der Menopause und habe einige schreckliche Symptome. Kann ich die HET gefahrlos machen?

Ja. (Sehen Sie sich Kapitel 6 an und sprechen Sie dann mit Ihrem Arzt.)

Der wissenschaftliche Prozess und die Heilkunst

Sir George White Pickering, ein britischer Arzt und Professor für Medizin an der University of Oxford, verstand die widersprüchlichen Forderungen sehr gut, denen jeder Arzt ausgesetzt ist, der seinen Patienten mit den besten verfügbaren wissenschaftlichen Informationen helfen möchte. „Wenn Sie Kliniker sind", sagte er, „müssen Sie glauben, dass Sie wissen, was Ihren Patienten hilft, sonst können Sie sie nicht beraten und ihnen nichts verschreiben. Wenn Sie Wissenschaftler sind, müssen Sie jedoch immer zweifeln – ein Wissenschaftler, der keine Fragen mehr stellt, ist ein schlechter Wissenschaftler."[32]

Für mich ist die Ausübung der Medizin ein beständiger Drahtseilakt, ein Balancieren zwischen Kunst und Wissenschaft, Sicherheit und Zweifel – hier gibt es ein Medikament oder eine Therapie, die vielen Patienten im Großen und Ganzen nützt, doch manche Menschen fahren nicht so gut damit. Bei jeder Behandlung wägen wir Ärzte immer ab, ob die Vorteile gegenüber den Risiken überwiegen und fragen uns, wie diese Abwägung für jeden Patienten individuell angepasst werden könnte. Durch die Wissenschaft bekommen wir schließlich Gesamtmuster und Prognosen für ganze Gruppen; sie kann uns nicht sagen, was ein spezieller einzelner Mensch tun sollte. Daher verweisen Raucher immer wieder auf eine Tante oder einen Großonkel, der drei Schachteln am Tag rauchte und 99 Jahre alt wurde; sie verlassen sich auf diese seltene Ausnahme, um das Rauchen zu rechtfertigen und ignorieren die viel wichtigere Statistik, nämlich das immense Risiko für ihre eigene Gesundheit. Umgekehrt sagen manche Frauen: „Meine Freundin hat fünf Jahre lang eine HET gemacht und ist an Brustkrebs erkrankt, also kommt sie für mich niemals infrage." Sie verlassen sich auf einen verständlicherweise überzeugenden Einzelfall, der aber der übergeordneten Beweislage nicht entspricht. Und wenn diese Freundin keine HET gemacht hätte, können wir dann sicher sein, dass sie auch keinen Brustkrebs bekommen hätte? Wenn sie fünf Jahre lang jeden Morgen Kaffee getrunken und dann Brustkrebs bekommen hätte, wäre das ein Grund, auf Kaffee zu verzichten?

Erkenntnisse gewinne ich aus einer Studie mit Katzenjungen, die fast so etwas wie das neurologische Gegenstück zu Kahnemans Begriff der theoriebedingten Blindheit ist. (Daniel Kahnemann ist ein israelisch-amerikanischer Psychologe und Hochschullehrer; Anm. d. Übers.) Wie menschliche Säuglinge werden Katzen mit der visuellen Fähigkeit geboren, horizontale und vertikalen Linien sowie andere räumliche Orientierungen zu erkennen. Wird ihnen aber die normale visuelle Erfahrung vorenthalten, degenerieren die entsprechenden Zellen und die

Sinneswahrnehmung der Katze verschlechtert sich. In einer einzelnen klassischen Studie wurden die Katzenjungen nach der Geburt fünf Monate lang in Dunkelheit gehalten, doch täglich für mehrere Stunden in einen Spezialzylinder gebracht, durch den sie entweder nur senkrechte oder aber waagrechte Linien sehen konnten. Später hatten die Katzen, die nur horizontale Linien gesehen hatte, Probleme damit, vertikale Linien wahrzunehmen; sie liefen nur zu den horizontalen Stangen, um damit zu spielen, nicht aber zu den vertikalen.[33] Stellt man ihnen einen Stuhl hin, springen sie auf die horizontale Sitzfläche, laufen aber gegen die vertikalen Stuhlbeine. Gibt man den „vertikal geprägten" Katzenjungen denselben Stuhl, schmiegen sie sich um die Stuhlbeine, sehen aber die Sitzfläche buchstäblich nicht, auf der sie sich zusammenrollen könnten.

Ich habe oft beobachtet, wie geistige Scheuklappen Ärzte und Patienten davon abhalten können, den Gesamtzusammenhang zu sehen. Ich verstehe, warum viele Menschen der modernen Medizin misstrauen, die oft wie ein seelenloses Unternehmen wirkt, bei dem es um Gerätemedizin geht und Medikamente von sehr beschäftigten Ärzten verabreicht werden, die keine Zeit haben, sich auf die Menschen zu konzentrieren, die sie vor sich haben – die Menschen, die voller Verunsicherung, Sorgen und Ängste sind. Ich verstehe, warum heute so viele Menschen von der Alternativmedizin und ihren Versprechungen von „natürlichen" Heilmitteln, „bioidentischen" Substanzen und „humanen" Behandlungsformen für den ganzen Menschen angezogen werden. Doch ebenso wie ein gesundes Kätzchen die Beine *und* den Sitz eines Stuhls wahrnehmen muss, verzerrt eine einzelne Wahrnehmung für sich alleine genommen das eigene Blickfeld.

Ich sehe in meinen Patienten viel mehr als das unmittelbare Problem, mit dem sie zu mir kommen; ich mische das, was ich aus der Wissenschaft gelernt habe, mit dem, was ich über Menschen gelernt habe. Wie alle Onkologen ist mir vollkommen bewusst, welchen Tribut der Brustkrebs von den Frauen, ihren Angehörigen und der Allgemeinbevölkerung fordert. Aber ich möchte nicht, dass mein Rat oder Behandlungsplan für eine Frau von dieser Betroffenheit beherrscht wird. Manche

HET-Forscher und Brustkrebs-Aktivisten sind wie die vertikal geprägten Katzenjungen, sie können sich nur auf den Brustkrebs und die Angst ihrer Patientinnen vor Brustkrebs konzentrieren; der Brustkrebs ist *alles*, was sie fürchten und *alles*, was sie sehen. Doch diese einseitige Ausrichtung kann dazu führen, dass ihnen das größere Risiko der Frauen entgeht, eine Herzerkrankung zu erleiden oder an Osteoporose zu erkranken, Krankheiten, die mit weitaus höherer Wahrscheinlichkeit tödlich sind. Eine Brustkrebsdiagnose ist kein unausweichliches Todesurteil mehr, schon seit Jahrzehnten nicht mehr. Eine erfolgreiche Behandlung erfordert in den meisten Fällen keine Brustamputation mehr; die Mehrheit der Patientinnen wird heute ohne Chemotherapie behandelt und, wie ich immer wieder wiederhole, 90 Prozent oder mehr der Frauen, bei denen Brustkrebs im Frühstadium festgestellt wird, werden aller Wahrscheinlichkeit nach geheilt. Die Lebenssituation der Patientin, die Symptome, das Risiko für andere Erkrankungen und ihre persönlichen Ziele müssen in alle Empfehlungen für eine Hormontherapie einfließen, ebenso wie die Art, die Dosis und die Dauer dieser Behandlung.

Aus diesem Grund würde ich mir niemals anmaßen, den Leserinnen in einem Buch – nicht einmal in diesem – zu empfehlen, welche Vorgehensweise am besten oder gesündesten für sie ist. Und trotzdem bin ich als jemand, der sein ganzes Leben auf diesem Drahtseil zwischen Wissenschaft und Praxis zugebracht hat, von den immensen Vorteilen der HET überzeugt sowie davon, dass sie das Leben von Frauen verlängern kann. Zugunsten der Gesundheit und Lebensqualität von Frauen, einer besseren Wissenschaft und medizinischen Vorgehensweise ist es an der Zeit, überholte Überzeugungen zum Thema Östrogen aufzugeben. Frauen sollten eine Hormontherapie nicht wegen Robert Wilsons unmöglicher und herablassender Vorstellung von der „perfekten Frau" machen. Sondern, wie Bernadine Healy vor so vielen Jahren riet, weil sie dazu führt, dass sie vermutlich für längere Zeit gesünder sind. Daher ist es für mich keine Frage, was in diesem Zusammenhang eine Rolle spielt: Östrogen!

Ein Wort zum Schluss

Als wir gerade dabei waren, dieses Buch abzuschließen, entdeckten wir einen Leserbrief an *Climacteric*, der Fachzeitschrift der International Menopause Society. Er war 2004 geschrieben worden, zwei Jahre, nachdem die Behauptungen der Women's Health Initiative über die Gefahren der HET um die Welt gegangen waren. Sein Autor ist Manuel Neves-e-Castro, ein gynäkologischer Endokrinologe in Portugal, dessen Beitrag wir für ein passendes Schlusswort halten.

* * *

Ich schildere Ihnen einen kurzen Traum, den ich hatte. Stellen Sie sich einfach vor, diese Botschaft wäre von vielen Ärzten über die Nachrichtenagenturen an Frauen in aller Welt geschickt worden ...

Wir, die Ärzte, die an einer umfassend publizierten, als Women's Health Initiative (WHI) bekannten Studie beteiligt waren, bedauern es zutiefst, dass unsere Ergebnisse von den Medien und auch von einem großen Teil der Ärzteschaft so gravierend fehlinterpretiert wurden. Das zog eine riesige Welle nach sich, die man durchaus als hormonellen Terrorismus bezeichnen könnte und die der Gesundheit von Frauen großen Schaden zufügte. (...)

Als Ärzte fühlen wir jedoch eine ethische und soziale Verantwortung, den Menschen jenseits unserer Grenzen, wohin auch immer diese Ergebnisse gelangt sind, zu sagen, dass Frauen nicht übermäßig beunruhigt sein sollten. Die Ergebnisse dieser Studie gelten nicht für die einzelne Frau, sondern vielmehr für große Bevölkerungsgruppen, wie am 9. Juli 2002 auf einer Pressekonferenz in den National Institutes of Health erklärt wurde. Das sogenannte erhöhte Risiko von Nebenwirkungen bezieht sich nur auf „relative Risiken", die nichts weiter sind als eine prozentuale Zunahme gegenüber den tatsächlichen „absoluten Risiken". Und diese sind minimal und betreffen viel weniger als 1 Fall pro 1 000 im Laufe eines Jahres behandelter Frauen. (...)

Daher sollten Frauen nicht übermäßig beunruhigt sein und eine als geeignet angezeigte HET fortsetzen, wenn nichts dagegen spricht. Vor allem sollten sie sie nicht abbrechen und zu sogenannten natürlichen Produkten oder pflanzlichem Östrogen wechseln, die wirkungslos sind und bisher noch nicht auf Nebenwirkungen hin untersucht wurden.

Hormone sind nicht besser oder schlechter als jedes andere Medikament, das jeden Tag genommen wird. Alle effektiven Medikamente haben positive Wirkungen, aber auch manche Nebenwirkungen. Doch selbst unwirksame, die sogenannten Placebos, können Nebenwirkungen verursachen.

Als Ärzte glauben wir immer noch, dass die HET die beste Behandlungsmöglichkeit für Frauen mit Wechseljahressymptomen ist und mehr Vorteile als Risiken hat, wenn es keine Kontraindikationen gibt.

Unterschrieben von den Ärzten, die an der WHI teilgenommen haben.

Das war mein Traum ... Ich wünsche mir sehr, dass er eines Tages wahr werden möge.

M. Neves-e-Castro, Lissabon, Portugal

Interessenkonflikt: Der Autor hat keinen Interessenkonflikt, arbeitet nicht für ein Pharmaunternehmen und betreibt nur seine eigene Privatpraxis.[1]

Danksagungen

Von Avrum

Der Mensch, dem ich zuerst danken möchte, ist Carol. Im Laufe unserer langen Freundschaft haben wir viele wissenschaftliche Arbeiten, Leitartikel und Buchrezensionen zusammen geschrieben, und da sie wusste, dass mir dieses Thema schon seit Jahren wichtig ist, hat sie es sich zum Ziel gesetzt, mir bei der Abfassung dieses Buches zu helfen. Durch ihre Beharrlichkeit, ihre Einblicke, ihre gnadenlos kritischen Beurteilungen, ihren Sinn für Humor und ihr Talent als Autorin konnte dieses Buch das Licht der Welt erblicken.

Es kann schon entmutigen, wenn man die Meinung einer Minderheit in der Medizin vertritt und sich dafür einsetzt, doch ich hatte nie das Gefühl, alleine zu sein. Ich danke Phil DiSaia, dem ehemaligen Vorsitzenden des Amerikanischen Gremiums der Gynäkologen und Geburtshelfer sowie Professor an der Medizinischen Hochschule der University of California in Irvine, der bereits viele Jahre vor mir über die Vorteile und Risiken der HET schrieb, eine der frühesten Studien mit ehemaligen Brustkrebs-Patientinnen veröffentlichte, die eine HET erhielten, und der meine Bemühungen auf diesem Gebiet immer unterstützt hat. Andere Ärzte, die mir durch ihr Beispiel und ihren Rat geholfen haben, sind Roger Lobo, Basil Stoll, Rena Vassilopoulou-Sellin und Dietrich von Fournier. Ich möchte auch den Ärzten aus verschiedenen Fachgebieten danken, die mir den Rücken stärkten und mich berieten, insbesondere Michael Baum, Jonathan Berek, David Decker, Marc Espie, Faith Fitzgerald und John Stevenson zusammen mit Kollegen und Freunden, die die früheren Versionen des Manuskriptes lasen und viele hilfreiche Vorschläge einbrachten: Judy Baldwin, Peter Clarke, Susan Evans, Patricia T. Kelly, Nancy Reaven und Carole Wade.

Den vielen Mitgliedern der medizinischen Fachwelt von Los Angeles, ganz besonders jenen, die dem Tarzana Regional Medical Center, dem Medizinischen Regionalzentrum von Tarzana, angeschlossen sind, an dem ich als Leiter der Onkologie, Personalchef und Leiter der medizinischen

Fortbildung tätig war. Diese Kollegen hörten sich meine Ansichten geduldig an und unterstützten meine weitere HET-Studie für ehemalige Brustkrebs-Patientinnen. Zu den vielen Menschen, die es mir ermöglicht haben, durch die Veröffentlichung meiner Ideen in Fachzeitschriften gegen den Strom zu schwimmen, oder mir eine öffentliche Diskussionsplattform gaben, gehören Edward Bouwer, Ken Frazier, Phyllis Greenberger, Val Jones, Michael J. Mastrangelo, Michael Mosher, Saar Porrath, Nancy Raymon, Erik Rifkin, Selma Schimmel, Mel Silverstein und Steven Strauss. Mein besonderer Dank gilt Vince DeVita, dem Chefredakteur des *Cancer Journal*, der Heiligabend damit verbrachte, Carols und meine erste Arbeit über die HET zu lesen und am nächsten Morgen anrief, um zu sagen, er habe sie zur Veröffentlichung empfohlen.

Schließlich danke ich ganz herzlich N. J. Nakamura, der Onkologie-Schwester, die die Koordinatorin unserer Studie war, und Pamela J. Gray, der Bibliothekarin für die Forschungsliteratur am Providence Holy Cross Medical Center in Providence, die innerhalb von wenigen Stunden jeden Wunsch nach Zitaten und vollständigen Texten erfüllte.

Von Avrum und Carol

Unser Dank geht an Jane Isay, der vielbewunderten Herausgeberin und Verlegerin, mit der Carol schon einmal zusammenarbeite. Als sie Carol bei einem Mittagessen in New York über Avrums Arbeit sprechen hörte, fiel ihr beinahe die Gabel aus der Hand. „Das ist ein Buch!", rief sie aus. „Ein Medizinkrimi – Wer hat die HET auf dem Gewissen?" Dieser Titel überlebte das Gespräch nicht, die Idee aber sehr wohl. Im Nu machte Jane uns mit Gail Ross bekannt, Chefin der Ross-Yoon-Agentur, die unsere Literaturagentin wurde, sobald sie von unserem Projekt erfuhr. In einer Welt voller Menschen, die kein gutes Haar an ihren Agenten lassen, hätten wir über unsere Zusammenarbeit mit Gail und ihren Mitarbeitern nicht erfreuter sein können, insbesondere mit Dara Kaye, die unseren ersten Buchvorschlag hervorragend redigierte. Gail übernahm unser Projekt voller Eifer und blieb eine begeisterte Unterstützerin und Ratgeberin. Sie brachte uns zu Tracy Behar, der verantwortlichen Verlegerin und Herausgeberin von Little, Brown Spark, die sich uns mit den Worten vorstellte: „Ich bin Ihre ideale Leserin“. Und das war sie – und auch unsere ideale Verlegerin. Sie äußerte wichtige konzeptionelle Bedenken, erfasste Punkte, die unklar waren und, dank ihrer Kompetenz bezüglich wissenschaftlicher Methoden, drängte uns nie dazu, Belege zu opfern, um dem Buch einen mehr „populärmedizinischen“ Anstrich zu geben. Wir haben mit allen Menschen, mit denen wir zusammengearbeitet haben, hervorragende Erfahrungen gemacht: Mit dem Mitherausgeber Ian Strauss, Tracys geistreichem und effizientem Kollegen, dem kein Detail entging; mit der Herstellungsleiterin Peggy Freudenthal, die das Manuskript so meisterhaft durch die Untiefen der Produktion steuerte; mit der stellvertretenden künstlerischen Leiterin Lucy Kim, die den eleganten Schutzumschlag entwarf; mit Tracy Roe, der unbestrittenen Königin des Lektorats, deren genaues und sachkundiges Lesen den Text verbesserte und klarer machte, und mit der sorgfältigen, hervorragenden Arbeit unserer außergewöhnlichen Korrekturleserin Barbara Jatkola. Unser herzlichster Dank geht an das gesamte Team von Little, Brown dafür, dass es uns das Schreiben dieses Buches zu solch einer befriedigenden und angenehmen Erfahrung machte.

Literaturverzeichnis

Einleitung

1. P. T. Kelly, Assess Your True Risk of Breast Cancer (New York: Henry Holt, 2000).
2. Goldman L, Tosteson AN. Uncertainty about postmenopausal estrogen: Time for action, not debate. N Engl J Med. 1991;325:800–802.
3. Weiss NS, Ure CL, Ballard JH, et al. Decreased risk of fractures of the hip and lower forearm with postmenopausal use of estrogen. N Engl J Med. 1980;303:1195–98.
   Kiel DP, Felson DT, Anderson JJ, et al. Hip fracture and the use of estrogens in postmenopausal women: The Framingham study. N Engl J Med. 1987;317:1169–74.
4. Col NF, Eckman MH, Karas RH, et al. Patient-specific decisions about hormone replacement therapy in postmenopausal women. JAMA. 1997;277:1140–47.
5. B. Healy, A New Prescription for Women's Health: Getting the Best Medical Care in a Man's World (New York: Viking, 1995), 200–201.
6. Clarke RB, Howell A, Potten CS, Anderson E. Dissociation between steroid receptor expression and cell proliferation in the human breast. Cancer Res. 1997;57:4987–91.
   We realize that this is a complex matter; see also Sleeman KE, Kendrick H, Robertson D, et al. Dissociation of estrogen receptor expression and in vivo stem cell activity in the mammary gland. J Cell Biol. 2007;176:19–26.
7. Bluming AZ, Tavris C. Hormone replacement therapy: Real concerns and false alarms. Cancer J. 2009;15:93–104.
   Bluming AZ, Tavris C. What are the real risks for breast can- cer? Climacteric. 2012;15:133–38.
   Bluming AZ, Tavris C. Chains of evidence, mosaics of data: Does estrogen cause breast cancer? How would we know? Climacteric. 2012;15:531–37.

Kapitel 1

1. Feynman RP, The Meaning of It All: Thoughts of a Citizen Scientist (Reading, MA: Perseus, 1998), 71.
2. Love RR, Philips J. Oophorectomy for breast cancer: History revisited. J Natl Cancer Inst. 2002;94:1433–34.
3. Wilson RA, Feminine Forever (New York: Pocket Books, 1966).
4. Kolata G and M. Petersen, "Hormone Replacement Study a Shock to the Medical System," New York Times, July 10, 2002.
5. Smith DC, Prentice R, Thompson DJ, et al. Association of exoge- nous estrogen and endometrial carcinoma. N Engl J Med. 1975;293:1164–67.

Mack TM, Pike MC, Henderson BE, et al. Estrogen and endometrial cancer in a retirement community. N Engl J Med. 1976;294:1262–67.
Ziel HK, Kinkle WD. Increased risk of endometrial carcinoma among users of conjugated estrogens. N Engl J Med. 1975;293: 1167–70.

6. Gambrell RD. Prevention of endometrial cancer with progestogens. Maturitas. 1986;8:159–68.
7. Brinton LA, Hoover R, and Fraumeni JF. Menopausal oestrogens and breast cancer risk: An expanded case-control study. Br J Cancer. 1986;54:825–32.
8. Armstrong BK. Estrogen therapy after the menopause: Boon or bane? Med J Aust. 1988;148:213–14.
9. Palmer JR, Rosenberg L, Clark EA, et al. Breast cancer risk after estrogen replacement therapy: Results from the Toronto breast cancer study. Am J Epidemiol. 1991;134:1386–95.
10. Dupont WD, Page DL. Menopausal estrogen replacement therapy and breast cancer. Arch Intern Med. 1991;151:67–72.
11. Nachtigall MJ, Smilen SW, Nachtigall RD, et al. Incidence of breast cancer in a 22-year study of women receiving estrogen-progestin replacement therapy. Obstet Gynecol. 1992;80:827–30.
12. Dupont WD, Page DL, Rogers LW, et al. Influence of exogenous estrogens, proliferative breast disease, and other variables on breast cancer risk. Cancer. 1989;63:948–57.
Dupont WD, Page DL, Parl FF, et al. Estrogen replacement therapy in women with a history of proliferative breast disease. Cancer. 1999;85:1277–83.
13. Consensus Development Conference: Prophylaxis and treatment of osteoporosis. BMJ. 1987;295:914–15.
14. Martin KA, Freeman MW. Postmenopausal hormone replacement therapy. N Engl J Med. 1993;328:1115–17.
15. Stanford JL, Weiss NS, Voight LF, et al. Combined estrogen and progestin hormone replacement therapy in relation to risk of breast cancer in middle-aged women. JAMA. 1995;274:137–42.
16. Colditz GA, Hankinson SE, Hunter DJ, et al. The use of estrogens and progestins and the risk of breast cancer in postmenopausal women. N Engl J Med. 1995;332:1589–93.
17. Willis DB, Calle EE, Miracle-McMahill HL, et al. Estrogen replacement therapy and risk of fatal breast cancer in a prospective cohort of postmenopausal women in the United States. Cancer Causes Control. 1996;7:449–57.
18. Col NF, Eckman MH, Karas RH, et al. Patient-specific decisions about hormone replacement therapy in postmenopausal women. JAMA. 1997;277:1140–47.
19. Sellers TA, Mink PJ, Ceerhan JR, et al. The role of hormone replacement therapy and the risk for breast cancer and total mortality in women with a family history of breast cancer. Ann Intern Med. 1997;127:973–80.

20. Takeuchi M, Saeki T, Sano M, et al. Case-control study of hormone replacement therapy (HRT) and breast cancer in Japanese women. Proc ASCO. 2006;24:10012.
21. Stefanick ML, Anderson GL, Margolis KL, et al. Effects of conjugated equine estrogens on breast cancer and mammography screening in postmenopausal women with hysterectomy. JAMA. 2006;295:1647–57.
22. Rebbeck TR, Levin AM, Eisen A, et al. Breast cancer risk after bilateral prophylactic oophorectomy in BRCA1 mutation carriers. J Natl Cancer Inst. 1999;91:1475–79.
Rebbeck TR, Friebel T, Wagner T, et al. Effect of short-term hormone replacement therapy on breast cancer risk reduction after bilateral prophylactic oophorectomy in BRCA1 and BRCA2 mutation carriers: The PROSE Study Group. J Clin Oncol. 2005;23:7804–10.
23. Eisen A, Lubinski J, Gronwald J, et al. Hormone therapy and the risk of breast cancer in BRCA1 mutation carriers. J Natl Cancer Inst. 2008;100:1361–67.
24. Kotsopoulos J, Huzarski T, Gronwald J, et al. Hormone replacement therapy after menopause and risk of breast cancer in BRCA1 mutation carriers: A case-control study. Breast Cancer Res Treat. 2016;155:365–73.
25. Bergkvist L, Adami HO, Persson I, et al. The risk of breast cancer after estrogen and estrogen-progestin replacement. N Engl J Med. 1989;321:393–97.
26. Bergkvist L, Adami HO, Persson I, et al. Prognosis after breast cancer diagnosis in women exposed to estrogens and estrogenprogesterone replacement therapy. Am J Epidemiol. 1989;130: 221–28.
27. Barrett-Connor E. Postmenopausal estrogen replacement and breast cancer. N Engl J Med. 1989;321:319–20.
28. Estrogen replacement and breast cancer. Harvard Medical School Health Letter. 1989;14(12):1–3.
29. Collaborative Group on Hormonal Factors in Breast Cancer. Breast cancer and hormone replacement therapy: Collaborative reanalysis of data from 51 epidemiological studies of 52,705 women with breast cancer and 108,411 women without breast cancer. Lancet. 1997;350:1047–59.
30. Shapiro S, Farmer RDT, Seaman H, et al. Does hormone replacement therapy cause breast cancer? An application of causal principles to three studies. Part 1. The Collaborative Reanalysis. J Fam Plann Reprod Health Care. 2011;37:103–9.
31. Rossouw JE, Anderson GL, Prentice RL, et al. Risks and benefits of estrogen plus progestin in healthy postmenopausal women: Principal results from the Women's Health Initiative Randomized Controlled Trial. JAMA. 2002;288:321–33.
32. Ettinger B, Wang SM, Leslie RS, et al. Evolution of postmeno- pausal hormone therapy between 2002 and 2009. Menopause. 2012;19:610–15.
33. Anderson G. Release of the results of the Estrogen Plus Progestin Trial of the WHI: Data and Safety Monitoring. Press conference remarks. WHI Coordinating Center, July 9, 2002.

34. Chlebowski RT, Hendrix SL, Langer RD, et al. for the WHI investigators. Influence of estrogen plus progestin on breast cancer and mammography in healthy postmenopausal women: The Women's Health Initiative Randomized Trial. JAMA. 2003;289:3243–53.

35. Anderson GL, Chlebowski RT, Rossouw JE, et al. Prior hormone therapy and breast cancer risk in the Women's Health Initiative randomized trial of estrogen plus progestin. Maturitas. 2006;55: 103–15. Nevertheless, they did extract a small increased risk by mining their data and looking just at women who were randomized to be given HRT and who had taken HRT before entering the study. Later in this chapter we explain why trying to evoke a credible finding this way is scientifically unacceptable.

36. T. Parker-Pope, The Hormone Decision (Emmaus, PA: Rodale, 2007), 14.

37. Heiss G, Wallace R, Anderson GL, et al. Health risks and benefits three years after stopping randomized treatment with estrogen and progestin. JAMA. 2008;299:1036–45.

38. Chlebowski RT, Anderson GL, Gass M, et al. Estrogen plus progestin and breast cancer incidence and mortality in postmenopausal women. JAMA. 2010;304:1684–92.

39. Burger H. Hormone replacement therapy in the post–Women's Health Initiative era. Climacteric. 2003;6:11–36.
Genazzani AR, Gambacciani M. A personal initiative for women's health: To challenge the Women's Health Initiative. Gynecol Endocrinol. 2002;16:255–57.
Lemay A. The relevance of the Women's Health Initiative results on combined hormone replacement therapy and clinical practice. J Obstet Gynaecol Can. 2002;24:711–15.

40. Shapiro S, de Villers TJ, Pines A, et al. Risks and benefits of hormone therapy: Has medical dogma now been overturned? Climacteric. 2014;17:215–22.
See also Shapiro S. Risks of estrogen plus progestin therapy: A sensitivity analysis of the findings in the Women's Health Initiative randomized controlled trial. Climacteric. 2003;6:302–10. Although the WHI was reportedly a double-blind study (meaning that neither the patients nor the investigators knew who was receiving hormones and who was receiving placebo), 44.4 percent of the women given HRT and only 6.8 percent of the women taking the placebo pills were aware of the treatment they were receiving.

41. Langer RD. The evidence base for HRT: What can we believe? Climacteric. 2017;20:91–96.

42. Parker-Pope, The Hormone Decision, 12. The quote is Parker-Pope's report of what Rossouw told her; high impact was his term.

43. Rossouw JE. Estrogens for prevention of coronary heart disease: Putting the brakes on the bandwagon. Circulation. 1996;94:2982–85.

44. Beral V, Million Women Study Collaborators. Breast cancer and hormone-replacement therapy in the Million Women Study. Lancet. 2003;362:419–27.

45. G. Taubes, "Do We Really Know What Makes Us Healthy?," New York Times Sunday Magazine, September 16, 2007.
46. Asilomar Working Group on Recommendations for Reporting of Clinical Trials in the Biomedical Literature. Checklist of information for inclusion in reports of clinical trials. Ann Intern Med. 1996;124:741–43.
    Altman DG, Schulz KF, Moher D, et al. The revised CONSORT statement for reporting randomized trials: Explanation and elaboration. Ann Intern Med. 2001;134:663–94.
    Moher D, Schulz KF, Altman D for the CONSORT Group. The CONSORT statement: Revised recommendations for improving the quality of reports of parallel-group randomized trials. JAMA. 2001;285:1987–91.
    Gigerenzer G, Gaissmaier W, Kurz-Milcke E, et al. Helping doctors and patients make sense of health statistics. Psychol Sci Public Interest. 2008;8:53–96.
47. Individual references for each entry may be found in Bluming AZ, Tavris C. Hormone replacement therapy: Real concerns and false alarms. Cancer J. 2009;15:93–104; and Bluming AZ, Tavris C. What are the real risks for breast cancer? Climacteric. 2012;15: 133–38.
48. P. Bernstein, Against the Gods: The Remarkable Story of Risk (New York: John Wiley, 1996), 161.
49. Keating C. The social history of ISIS-2: Triumph and the path not taken. Lancet. 2015;386:e4–e5.
50. ISIS-2 (Second International Study of Infarct Survival) Collaborative Group. Aspirin's effect on myocardial infarct mortality: Randomized trial of intravenous streptokinase, oral aspirin, both or neither among 17,187 cases of suspected acute myocardial infarction. Lancet. 1988;2:349–60.
51. Sleight P. Debate: Subgroup analyses in clinical trials: Fun to look at— but don't believe them! Curr Control Trials Cardiovasc Med. 2000;1:25–27.
52. Colditz GA, Hankinson SE, Hunter DJ, et al. The use of estrogens and progestins and the risk of breast cancer in postmenopausal women. N Engl J Med. 1995;332:1589–93.
53. Schairer C, Lubin J, Troisi R, et al. Menopausal estrogen and estrogen-progestin replacement therapy and breast cancer risk. JAMA. 2000;283:485–91.
54. Santen RJ, Pinkerton J, McCartney C, et al. Risk of breast cancer with progestins in combination with estrogen as hormone replacement therapy. J Clin Endocrinol Metab. 2001;86:16–23.
55. Henderson BE, Paganini-Hill A, Ross RK. Decreased mortality in users of estrogen replacement therapy. Arch Intern Med. 1991;151: 75–78.
    Grodstein F, Stampfer MJ, Colditz GA, et al. Postmenopausal hormone therapy and mortality. N Engl J Med. 1997;336: 1769–75.
56. Susser M. What is a cause and how do we know one? A grammar for pragmatic epidemiology. Am J Epidemiol. 1991;133:635–48.
57. Taubes G. Epidemiology faces its limits. Science. 1995;269: 164–69.

58. For one study among very many, see Madsen KM, Hviid A, Vestergaard M, et al. A population-based study of measles, mumps, and rubella vaccination and autism. N Engl J Med. 2002;347: 1477–82. For the larger story of the vaccine hysteria, see S. Mnookin, The Panic Virus: A True Story of Medicine, Science, and Fear (New York: Simon and Schuster, 2011).

59. Charlton BG. Second thoughts: Attribution of causation in epidemiology: Chain or mosaic? J Clin Epidemiol. 1996;49:105–7.

60. Hill AB. The environment and disease: Association or causation? Proc R Soc Med. 1965;58:295–300.

61. Bush TL, Whiteman M, Flaws JA. Hormone replacement therapy and breast cancer: A qualitative review. Obstet Gynecol. 2001;98: 498–508.

62. Henderson IC. Risk factors for breast cancer development. Cancer. 1993;71:2127–40.
Jemal A, Siegel R, Xu J, et al. Cancer statistics, 2010. CA: Cancer J Clin. 2010;60:277–300.
Madigan M, Ziegler R, Benichou C, et al. Proportion of breast cancer cases in the United States explained by well-established risk factors. J Natl Cancer Inst. 1995;87:1681–85.

63. P. T. Kelly, Assess Your True Risk of Breast Cancer (New York: Henry Holt, 2000).

64. Haddow A, Watkinson JM, Paterson E. Influence of synthetic oestrogens upon advanced malignant disease. BMJ. 1944;2:393–98.

65. Massidda B, Mascia V, Broccia G, et al. Estrogen therapy of advanced breast cancer. Minerva Med. 1977;68:2509–16.

66. Mahtani RL, Stein A, Vogel CL. High-dose estrogen as salvage hormonal therapy for highly refractory metastatic breast cancer: A retrospective chart review. Clin Therap. 2009;31:2371–78.

67. Hortobagyi GN, Hug V, Buzdar AU, et al. Sequential cyclic combined hormonal therapy for metastatic breast cancer. Cancer. 1989;64:1002–6.

68. Ingle J, Ahmann D, Green S, et al. Randomized clinical trial of diethylstilbestrol versus tamoxifen in postmenopausal women with advanced breast cancer. N Engl J Med. 1981;304:16–21.
Peethambaram P, Ingle J, Suman V, et al. Randomized clinical trial of diethylstilbestrol versus tamoxifen in postmenopausal women with metastatic breast cancer: An updated analysis. Breast Cancer Res Treat. 1999;54:117–22.

69. Lønning PE, Taylor PD, Anker G, et al. High-dose estrogen treatment in postmenopausal breast cancer patients heavily exposed to endocrine therapy. Breast Cancer Res Treat. 2001;67:111–16.

70. Craig Jordan V, Lewis-Wambi J, Kim H, et al. Exploiting the apoptotic actions of oestrogen to reverse anti-hormonal drug resistance in oestrogen receptor positive breast cancer patients. Breast. 2007;16(Suppl 2):105–13.

71. Zahl P-H, Mæhlen J. A decline in breast-cancer incidence. Letter to the editor. N Engl J Med. 2007;357:509–13.

72. Ravdin PM, Cronin KA, Howlander N, et al. The decrease in breast cancer incidence in 2003 in the United States. Reply. N Engl J Med. 2007;356:1670–74.
73. Bluming AZ. A decline in breast-cancer incidence. Letter to the editor. N Engl J Med. 2007;357:509. (See chapter 8.)
74. S. Mukherjee, The Emperor of All Maladies: A Biography of Cancer (New York: Scribner, 2010), 266.
75. Siegel RL, Miller KD, Jemal A. Cancer statistics, 2018. CA: Cancer J Clin. 2018;68:7–30.
76. Thun MJ, Hannan LM, Adams-Campbell LL, et al. Lung cancer occurrence in never-smokers: An analysis of 13 cohorts and 22 cancer registry studies. PLoS Med. 2008;5:e185.
    Fletcher AS, Erbas B, Kavanagh AM, et al. Use of hormone replacement therapy (HRT) and survival following breast cancer diagnosis. Breast. 2005;14:192–200.
    Miller KD, Siegel RL, Lin CC, et al. Cancer treatment and survivorship statistics, 2016. CA: Cancer J Clin. 2016;66:271–89.
77. Hoover R. Hormones in breast cancer: Etiology versus ideology. May 15, 2007; http://videocast.nih.gov/Summary.asp?File=13823.

Kapitel 2

1. O, The Oprah Magazine, August 2002; http://www.oprah.com/ omagazine/be-aware-for-perimenopause/all.
2. S. T. Loh, The Madwoman in the Volvo (New York: W. W. Norton, 2014), 15.
3. T. Parker-Pope, The Hormone Decision (Emmaus, PA: Rodale, 2007), 133.
4. Utian WH, Gass ML, Pickar JH. Body mass index does not influence response to treatment, nor does body weight change with lower doses of conjugated estrogens and medroxyprogesterone acetate in early postmenopausal women. Menopause. 2004;11:306–14.
   Barnabei VM, Cochrane BB, Aragaki AK, et al. Menopausal symptoms and treatment-related effects of estrogen and progestin in the Women's Health Initiative. Obstet Gynecol. 2005;105: 1063–73.
5. E. S. Watkins, The Estrogen Elixir: A History of Hormone Replacement Therapy in America (Baltimore: Johns Hopkins University Press, 2007), 1.
6. Marriott LK, Wenk GL. Neurobiological consequences of longterm estrogen therapy. Curr Dir Psychol Sci. 2004;13:173–76.
7. Watkins, The Estrogen Elixir, 185.
8. Ibid.
9. G. Kolata, "Hormone Therapy, Already Found to Have Risks, Is Now Said to Lack Benefits," New York Times, March 18, 2003.
10. Nachtigall L. Treatment of estrogen deficiency symptoms in women surviving breast cancer. Part 4. Urogenital atrophy, vasomotor instability, sleep disorders, and related symptoms. Oncol. 1999;13:551–75.

11. G. N. Grob and A. V. Horwitz, Diagnosis, Therapy, and Evidence: Conundrums in Modern American Medicine (New Brunswick, NJ: Rutgers University Press, 2010), 195.
12. E. Martin, The Woman in the Body: A Cultural Analysis of Reproduction (Boston: Beacon, 1987).
13. S. Blaffer Hrdy, Mother Nature: Maternal Instincts and How They Shape the Human Species (New York: Ballantine, 1999).
Pavelka, MSM, Fedigan LM. Menopause: A comparative life history perspective. Am J Phys Anthropol. 1991;34:13–38.
14. Avis NE, Crawford SL, Greendale G, et al. Duration of menopausal vasomotor symptoms over the menopause transition. JAMA Intern Med. 2015;175:531–39. For commentary and review, see Judge DE. And the heat goes on. N Engl J Med. March 10, 2015.
15. Hays J, Ockene JK, Brunner RL, et al. Effects of estrogen plus progestin on health-related quality of life. N Engl J Med. 2003; 348:1839–54.
16. Ibid., 1839.
17. Watkins, The Estrogen Elixir, 1.
18. Nelson HD. Commonly used types of postmenopausal estrogen for treatment of hot flashes: Scientific review. JAMA. 2004;291: 1610–20.
19. ACOG Practice Bulletin No. 141: Management of menopausal symptoms. Obstet Gynecol. 2014;123:202–16.
The North American Menopause Society has concurred in both its 2015 and 2017 position papers; see Gass ML, Maki PM, Shifren JL, et al. NAMS (North American Menopause Society) supports judicious use of systemic hormone therapy for women aged 65 years and older. Menopause. 2015;22:685–86; and the 2017 hormone therapy position statement of the North American Menopause Society. Menopause. 2017;24:728–53.
20. Welton AJ, Vickers MR, Kim J, et al. Health-related quality of life after combined hormone replacement therapy: Randomized controlled trial. BMJ. 2008;337:a1190.
21. Ockene JK, Barad DH, Cochrane BB, et al. Symptom experience after discontinuing use of estrogen plus progestin. JAMA. 2005; 294:183–93.
22. Christgau S, Tanko LB, Cloos PA, et al. Suppression of elevated cartilage turnover in postmenopausal women and in ovariectomized rats by estrogen and a selective estrogen-receptor modulator (SERM). Menopause. 2004;11:508–18.
23. Schmidt PJ, Nieman L, Danaceau MA, et al. Estrogen replacement in perimenopause-related depression: A preliminary report. Am J Obstet Gynecol. 2000;183:414–20.
Soares CN, Almeida OP, Joffe H, et al. Efficacy of estradiol for the treatment of depressive disorders in perimenopausal women: a double-blind, randomized, placebo-controlled trial. Arch Gen Psychiatry. 2001;58:529–34.
For a review, see Lobo RA, Bélisle S, Creasman WT, et al. Should symptomatic menopausal women be offered hormone therapy? Med Gen Med. 2006;8:40.

24. Kirsch I. Antidepressants and the placebo effect. Z Psychol [in English]. 2014;222:128–34.
25. K. Taylor, "Finding the Positive Side of Menopause," Jewish Chronicle, May 12, 2007; https://www.pressreader.com/uk/the-jewish-chronicle/20170512/282127816396074.
26. Couzi RJ, Helzsouer KJ, Fetting JH. Prevalence of menopausal symptoms among women with a history of breast cancer and attitudes toward estrogen replacement therapy. J Clin Oncol. 1995; 13:2737–44.
27. Hershman DL, Cho C, Crew KD. Management of complications from estrogen deprivation in breast cancer patients. Curr Oncol Rep. 2009;11:29–36.
28. Antoine C, Vandromme J, Fastrez M, et al. A survey among breast cancer survivors: Treatment of the climacteric after breast cancer. Climacteric. 2008;11:322–28.
29. Garrido-Oyarzún MF, Castelo-Branco C. Use of hormone therapy for menopausal symptoms and quality of life in breast cancer survivors: Safe and ethical? Gynecol Endocrinol. 2017;33: 10–15.
30. The 2017 hormone therapy position statement of the North American Menopause Society. Menopause. 2017;24:728–53.
31. Langer RD, Manson JE, Allison MA. Have we come full circle – or moved forward? The Women's Health Initiative 10 years on. Climacteric. 2012;15:206–12.
Utian WH. A decade post WHI, menopausal hormone therapy comes full circle — need for independent commission. Climacteric. 2012;15:320–25.
32. C. Smyth, "Women Told Hormone Replacement Therapy Does Not Lead to Early Death," Times (UK), September 13, 2017; https://www.thetimes.co.uk/article/womentoldhrtdoes-not-lead-to-early-death-ztk08tn7j?shareToken=ad8acbab104 dce49546d8e90d85b7987.
33. Richard-Davis G, Manson JE. Vasomotor symptom duration in midlife women—research overturns dogma. JAMA Intern Med. 2015;175:540–41.
34. Santen RJ, Stuenkel CA, Davis SR, et al. Managing menopausal symptoms and associated clinical issues in breast cancer survivors. J Clin Endocrinol Metab. 2017;102:3647–61; https://doi.org/10.1210/jc.2017-01138.
35. Nelson HD, Vesco KK, Haney E, et al. Nonhormonal therapies for menopausal hot flashes: Systematic review and meta-analysis. JAMA. 2006;295:2057–71.
36. Capriglione S, Plotti F, Montera R, et al. Role of paroxetine in the management of hot flashes in gynecological cancer survivors: Results of the first randomized single-center controlled trial. Gynecol Oncol. 2016;143:584–88.
37. Carroll DG, Kelley KW. Use of antidepressants for management of hot flashes. Pharmacotherapy. 2009;29:1357–74.
38. A. Pollack, "F.D.A. Panel Advises Against Two Medicines to Treat Hot Flashes," New York Times, March 4, 2013.
39. http://www.independent.ie/life/healthwellbeing/health-features/the-menopause-everything-you-need-to-know-about-the-change-35837358.html.

40. Tice JA, Ettinger B, Ensrud K, et al. Phytoestrogen supplements for the treatment of hot flashes: The Isoflavone Clover Extract Study: A randomized controlled trial. JAMA. 2003;290:207–14.
41. Grady D. Management of menopausal symptoms. N Engl J Med. 2006;355:2338–47.
42. Nelson HD, Vesco KK, Haney E, et al. Nonhormonal therapies for menopausal hot flashes: Systematic review and meta-analysis. JAMA. 2006;295:2057–71.
43. Newton KM, Reed SD, LaCroix AZ, et al. Treatment of vasomotor symptoms of menopause with black cohosh, multi-botanicals, soy, hormone therapy, or placebo. Ann Int Med. 2006;145:869–79.
Mangione C. A randomized trial of alternative medicines for vasomotor symptoms of menopause. Ann Int Med. 2006;145: 924–25.
44. Pockaj BA, Gallagher JG, Loprinzi CL, et al. Phase III doubleblind, randomized, placebo-controlled crossover trial of black cohosh in the management of hot flashes: NCCTG trial N01CC. J Clin Oncol. 2006;18:2836–41.
45. Deng G, Vickers A, Yeung S, et al. Randomized, controlled trial of acupuncture for the treatment of hot flashes in breast cancer patients. J Clin Oncol. 2007;35:5584–90.
46. Herbal medicines for menopausal symptoms. Drug Ther Bull. 2009;47:2–6.
47. E. Schwartz, K. Holtorf, and D. Brownstein, “The Truth About Hormone Therapy,” Wall Street Journal, March 16, 2009; http://online.wsj.com/article/SB123717056802137143.html#mod=todays_us_opinion.
48. Brinton RD, Proffitt P, Tran J, Luu R. Equilin, a principal component of the estrogen replacement therapy Premarin, increases the growth of cortical neurons via an NMDA receptor-dependent mechanism. Exp Neurol. 1997;147:211–20.
49. Santoro N, Braunstein GD, Butts CL. Compounded bioidentical hormones in endocrinology practice: An Endocrine Society scientific statement. J Clin Endocrinol Metab. 2016;101:1318–43.
50. Thompson JJ, Ritenbaugh C, Richter M. Why women choose compounded bioidentical hormone therapy: Lessons from a qualitative study of menopause decision-making. BMC Women’s Health. 2017;17:97.
51. Rosenthal MS. The Wiley Protocol: An analysis of ethical issues. Menopause. 2008;15:1014–22.
52. Quoted in Smyth, “Women Told Hormone Replacement Therapy.”

Kapitel 3

1. Siegel RL, Miller KD, Jemal A. Cancer statistics, CA Cancer J Clin. 2018;68:7–30.
2. Assessing the odds. Lancet. 1997;350:1563.
3. Gulati M, Shaw LJ, Merz CNB. Myocardial ischemia in women — lessons from the NHLBI WISE study. Clin Cardiol. 2012;35:141–48.

4. M. Legato and C. Colman, The Female Heart: The Truth About Women and Heart Disease (New York: Perennial Currents, 2000). See also N. Goldberg, Women Are Not Small Men: Life-Saving Strategies for Preventing and Healing Heart Disease in Women (New York: Ballantine, 2003).
5. Sinaceur M, Heath C, Cole S. Emotional and deliberative reactions to a public crisis: Mad cow disease in France. Psychol Sci. 2005;16:247–54.
6. Patnaik JL, Byers T, Diguiseppe C, et al. Cardiovascular disease competes with breast cancer as the leading cause of death for older females diagnosed with breast cancer: A retrospective cohort study. Breast Can Res. 2011;13:R64.
7. Quoted in Goodman A, Helwick C. New data on prognostic factors, disease detection, drug toxicities, and treatment adherence presented at SABCS. ASCO Post, February 25, 2017, 18.
8. Mehta LS, Watson KE, Barac C, et al. Cardiovascular disease and breast cancer: Where these entities intersect. A scientific statement from the American Heart Association. Circulation. 2018;137; doi.org/10.1161/CIR.0000000000000556.
9. Colditz GA, Willett WC, Stampfer MJ, et al. Menopause and the risk of coronary heart disease in women. N Engl J Med. 1987;316: 1105–10.
   Stampfer MJ, Colditz GA. Estrogen replacement therapy and coronary heart disease: A quantitative assessment of the epidemiologic evidence. Prev Med. 1991;20:47–63.
10. Barrett-Connor E, Bush TL. Estrogen and coronary heart disease in women. JAMA. 1991;265:1861–67. See also Barrett-Connor E, Grady D. Hormone replacement therapy, heart disease, and other considerations. Annu Rev Public Health. 1998;19:55–72.
11. Goldman L, Tosteson AN. Uncertainty about postmenopausal estrogen: Time for action, not debate. N Engl J Med. 1991;325: 800–802.
12. Grodstein F, Manson JE, Colditz GA, et al. A prospective observational study of postmenopausal hormone therapy and primary prevention of cardiovascular disease. Ann Intern Med. 2000;133: 933–41.
13. Jacobson BK, Knutson SF, Fraser GE. Age at natural menopause and total mortality and mortality from ischemic heart disease: The Adventist Health Study. J Clin Epidemiol. 1999;52:303–7.
    Rivera CM, Grossardt BR, Rhodes DJ, et al. Increased cardiovascular mortality after early bilateral oophorectomy. Menopause. 2009;16:15–23.
14. Chalmers TC, Celano P, Sacks HS, Smith H Jr. Bias in treatment assignment in controlled clinical trials. N Engl J Med. 1983;309: 1358–61.
    Sacks H, Chalmers TC, Smith H Jr. Randomized versus historical controls for clinical trials. Am J Med. 1982;72:233–40.
    Colditz GA, Miller JN, Mosteller F. How study design affects outcomes in comparisons of therapy. I. Medical. Stat Med. 1989;8:441–54.
15. D. L. Sackett et al., Evidence-Based Medicine: How to Practice and Teach EBM (New York: Churchill Livingstone, 1997).

16. Concato J, Shah N, Horwitz RI. Randomized, controlled trials, observational studies, and the hierarchy of research designs. N Engl J Med. 2000;342:1887–92. Steen RG, Dager SR. Evaluating the evidence for evidence-based medicine: Are randomized clinical trials less flawed than other forms of peer-reviewed medical research? FASEB J. 2013;27: 3430–36.
Hellman S. Of mice but not men. Problems of the randomized clinical trial. N Engl J Med. 1991;324:1585–89.

17. Benson K, Hartz AJ. A comparison of observational studies and randomized, controlled trials. N Engl J Med. 2000;342:1878–86.

18. Poynard T, Munteanu M, Ratziu V, et al. Truth survival in clinical research: An evidence-based requiem? Ann Intern Med. 2002;136: 888–95.

19. D. Healy, Pharmageddon (Berkeley: University of California Press, 2012), 95.

20. Rossouw JE, Anderson GL, Prentice RL, et al. Risks and benefits of estrogen plus progestin in healthy postmenopausal women: Principal results from the Women's Health Initiative Randomized Controlled Trial. JAMA. 2002;288:321–33.

21. Speroff L. A clinician's review of the WHI-related literature. Int J Fertil. 2004;49:252–67.

22. Rossouw JE, Prentice RI, Manson JE, et al. Postmenopausal hormone therapy and risk of cardiovascular disease by age and years since menopause. JAMA. 2007;297:1465–77.

23. Grodstein F, Manson JE, Stampfer MJ. Hormone therapy and coronary heart disease: The role of time since menopause and age at hormone initiation. J Women's Health. 2006;15:35–44.

24. Salpeter SR, Walsh JM, Greyber E, et al. Brief report: Coronary heart disease events associated with hormone therapy in younger and older women. A meta-analysis. J Gen Intern Med. 2006;21: 363–66.

25. Schierbeck LL, Rejnmark L, Landbo C, et al. Effect of hormone replacement therapy on cardiovascular events and recently postmenopausal women: Randomized trial. BMJ. 2012;345:e6409.

26. Shapiro S. Risks of estrogen plus progestin therapy: A sensitivity analysis of the findings in the Women's Health Initiative randomized controlled trial. Climacteric. 2003;6:302–10.

27. Bhavnani BR, Strickler RC. Menopausal hormone therapy. J Obstet Gynaecol Can. 2005;27:137–62.

28. C. Dean, Making Sense of Science (Cambridge, MA: Belknap Press, 2017), 234.

29. Hulley S, Grady D, Bush T, et al. Randomized trial of estrogen plus progestin for secondary prevention of coronary heart disease in postmenopausal women. JAMA. 1998;280:605–13.

30. Mikkola TS, Clarkson TB. Estrogen replacement therapy, atherosclerosis, and vascular function. Cardiovasc Res. 2002;53:605–19.

31. Herrington DM, Reboussin DM, Brosnihan KB, et al. Effects of estrogen replacement on the progression of coronary artery atherosclerosis. N Engl J Med. 2000;343:522–29.
Hodis HN, Mack WJ, Lobo RA, et al. Estrogen in the prevention of atherosclerosis. Ann Intern Med. 2001;135:939–53.
Hodis HN, Collins P, Mack WJ. The timing hypothesis for coronary heart disease prevention with hormone therapy: Past, present and future perspective. Climacteric. 2012;15:217–28.

32. Hodis HN, Mack WJ, Henderson VW, et al. Vascular effects of early versus late postmenopausal treatment with estradiol. N Engl J Med. 2016;374:1221–31.

33. Sprague BL, Trentham-Dietz A, Cronin KA. A sustained decline in postmenopausal hormone use: Results from the National Health and Nutrition Examination Survey, 1999–2010. Obstet Gynecol. 2012;120:595–603.

34. Mikkola TS, Tuomikoski P, Lyytinen H, et al. Increased cardiovascular mortality risk in women discontinuing postmenopausal hormone therapy. J Clin Endocrinol Metab. 2015;100: 4588–94.
Tuomikoski P, Lyytinen H, Korhonen P, et al. Coronary heart disease mortality and hormone therapy before and after the Women's Health Initiative. Obstet Gynecol. 2014;124:947–53.

35. T. Parker-Pope, "How NIH Misread Hormonal Study in 2002," Wall Street Journal, July 9, 2007.

36. T. Parker-Pope, "Palpitations over a New Pill for Kids," New York Times, July 13, 2008; http://www.nytimes.com/2008/07/13/weekinreview/13parker.html

37. Olotu BS, Shepherd MD, Novak S, et al. Use of statins and the risk of incident diabetes: A retrospective cohort study. Am J Cardiovasc Drugs. 2016;16:377–90.
Sattar N, Preiss D, Murray HM, et al. Statins and risk of incident diabetes: A collaborative meta-analysis of randomised statin trials. Lancet. 2010;375:735–42.

38. B. H. Roberts, The Truth About Statins: Risks and Alternatives to Cholesterol-Lowering Drugs (New York: Pocket Books, 2012). See also:
H. Rosenberg and D. Allard, "Evidence for Caution: Women and statin use," 2007. Women and Health Protection report, Canada. http://www.whpapsf.ca/pdf/statinEvidenceCaution.pdf

39. Walsh JME, Pignone M. Drug treatment of hyperlipidemia in women. JAMA. 2004;291:2243–52.

40. For an excellent history of how Ancel Keys invented and promoted cholesterol as being a major culprit in heart disease and how the American Heart Association supported that belief in the virtual absence of supporting evidence, see G. Taubes, The Case Against Sugar (New York: Knopf, 2016).

41. Kannel WB, Hjortland MC, McNamara PM, et al. Menopause and risk of cardiovascular disease: The Framingham study. Ann Intern Med. 1976;85:447–52.

42. Krumholz HM, Seeman TE, Merrill SS, et al. Lack of association between cholesterol and coronary heart disease mortality and morbidity and all-cause mortality in persons older than 70 years. JAMA. 1994;272:1335–40.
43. G. Taubes, Good Calories, Bad Calories (New York: Random House, 2007).
44. Dehghan M, Mente A, Zhang X, et al. Associations of fats and carbohydrate intake with cardiovascular disease and mortality in 18 countries from five continents (PURE): A prospective cohort study. Lancet. 2017; DOI: 10.1016/S0140-6736(17)32252-3.
Another huge study — a meta-analysis of cohort studies of nearly 350,000 participants who were followed for five to twenty-three years — showed that "intake of saturated fat was not associated with an increased risk of CHD, stroke, or CVD. Consideration of age, sex, and study quality did not change the results." Siri-Tarino PW, Sun Q, Hu FB, Krauss RM. Metaanalysis of prospective cohort studies evaluating the association of saturated fat with cardiovascular disease. Am J Clin Nutr. 2010;91: 535–46.
45. Howard Hodis, interviewed by Cynthia Fox for Bioscience Technology, March 16, 2015.
Hodis HN, Mack WJ, Henderson VW, et al. Vascular effects of early versus late postmenopausal treatment with estradiol. N Engl J Med. 2016;374:1221–31.
46. Hodis HN, Collins P, Mack WJ, Schierbeck LL. The timing hypothesis for coronary heart disease prevention with hormone therapy: Past, present and future in perspective. Climacteric. 2012;15:217–28.
47. Gorsky RD, Koplan JP, Peterson HB, et al. Relative risks and benefits of long-term estrogen replacement therapy: A decision analysis. Obstet Gynecol. 1994;83:161–66.
48. Col NF, Eckman MH, Karas RH, et al. Patient-specific decisions about hormone replacement therapy in postmenopausal women. JAMA. 1997;277:1140–47.
49. Arnson Y, et al. Hormone replacement therapy associated with lower mortality. Press release from the American College of Cardiology, March 8, 2017; https://www.eurekalert.org/pub_releases/2017-03/acoc-hrt030617.php

Kapitel 4

1. Alswat KA. Gender disparities in osteoporosis. J Clin Med Res. 2017;9:382–87.
2. Cummings SR, Melton LJ. Epidemiology and outcomes of osteoporotic fractures. Lancet. 2002;359:1761–67.
3. Cummings SR, Nevitt MC, Browner WS, et al. Risk factors for hip fracture in white women. N Engl J Med. 1995;332:767–74.
4. Brauer CA, Coca-Perraillon M, Cutler DM, Rosen AB. Incidence and mortality of hip fractures in the United States. JAMA. 2009;302:1573–79.
Goldacre MJ, Roberts SE, Yeates D. Mortality after admission to hospital with fractured neck of femur: Database study. BMJ. 2002;325:868–69.

5. Vestergaard P, Rejnmark L, Mosekilde L. Increased mortality in patients with a hip fracture — effect of pre-morbid conditions in post-fracture complications. Osteoporos Int. 2007;18:1583–93.
   Vestergaard P, Rejnmark L, Mosekilde L. Loss of life years after a hip fracture: Effects of age and sex. Acta Orthopaedica. 2009;80: 525–30.
6 Empana JP, Dargent-Molina P, Béart G, et al. Effect of hip fracture on mortality in elderly women: The EPIDOS prospective study. J Am Geriatr Soc. 2004;52:685–90. The absolute numbers were 112 deaths per 1,000 woman-years in the hip-fracture group compared with 27.3 deaths per 1,000 woman-years for the 6,115 women who did not have any fractures.
7. Von Friesendorff M, McGuigan FE, Wizert A, et al. Hip fracture, mortality risk, and cause of death over two decades. Osteoporos Int. 2016;27:2945–53.
8. Wilson JF. New treatments for growing scourge of brittle bones. Ann Intern Med. 2004;140:153–56.
9. Seeman E, Delmas PD. Bone quality— the material and structural basis of bone strength and fragility. N Engl J Med. 2006; 354:2250–61.
10. Albright F, Bloomberg E, Smith PH. Post-menopausal osteoporosis. Trans Assoc Am Physicians. 1940;55:298–305.
    Albright F, Burnett CH, et al. Osteomalacia and late rickets: the various etiologies met in the United States with emphasis on that resulting from a specific form of renal acidosis, the therapeutic indications for each etiological sub-group, and the relationship between osteomalacia and Milkman's syndrome. Medicine. 1946;25:399–479.
    Gordan GS. Estrogen and postmenopausal osteoporosis. Ann Intern Med. 1993;118:155.
    Henneman PH, Wallach S. A review of the prolonged use of estrogens and androgens in postmenopausal and senile osteoporosis. AMA Arch Intern Med. 1957;100:715–23.
11. Zhao J-G, Zeng X-T, Wang J, Liu L. Association between calcium or vitamin D supplementation and fracture incidence in community-dwelling older adults: A systematic review and meta-analysis. JAMA. 2017;318:2466–82.
12. Bischoff-Ferrari HA, Dawson-Hughes B, Baron JA, et al. Calcium intake and hip fracture risk in men and women: A meta-analysis of prospective cohort studies and randomized controlled trials. Am J Clin Nutr. 2007;86:1780–90.
13. Jackson RD, LaCroix AZ, Gass M, et al. Calcium plus vitamin D supplementation and the risk of fractures. N Engl J Med. 2006;354:669–83.
14. Nachtigall LE, Nachtigall RH, Nachtigall RD, et al. Estrogen replacement. I. A 10-year prospective study in the relationship to osteoporosis. Obstet Gynecol. 1979;53:277–81.
    Christiansen C, Christiansen MA, Transol I. Bone mass in postmenopausal women after withdrawal of oestrogen/progestogen replacement therapy. Lancet. 1981;1:459–61.
    Lobo RA, McCormick W, Singer F, et al. Depomedroxyprogesterone acetate

compared with conjugated estrogens for the treatment of postmenopausal women. Obstet Gynecol. 1984;63: 1–5.

15. Peck WA, Barrett-Connor E, Buckwalter JA, et al. Consensus conference: Osteoporosis. JAMA. 1984;252:799–802.
Consensus Development Conference: Prophylaxis and treatment of osteoporosis. BMJ. 1987;295:914–15.

16. Weiss NS, Ure CL, Ballard JH, et al. Decreased risk of fractures of the hip and lower forearm with postmenopausal use of estrogen. N Engl J Med. 1980;303:1195–98.
Kiel DP, Felson DT, Anderson JJ, et al. Hip fracture and the use of estrogens in postmenopausal women: The Framingham study. N Engl J Med. 1987;317:1169–74.

17. Naessén T, Persson I, Adami HO, et al. Hormone replacement therapy and the risk for first hip fracture. A prospective, population-based cohort study. Ann Intern Med. 1990;113:95–103.
Michaëlsson K, Baron JA, Farahmand BY, et al. Hormone replacement therapy and risk of hip fracture: Population-based case-controlled study. BMJ. 1998;316:1858–63.
Von Friesendorff M, McGuigan FE, Wizert A, et al. Hip fracture, mortality risk, and cause of death over two decades. Osteoporos Int. 2016;27:2945–53.

18. Rossouw JE, Anderson GL, Prentice RL, et al. Risks and benefits of estrogen plus progestin in healthy postmenopausal women: Principal results from the Women's Health Initiative Randomized Controlled Trial. JAMA. 2002;288:321–33.
Cauley JA, Robbins J, Chen Z, et al. Effects of estrogen plus progestin on risk of fracture and bone mineral density: The Women's Health Initiative Randomized Trial. JAMA. 2003;290:1929–38.
Manson JE, Chlebowski RT, Stefanick ML, et al. The Women's Health Initiative Hormone Therapy Trials: Update and overview of health outcomes during the intervention and post-stopping phases. JAMA. 2013;310:1353–68.

19. Col, NF, Bowlby LA, McGarry K. The role of menopausal hormone therapy in preventing osteoporotic fractures: A critical review of the clinical evidence. Minerva Med. 2005;96:331–42.

20. Lindsay R, Hart DM, MacLean A, et al. Bone response to termination of oestrogen treatment. Lancet. 1978;1:1325–27.

21. Grady D, Rubin SM, Petitti DB, et al. Hormone therapy to prevent disease and prolong life in postmenopausal women. Ann Intern Med. 1992;117:1016–37.

22. Ettinger B, Grady D. The waning effect of postmenopausal estrogen therapy on osteoporosis. N Engl J Med. 1993;329:1192–93.

23. https://www.mayoclinic.org/diseases-conditions/osteoporosis/diagnosis-treatment/drc-20351974

24. G. N. Grob, Aging Bones: A Short History of Osteoporosis (Baltimore: Johns Hopkins University Press, 2014), xv.

25. T. Parker-Pope, The Hormone Decision (Emmaus, PA: Rodale, 2007).
26. Chestnut CH. Theoretical overview: Bone development, peak bone mass, bone loss, and fracture risk. Am J Med. 1991;91:2S–4S.
    Eisman JA, Sambrook PN, Kelly PJ, et al. Exercise and its interaction with genetic influences in the determination of bone mineral density. Am J Med. 1991;91:5S–9S.
27. Riggs BL, Hodgson SF, O'Fallon WM, et al. Effect of fluoride treatment on the fracture rate in postmenopausal women with osteoporosis. N Engl J Med. 1990;322:802–9.
    Heaney RP. Bone mass, bone fragility, and the decision to treat. JAMA. 1998;280:2119–20.
    Heaney RP, Recker RR. Combination and sequential therapy for osteoporosis. N Engl J Med. 2005;353:624–25.
28. For example, John A. Kanis, a leading British authority, noted that all definitions of osteoporosis based on bone density were arbitrary and that other factors contributed to bone fragility. Kanis JA. Osteoporosis and osteopenia. J Bone Miner Res. 1990;5:209–10.
29. Ettinger B, Miller P, McClung MR. Use of bone densitometry results for decisions about therapy for osteoporosis. Ann Int Med. 1996;125:623.
30. Grob, Aging Bones. See also Grob G. From aging to pathology: The case of osteoporosis. J Hist Med Allied Sci. 2010:1–39.
31. Ettinger B, Miller P, McClung MR. Use of bone densitometry results for decisions about therapy for osteoporosis. Ann Int Med. 1996;125:623.
32. Cheung AM, Detsky AS. Osteoporosis and fractures. Missing the bridge? JAMA. 2008;299:1468–70.
33. Judy Foreman, "Should Bone Loss Always Be Treated?," Los Angeles Times, June 13, 2005.
34. G. N. Grob and A. V. Horwitz, Diagnosis, Therapy, and Evidence: Conundrums in Modern American Medicine (New Brunswick, NJ: Rutgers University Press, 2010), 195.
35. Tella SH, Gallagher JC. Prevention and treatment of postmenopausal osteoporosis. J Steroid Biochem Mol Biol. 2014;142: 155–70.
36. Wang Z, Ward MM, Chan L, Bhattacharyya T. Adherence to oral bisphosphonates and the risk of subtrochanteric and femoral shaft fractures among female Medicare beneficiaries. Osteoporos Int. 2014;25:2109–16.
37. Odvina C, Zerwekh J, Rao D, et al. Severely suppressed bone turnover: A potential complication of alendronate therapy. J Clin Endocrinol Metab. 2005;90:1294–1301.
    Saita Y, Ishijima M, Kaneko K. Atypical femoral fractures and bisphosphonate use: Current evidence and clinical implications. Ther Adv Chron Dis. 2015;6:185–93.
    Kharwadkar N, Mayne B, Lawrence JE, et al. Bisphosphonates and atypical subtrochanteric fractures of the femur. Bone Joint Res. 2017;6:144–53.

Schilcher J, Koeppen V, Aspenberg P. Risk of atypical femoral fracture during and after bisphosphonate use. N Engl J Med. 2014;371:974–76.
Shane E, Burr D, Abrahamsen B, et al. Atypical subtrochanteric and diaphyseal femoral fractures: Second report of a task force of the American Society for Bone and Mineral Research. J Bone Miner Res. 2014;29:1–23.
Meier RPH, Perneger TV, Stern R, et al. Increasing occurrence of atypical femoral fractures associated with bisphosphonate use. Arch Intern Med. 2012;172:930–36.

38. Drieling RL, LaCroix AZ, Beresford SAA, et al. Long-term oral bisphosphonate therapy and fractures in older women: The Women's Health Initiative. J Am Geriatr Soc. 2017;65:1924–31.
39. Langer RD, Simon JA, Pines A, et al. Menopausal hormone therapy for primary prevention: Why the USPSTF is wrong. Climacteric. 2017;20:402–13.
40. Ettinger B, Black DM, Mitlak BH, et al. Reduction of vertebral fracture risk in postmenopausal women with osteoporosis treated with raloxifene: Results from a three-year randomized clinical trial. JAMA. 1999;282:637–45; erratum JAMA. 1999;282:2124.
Grady D, Ettinger B, Moscarelli E, et al. Multiple outcomes of raloxifene evaluation investigators. Safety and adverse effects associated with raloxifene: Multiple outcomes of raloxifene evaluation. Obstet Gynecol. 2004;104:837–44.
Gambacciani M, Levancini M. Hormone replacement therapy and the prevention of postmenopausal osteoporosis. Prz Menopauzalny. 2014;13:213–20.
41. Silverman SL. Calcitonin. Endocrinol Metab Clin North Amer. 2003;32:273–84.
Watts NB, Worley K, Solis A, et al. Comparison of risedronate to alendronate and calcitonin for early reduction of nonvertebral fracture risk: Results from a managed care administrative claims database. J Manag Care Pharm. 2004;10:142–51.
Kung AW, Pasion EG, Sofiyan M, et al. A comparison of teriparatide and calcitonin therapy in postmenopausal Asian women with osteoporosis: A 6-month study. Curr Med Res Opin. 2006;22:929–37.
42. Eriksen DR, Keaveny TM, Gallagher ER, et al. Literature review: The effects of teriparatide therapy at the hip in patients with osteoporosis. Bone. 2014;67:246–56.
43. Miller PD, Hattersley G, Riis BJ, et al. Effect of abaloparatide vs. placebo on new vertebral fractures in postmenopausal women with osteoporosis: A randomized clinical trial. JAMA. 2016;316: 722–33.
44. Qi W-X, Lin F, He A-N. Incidence and risk of denosumab-related hypocalcemia in cancer patients: A systematic review and pooled analysis of randomized controlled studies. Curr Med Res Opin. 2013;29:1067–73.
45. Saag KG, Peterson J, Brandi ML, et al. Romosozumab or alendronate for fracture prevention in women with osteoporosis. N Engl J Med. 2017;377:1417–27.
Rosen CJ. Romosozumab — promising or practice changing? N Engl J Med. 2017;377:1479–80.

46. http://www.fiercebiotech.com/biotech/safety-scare-prompts-fda-to-reject-amgen-s-romosozumab.

Kapitel 5

1. K. Fackelmann, “Forever Smart: Does Estrogen Enhance Memory?,” Science News 147 (1995): 74–75.
2. Alzheimer’s Association, 2014 Alzheimer’s Disease Facts and Figures, https://www.alz.org/documents_custom/2014_facts_and_figures_release.pdf
3. Alzheimer’s Association. 2017 Alzheimer’s disease facts and figures. Alzheimer’s Dement 2017;13:325–73. The sixty-six-seconds number is calculated by dividing the number of seconds in a year (31,536,000) by the number of new cases in a year (479,900), which comes to 65.7 seconds. Using the same method of calculation for 2050, 31,536,000 divided by 959,000 is 32.8 seconds. Data based on Hebert LE, Weuve J, Scherr PA, Evans DA. Alzheimer disease in the United States (2010–2050) estimated using the 2010 Census. Neurol. 2013;80:1778–83.
4. Hebert LE, Weuve J, Scherr PA, Evans DA. Alzheimer disease in the United States (2010–2050) estimated using the 2010 Census. Neurol. 2013;80:1778–83.
5. Alzheimer’s Association. 2017 Alzheimer’s disease facts and figures. Alzheimer’s Dement. 2017;13:325–73.
6. Ari A, Frölich L, Ballard C, et al. Effect of idalopirdine as adjunct to cholinesterase inhibitor on change in cognition in patients with Alzheimer disease: Three randomized clinical trials. JAMA. 2018;19:13–42.
   Bennett DA. Lack of benefit with idalopirdine for Alzheimer disease: Another therapeutic failure in a complex disease process. JAMA. 2018;19:123–25.
7. Zandi PP, Carlson MC, Plassman BL, et al. Hormone replacement therapy and incidence of Alzheimer disease in older women: The Cache County Study. JAMA. 2002;288:2123–29.
8. Shumaker SA, Legault C, Rapp SR, et al. Estrogen plus progestin and the incidence of dementia and mild cognitive impairment in postmenopausal women: The Women’s Health Initiative Memory Study. A randomized controlled trial. JAMA. 2003;289:2651–62.
9. Ibid., 2660.
10. Shumaker SA, Legault C, Kuller L, et al. Conjugated equine estrogens and incidence of probable dementia and mild cognitive impairment in postmenopausal women: Women’s Health Initiative Memory Study. JAMA. 2004;291:2947–58.
11. Schneider LS. Estrogen and dementia: Insights from the Women’s Health Initiative Memory Study. JAMA. 2004;291:3005–7.
12. Espeland MA, Rapp SR, Shumaker SA, et al. Conjugated equine estrogens and global cognitive function in postmenopausal women: Women’s Health Initiative Memory Study. JAMA. 2004; 291:2959–68.

13. Ibid.

14. Speroff, L. A clinician's review of the WHI-related literature. Int J Fertil. 2004;49:252–67. Typically for the contradictory interpretations and conclusions among the many WHI investigators, one, Lon Schneider, wrote that "the risk of dementia remained when women who probably had cognitive impairment at baseline were removed." Schneider LS. Estrogen and dementia: Insights from the Women's Health Initiative Memory Study. JAMA. 2004; 291:3005–7.

15. Simpkins JW, Singh M, for the CARPE group. Consortium for the Assessment of Research on Progestins and Estrogens: Letter to the Editor. J Women's Health. 2004;13:1165–68.
Wickelgren I. Estrogen research: Brain researchers try to salvage estrogen treatments. Science. 2003;302:1138–39.
Simpkins JM, Singh M. More than a decade of estrogen neuroprotection. Alzheimer's Dement. 2008;4:S131–36.

16. Shumaker SA, Legault C, Rapp SR, et al. Estrogen plus progestin and the incidence of dementia and mild cognitive impairment in postmenopausal women. The Women's Health Initiative Memory Study: A randomized controlled trial. JAMA. 2003;289:2651–62.

17. Bhavnani BR, Strickler RC. Menopausal hormone therapy. J Obstet Gynaecol Can. 2005;27:137–62.

18. Espeland MA, Rapp SR, Shumaker SA, et al. Conjugated equine estrogens and global cognitive function in postmenopausal women: Women's Health Initiative Memory Study. JAMA. 2004;291:2959–68.

19. R. D. Fields, The Other Brain: The Scientific and Medical Breakthroughs That Will Heal Our Brains and Revolutionize Our Health (New York: Simon and Schuster, 2011).

20. Marriott LK, Wenk GL. Neurobiological consequences of long-term estrogen therapy. Curr Dir Psychol Sci. 2004;13:173–76.

21. Arevalo MA, Azcoitia I, Garcia-Segura LM. The neuroprotective actions of oestradiol and oestrogen receptors. Nat Rev Neurosci. 2015;16:17–29.
Jones KJ. Steroid hormones and neurotrophism: Relationship to nerve injury. Metab Brain Dis. 1988;3:1–16.
Gould E, Woolley CS, Frankfurt M, et al. Gonadal steroids regulate dendritic spine density in hippocampal pyramidal cells in adulthood. J Neurosci. 1990;10:1286–91.
Sherwin BB. Hormones and the brain. J Obstet Gynaecol Can. 2001;23:1102–4.

22. Squire L. Memory in the hippocampus: A synthesis from findings with rats, monkeys, and humans. Psychol Rev. 1992;99:195–231.
Shughrue PJ, Lane MV, Merchenthaler I. Comparative distribution of estrogen receptor-alpha and -beta mRNA in the rat central nervous system. J Comp Neurol. 1997;388:507–25.
S. Alves and B. McEwen, Estrogen and Brain Function: Implications for Aging and Dementia (New York: Springer, 1999).

Maki PM, Henderson VW. Hormone therapy, dementia, and cognition: The Women's Health Initiative ten years on. Climacteric. 2012;15:256–62.

23. Opendak M, Briones BA, Gould E. Social behavior, hormones and adult neurogenesis. Front Neuroendocrinol. 2016;41:71–86.

24. Gould E, Woolley CS, Frankfurt M, et al. Gonadal steroids regulate dendritic spine density in hippocampal pyramidal cells in adulthood. J Neurosci. 1990;10:1286–91.

25. Woolley CS, Wenzel HJ, Schwartzkroin PA. Estradiol increases the frequency of multiple synapse boutons in the hippocampal CA1 region of the adult female rat. J Comp Neurol. 1996;373:108–17.
R. E. Brinton, "Biochemistry of Learning and Memory," in J. L. Martinez and R. B. Kesner, eds., Learning and Memory: A Biological View (San Diego: Academic Press, 1991), 199–246.
Singh M, Meyer EM, Millard WJ, Simpkin JW. Ovarian steroid deprivation results in a reversal learning impairment and compromised cholinergic function in female Sprague Dawley rats. Brain Res. 1994;644:305–12.
Simpkins JW, Green PS, Gridley KE, et al. Role of estrogen replacement therapy and memory enhancement and the prevention of neuronal loss associated with Alzheimer's disease. Am J Med. 1997;103:19S–25S.
Wise P, Smith M, Dubal D, et al. Neuroendocrine influences and repercussions of the menopause. Endocr Rev. 1999;20: 243–48.
Zhao L, Mao Z, Chen S, et al. Early Intervention with an estrogen receptor ?-selective phytoestrogenic formulation prolongs survival, improves spatial recognition memory, and slows progression of amyloid pathology in a female mouse model of Alzheimer's disease. J Alzheimer's Dis. 2013;37:403–19.

26. Brinton RD. 17 beta estradiol induction of filopodial growth and cultured hippocampal neurons within minutes of exposure. Mol Cell Neurosci. 1993;4:36–46.
Brinton RD. Estrogen-induced plasticity from cells to circuits: Predictions for cognitive function. Trends Pharmacol. 2009;30: 212–22.
McEwen B, Alves S. Estrogen actions in the central nervous system. Endocr Rev. 1999;20:279–307.

27. Bartus RT, Dean RL, Beer B, Lippa AS. The cholinergic hypothesis of memory dysfunction. Science. 1982;217:408–17.
Luine VN. Estradiol increases choline acetyltransferase activity in specific basal forebrain nuclei and projection areas of female rats. Exp Neurol. 1985;89:484–90.

28. Brinton RD, Proffitt P, Tran J, Luu R. Equilin, a principal component of the estrogen replacement therapy Premarin, increases the growth of cortical neurons via an NMDA receptor-dependent mechanism. Exp Neurol. 1997;147:211–20.
Brinton RD. Estrogen-induced plasticity from cells to circuits: Predictions for cognitive function. Trends Pharmacol. 2009;30: 212–22.
Bhavnani BR, Strickler RC. Menopausal hormone therapy. J Obstet Gynaecol Can. 2005;27:137–62.

Gupta PB, Kuperwasser C. Contributions of estrogen to ER-negative breast tumor growth. J Steroid Biochem Mol Biol. 2006; 102:71–78.

29. Brinton RD, Chen S, Montoya M, et al. The Women's Health Initiative estrogen replacement therapy is neurotrophic and neuroprotective. Neurobiol of Aging. 2000;21:475–96.
Horsburgh K, Mhairi Macrae I, Carswell H. Estrogen is neuroprotective via an apolipoprotein E-dependent mechanism in a mouse model of global ischemia. J Cereb Blood Flow Metab. 2002;22:1189–95.
Nilsen J, Brinton R. Mechanism of estrogen-mediated neuroprotection: Regulation of mitochondrial calcium and Bcl-2 expression. Proc Natl Acad Sci USA. 2003;100:2842–47.

30. Toran-Allerand CD. The estrogen/neurotrophin connection during neural development: Is co-localization of estrogen receptors with the neurotrophins and their receptors biologically relevant? Dev Neurosci. 1996;18:36–48.

31. Xu H, Gouras GK, Greenfield JP, et al. Estrogen reduces neuronal generation of Alzheimer beta-amyloid peptides. Nat Med. 1998; 4:447–51.
McEwen B, Alves S. Estrogen actions in the central nervous system. Endocr Rev. 1999;20:279–307.
Brinton RD. Investigative models for determining hormone therapy–induced outcomes in brain: Evidence in support of a healthy cell bias of estrogen action. Ann NY Acad Sci. 2005;1052:57–74.

32. Alvarez-de-la-Rosa M, Silva I, Nilsen J, et al. Estradiol prevents neural tau hyperphosphorylation characteristic of Alzheimer's disease. Ann NY Acad Sci. 2005;1052:210–24.

33. Dhandapani KM, Brann DW. Estrogen-astrocyte interactions: Implications for neuroprotection. BMC Neurosci. 2002;3:6.
Arevalo MA, Azcoitia I, Garcia-Segura LM. The neuroprotective actions of oestradiol and oestrogen receptors. Nat Rev Neurosci. 2015;16:17–29.
Norbury R, Cutter WJ, Compton J, et al. The neuroprotective effects of estrogen on the aging brain. Exp Gerontol. 2003;38: 109–17.

34. Sherwin BB. Hormones and the brain. J Obstet Gynaecol Can. 2001;23:1102–4.
Sherwin BB. Estrogen and cognitive functioning in women: Lessons we have learned. Behav Neurosci. 2012;126:123–27.

35. Greene RA. Estrogen and cerebral blood flow: A mechanism to explain the impact of estrogen on the incidence and treatment of Alzheimer's disease. Int J Fertil Women's Med. 2000;45:253–57.

36. Brinton RD. Estrogen-induced plasticity from cells to circuits: Predictions for cognitive function. Trends Pharmacol. 2009;30: 212–22.

37. Resnick SM, Henderson VW. Hormone therapy and risk of Alzheimer's disease: A critical time. JAMA. 2002;288:2170–72.
Resnick SM, Maki PM, Rapp SR, et al. Effects of combination estrogen plus progestin hormone treatment on cognition and affect. J Clin Endocrinol Metab. 2006;91:1802–10.

38. S. Carpenter, "Does Estrogen Protect Memory?," American Psychological Association Monitor (January 2001): 52.
39. Caldwell BM, Watson RI. An evaluation of psychological effects of sex hormone administration in aged women: Results of therapy after six months. J Gerontol. 1952;7:228–44.
40. Kantor HI, Michael CM, Shore H. Estrogen for older women. Am J Obstet Gynecol. 1973;116:115–18.
41. Sherwin BB. Estrogen and/or androgen replacement therapy and cognitive functioning in surgically menopausal women. Psychoneuroendocrinol. 1988;13:345–57.
42. B. Chester, "Restoring Remembering: Hormones and Memory," McGill Reporter, February 8, 2001; https://www.mcgill.ca/reporter/33/10/sherwin/.
43. Phillips SM, Sherwin BB. Effects of estrogen on memory function in surgically menopausal women. Psychoneuroendocrinol. 1992; 17:485–95.
44. Sherwin BB, Tulandi T. "Add-back" estrogen reverses cognitive deficits induced by a gonadotropin-releasing hormone agonist in women with leiomyomata uteri. J Clin Endocrinol Metab. 1996; 81:2545–49.
    Kampen DL, Sherwin BB. Estrogen use and verbal memory in healthy postmenopausal women. Obstet Gynecol. 1994;83:979–83.
    Kimura D. Estrogen replacement therapy may protect against intellectual decline in postmenopausal women. Horm Behav. 1995;29:312–21.
45. Henderson VW, Benke KS, Green RC, et al. Postmenopausal hormone therapy and Alzheimer's disease risk: Interaction with age. J Neurol Neurosurg Psychiatry. 2005;76:103–5.
46. Tang MX, Jacobs D, Stern Y, et al. Effect of oestrogen during menopause on risk and age at onset of Alzheimer's disease. Lancet. 1996;348:429–32.
47. Paganini-Hill A, Henderson VW. Estrogen replacement therapy and risk of Alzheimer disease. Arch Intern Med. 1996;156:2213–17.
48. Baldereschi M, DiCarlo A, Lepore V, et al. Estrogen replacement therapy and Alzheimer's disease in the Italian Longitudinal Study on Aging. Neurol. 1998;50:996–1002.
49. Bagger YZ, Tanko LB, Alexandersen P, et al. for the PERF Study Group. Early postmenopausal hormone therapy may prevent cognitive impairment later in life. Menopause. 2005;12:12–17.
50. Hogervorst E, Williams J, Budge M, et al. The nature of the effect of female gonadal hormone replacement therapy on cognitive function in post-menopausal women: A meta-analysis. Neurosci. 2000;101:485–512.
    LeBlanc ES, Janowsky J, Chan BKS, Nelson HD. Hormone replacement therapy and cognition: Systemic review and meta-analysis. JAMA. 2001;285:1489–99.
    Maki PM, Dennerstein L, Clark M, et al. Perimenopausal use of hormone therapy is associated with enhanced memory and hippocampal function later in life. Brain Res. 2011;1379:232–43.

51. Paganini-Hill A, Ross RK, Henderson BE. Postmenopausal oestrogen treatment and stroke: A prospective study. BMJ. 1988;297: 519–22.
Hunt K, Vessey M, McPherson K. Mortality in a cohort of long-term users of hormone replacement therapy: An updated analysis. Br J Obstet Gynaecol. 1990;97:1080–86.
Finucane FF, Madans JH, Bush TL, et al. Decreased risk of stroke among postmenopausal hormone users: Results from a national cohort. Arch Intern Med. 1993;153:73–79.
Falkeborn M, Persson I, Terent A, et al. Hormone replacement therapy and the risk of stroke: Follow-up of a population-based cohort in Sweden. Arch Intern Med. 1993;153:1201–9.

52. Boysen G, Nyboe J, Appleyard M, et al. Stroke incidence and risk factors for stroke in Copenhagen, Denmark. Stroke. 1988;19: 1345–53.
Pedersen AT, Lidegaard O, Kreiner S, et al. Hormone replacement therapy and risk of non-fatal stroke. Lancet. 1997;350: 1277–83.
Petitti DB, Sidney S, Quesenberry CP Jr, et al. Ischemic stroke and use of estrogen and estrogen/progestogen as hormone replacement therapy. Stroke. 1998;29:23–28.

53. Wilson PW, Garrison RJ, Castelli WP. Postmenopausal estrogen use, cigarette smoking, and cardiovascular morbidity in women over 50: The Framingham study. N Engl J Med. 1985;313:1038–43. Lemaitre RN, Heckbert SR, Psaty BM, et al. Hormone replacement therapy and associated risk of stroke in postmenopausal women. Arch Intern Med. 2002;162:1954–60.

54. Simon JA, Hsia J, Cauley JA, et al. Postmenopausal hormone therapy and risk of stroke: The Heart and Estrogen/Progestin Replacement Study (HERS). Circulation. 2001;103:638–42.

55. Viscoli CM, Brass LM, Kernan WN, et al. A clinical trial of estrogen replacement therapy after ischemic stroke. N Engl J Med. 2001;345:1243–49.

56. Anderson GL, Limacher M, Assaf AR, et al. Effects of conjugated equine estrogen in postmenopausal women with hysterectomy: The Women's Health Initiative Randomized Controlled Trial. JAMA. 2004;291:1701–12.

57. Maclaren K, Stevenson JC. Primary prevention of cardiovascular disease with HRT. Women's Health. 2012:8:63–74.
Stevenson JC, Hodis HN, Pickar JH, Lobo RA. Coronary heart disease and menopause management: The swinging pendulum of HRT. Atherosclerosis. 2009;207:336–40.

58. Manson JE, Aragaki AK, Rossouw JE, et al. for the WHI Investigators. Menopausal hormone therapy and long-term all-cause and cause-specific mortality: The Women's Health Initiative Randomized Trials. JAMA. 2017;318:927–38.

59. Mastorakos G, Sakkas EG, Xydakis AM, Creatsas G. Pitfalls of the WHI's Women's Health Initiative. Ann NY Acad Sci. 2006; 1092:331–40.

60. Birge SJ. Hormone therapy and stroke. Clin Obstet Gynecol. 2008; 51:581–91.

61. Boardman HMP, Hartley L, Eisinga A, et al. Hormone therapy for preventing cardiovascular disease in post-menopausal women. Cochrane Database of Systematic Reviews. 2015;3:CD002229. doi: 10.1002/14651858.CD002229.pub4.

62. Shao H, Breitner JC, Whitmer RA, et al. Hormone therapy and Alzheimer disease dementia: New findings from the Cache County Study. Neurol. 2012;79:1846–52. See also Whitmer RA, Quesenberry CP, Zhou J, Yaffe K. Timing of hormone therapy and dementia:Thecriticalwindowtheoryrevisited. AnnNeurol.2011;69:163–69.

63. Brinton RD. Investigative models for determining hormone therapy-induced outcomes in brain: Evidence in support of a healthy cell bias of estrogen action. Ann NY Acad Sci. 2005; 1052:57.

64. Sherwin BB. Hormones and the brain. J Obstet Gynaecol Can. 2001;23:1103.

65. Sherwin BB. Estrogen and cognitive functioning in women: Lessons we have learned. Behav Neurosci. 2012;126:123–27.

66. Zandi PP, Carlson MC, Plassman BL, et al. Hormone replacement therapy and incidence of Alzheimer disease in older women: The Cache County Study. JAMA. 2002;288:2123–29.
Resnick SR, Henderson VW. Hormone therapy and risk of Alzheimer's disease: A critical time. JAMA. 2002;288:2170–72.

67. Maki PM, Dennerstein L, Clark M, et al. Perimenopausal use of hormone therapy is associated with enhanced memory and hippocampal function later in life. Brain Res. 2011;1379:232–43.
Maki PM, Henderson VW. Hormone therapy, dementia, and cognition: The Women's Health Initiative ten years on. Climacteric. 2012;15:256–62.
Henderson VW, Benke KS, Green RC, et al. Postmenopausal hormone therapy and Alzheimer's disease risk: Interaction with age. J Neurol Neurosurg Psychiatry. 2005;76:103–5.
Henderson VW. Alzheimer's disease: Review of hormone therapy trials and implications for treatment and prevention after menopause. J Steroid Biochem Mol Biol. 2014;142:99–106.
MacLennan AH, Henderson VW, Paine BJ, et al. Hormone therapy, timing of initiation and cognition in women aged older than 60 years: The REMEMBER pilot study. Menopause. 2006;13: 28–36.
Zandi PP, Carlson MC, Plassman BL, et al. Hormone replacement therapy and incidence of Alzheimer disease in older women: The Cache County Study. JAMA. 2002;288:2123–29.

68. M. Fox, "Jellyfish Memory Supplement Prevagen Is a Hoax, FTC Says," NBC News, February 7, 2017; https://www.nbcnews.com/health/health-news/jellyfish-memory-supplement-prevagen-hoax-ftc-says-n704886.

69. Answer by Jonathan Graff-Radford at https://www.mayoclinic.org/diseases-conditions/alzheimers-disease/expert-answers/alzheimers-prevention/faq-20058140.

70. Melby-Lervåg M, Redick TS, Hulme C. Working memory training does not improve performance on measures of intelligence or other measures of 'far transfer': Evidence from a meta-analytic review. Perspec Psychol Sci. 2016;11:512–34.

71. Shipstead Z, Hicks KL, Engle RW. Cogmed working memory training: Does the evidence support the claims? J Appl Res Mem Cog. 2012;1:185–93.

72. Redick TS. Working memory training and interpreting interactions in intelligence interventions. Intelligence. 2015;50:14–20.

73. Simons DJ, Boot WR, Charness N, et al. Do "brain-training" programs work? Psychol Sci Public Interest 2016;17:103–86.

74. Nilsson J, Lebedev AV, Rydström A, Lövdén M. Direct-current stimulation does little to improve the outcome of working memory training in older adults. Psychol Sci. 2017;28:907–20.

75. http://www.telegraph.co.uk/news/health/news/10964854/One-hour-of-exercise-a-week-can-halve-dementia-risk.html.

76. Blondell SJ, Hammersley-Mather R, Veerman JL. Does physical activity prevent cognitive decline and dementia? A systematic review and meta-analysis of longitudinal studies. BMC Public Health. 2014;14:510.

77. Brasure M, Desai P, Davila H, et al. Physical activity interventions in preventing cognitive decline and Alzheimer-type dementia: A systematic review. Ann Intern Med. 2018;168:30–38.

78. S. Carpenter, "Does Estrogen Protect Memory?," American Psychological Association Monitor (January 2001): 52.

79. Shah S, Bell RJ, Davis SR. Homocysteine, estrogen and cognitive decline. Climacteric. 2006;9:77–87.

80. Henderson VW, Espeland MA, Hogan PE, et al. Prior use of hormone therapy and incident Alzheimer's disease in the Women's Health Initiative study. Neurol. 2007;68:8205.

Kapitel 6

1. Bluming AZ, Dosik G, Lowitz B, Newman S, Citronbaum R, Zeitz B, Rosenbaum C, Rossman S, Drickman M, Sievers D, Marks R, Schlesinger M, Morrow D, Cowen S, Portnoff C, Harwood R, Koenig N, Green J, Calmenson M, Raphael H, Pomerantz A, Gittleman N, Kovner L, Kalan H, Baum R, Ozohan ML, Thompson R, Greenberg S, Fingerhut A, Frey H, Lewinsky B, Green N, Winkler L, Sillman H, Bricklin A, Garfinkle J, Bernstein D, Protzel R, Belzer J. Treatment of primary breast cancer without mastectomy: The Los Angeles community experience and review of the literature. Ann Surg. 1986;204:136–47.

2. Creasman WT. HRT and women who have had breast or endometrial cancer. J Epidemiol Biostat. 1999;4:217–25.

3. Gail MH, Benichou J. Assessing the risk of breast cancer in individuals. Cancer Prev. 1991;1:1–15.
4. MacMahon B, Cole P, Lin M, et al. Age at first birth and breast cancer risk. Bull WHO. 1970;43:209–21.
5. Lambertini M, Kroman N, Ameye L, et al. Safety of pregnancy in patients with history of estrogen receptor positive breast cancer: Long-term follow-up analysis from a multicenter study. J Clin Oncol. 2017;35(Suppl); abstract LBA 10066.
6. Wile AG, DiSaia PJ. Hormones and breast cancer. Am J Surg. 1989;157:438–42. DiSaia PJ, Brewster WR, Ziogas A, Anton-Culver H. Breast cancer survival and hormone replacement therapy: A cohort analysis. Am J Clin Oncol. 2000;23:541–45.
7. Huggins C, Moon RC, Morii S. Extinction of experimental mammary cancer. I. Estradiol-17beta and progesterone. PNAS. 1962;48:379–86.
8. Palshof T, Mouridsen HT, Daehnfeldt JL. Adjuvant endocrine therapy of primary operable breast cancer: Report on the Copenhagen breast cancer trials. Eur J Cancer. 1980;1:183–87.
Palshof T, Carstensen B, Mouridsen HT, Dombernowsky P. Adjuvant endocrine therapy in pre- and postmenopausal women with operable breast cancer. Rev Endocrine Related Cancer. 1985; 17:43–50.
9. Beex L, Pieters PG, Smals A, et al. Tamoxifen versus ethinyl estradiol in the treatment of postmenopausal women with advanced breast cancer. Cancer Treat Rep. 1981;65:179–85.
10. Stoll BA. Effect of Lyndiol, an oral contraceptive, on breast cancer. BMJ. 1967;1:150–53.
11. Baum M. Hormone replacement therapy in breast cancer. Letter to the editor. Lancet. 1994;343:53.
12. Bluming AZ: Hormone replacement therapy: Benefits and risks for the general postmenopausal female population and for women with a history of previously-treated breast cancer. Semin Oncol. 1993;20:662–74.
13. Golden L, Stadel B. Estrogen replacement therapy in breast cancer survivors. Letter to the editor. JAMA. 1995;273:620–21.
14. Bluming AZ. Hormone replacement therapy (HRT) in women with previously treated primary breast cancer: Update XIV. Proc ASCO J Clin Oncol. 2008:15s:20693.
15. Cobleigh MA, Berris RF, Bush T, et al. Estrogen replacement therapy in breast cancer survivors: A time for change. Breast Cancer Committees of the Eastern Cooperative Oncology Group. JAMA. 1994;272:540–45.
16. Verheul HA, Coelingh-Bennick HJ, Kenemans P, et al. Effects of estrogens and hormone replacement therapy on breast cancer risk and on efficacy of breast cancer therapies. Maturitas. 2000; 36:1–17.
17. Ylikorkala O, Metsä-Heikkilä M. Hormone replacement therapy in women with a history of breast cancer. Gynecol Endocrinol. 2002;16:469–78.

18. Uršic-Vršcaj M, Bebar S. A case-control study of hormone replacement therapy after primary surgical breast cancer treatment. Eur J Surg Oncol. 1999;25:146–51.

19. Eden JA, Bush T, Nand S, et al. A case-control study of combined continuous estrogen-progestin replacement therapy among women with a personal history of breast cancer. Menopause. 1995;2:67–72.

20. Dew J, Eden J, Beller E, et al. A cohort study of hormone replacement therapy given to women previously treated for breast cancer. Climacteric. 1998;1:137–42.
Dew JE, Wren BG, Eden JA. Tamoxifen, hormone receptors and hormone replacement therapy in women previously treated for breast cancer: A cohort study. Climacteric. 2002;5:151–55.

21. Durna EM, Wren BG, Heller GZ, et al. Hormone replacement therapy after a diagnosis of breast cancer: Cancer recurrence and mortality. Med J Aust. 2002;177:347–51.
Durna EM, Heller GZ, Leader LR, et al. Breast cancer in premenopausal women: Recurrence and survival rates and relationship to hormone replacement therapy. Climacteric. 2004;7: 284–91.

22. Espie M, Gorins A, Perret F, et al. Hormone replacement therapy (HRT) in patients treated for breast cancer: Analysis of a cohort of 120 patients. Proc ASCO. 1999(abstract);18:2262.

23. Marttunen MB, Hietanen P, Pyrhonen S, et al. A prospective study on women with a history of breast cancer and with or without estrogen replacement therapy. Maturitas. 2001;39:217–25.

24. Beckmann MW, Jap D, Djahansouzi S, et al. Hormone replacement therapy after treatment of breast cancer: Effects on postmenopausal symptoms, bone mineral density and recurrence rates. Oncol. 2001;60:199–206.

25. Vassilopoulou-Sellin R, Asmar L, Hortobagyi GN, et al. Estrogen replacement therapy after localized breast cancer: Clinical outcome of 319 women followed prospectively. J Clin Oncol. 1999;17: 1482–87.

26. Brewster WR, DiSaia PJ, Grosen EA, et al. Experience with estrogen replacement therapy in breast cancer survivors. Int J Fertil Women's Med. 1999;44:186–92.

27. Decker DA, Pettinga JE, Vander Velde N, et al. Estrogen replacement therapy in breast cancer survivors: A matched-controlled series. Menopause. 2003;10:277–85.

28. Peters GN, Fodera T, Sabol J, et al. Estrogen replacement therapy after breast cancer: A 12-year follow-up. Ann Surg Oncol. 2001;8: 828–32.

29. O'Meara ES, Rossing MA, Daling JR, et al. Hormone replacement therapy after a diagnosis of breast cancer in relation to recurrence and mortality. J Natl Cancer Inst. 2001;93:754–62.

30. Meurer LN, Lená S. Cancer recurrence and mortality in women using hormone replacement therapy: Meta-analysis. J Fam Pract. 2002;51:1056–62.

31. Ettinger B, Grady D, Tosteson AN, et al. Effect of the Women's Health Initiative on women's decisions to discontinue postmenopausal hormone therapy. Obstet Gynecol. 2003;102:1225–32.
32. E-mail from Michelle Fujimoto to Avrum Bluming, December 20, 2017. Reprinted with her permission.
33. Letter from Dr. Philip DiSaia to Avrum Bluming, January 3, 2007. Quoted with his permission.
34. Chlebowski RT, Col N. Menopausal hormone therapy after breast cancer. Lancet. 2004;363:410–11.
35. Holmberg L, Anderson H. HABITS (hormonal replacement therapy after breast cancer — is it safe?). A randomized comparison: Trial stopped. Lancet. 2004;363:453–55.
36. Holmberg L, Iversen OE, Rudenstam CM, et al. Increased risk of recurrence after hormone replacement therapy in breast cancer survivors. J Natl Cancer Inst. 2008;100:475–82.
37. Von Schoultz E, Rutqvist LE. Menopausal hormone therapy after breast cancer: The Stockholm randomized trial. J Natl Cancer Inst. 2005;97:533–35.
For the follow-up, see Fahlén M, Fornander T, Johansson H, et al. Hormone replacement therapy after breast cancer: 10 year follow-up of the Stockholm randomized trial. Eur J Cancer. 2013;49:52–59.
38. Creasman WT. Hormone replacement therapy after cancers. Curr Opin Oncol. 2005;17:496.
39. Ibid., 497.
40. Mueck AO, Rabe T, Kiesel L, Strowitzki T. Hormone replacement therapy after breast cancer. J Reprod Med Endocrinol. 2008;5:83.
41. Society of Obstetricians and Gynecologists of Canada (SOGC). Use of hormonal replacement therapy after treatment of breast cancer. Int J Gynecol Obstet. 2005;88:216–21.
42. Quoted in Zielinski SL. Hormone replacement therapy for breast cancer survivors: An answered question? J Natl Cancer Inst. 2005;97:955.
43. Holmberg L, Anderson H. Stopping HABITS. Lancet. 2004; 363:1477.
44. Batur P, Blixen CE, Moore HCF, et al. Menopausal hormone therapy (HT) in patients with breast cancer. Maturitas. 2006;53: 123–32.
45. Cobleigh MA, Berris RF, Bush T, et al. Estrogen replacement therapy in breast cancer survivors: A time for change. Breast Cancer Committees of the Eastern Cooperative Oncology Group. JAMA. 1994;272:540–45.
46. S. Mukherjee, The Laws of Medicine: Field Notes from an Uncertain Science (New York: Simon and Schuster, 2015), 4.

Kapitel 7

1. Stefanick ML, Anderson GL, Margolis KL, et al. for the WHI Investigators. Effects of conjugated equine estrogens on breast cancer and mammography screening in postmenopausal women with hysterectomy. JAMA. 2006;295:1647–57.
For the WHI follow-up: Manson JE, Chlebowski RT, Stefanick ML, et al. Menopausal hormone therapy and health outcomes during the intervention and extended poststopping phases of the Women's Health Initiative Randomized Trials. JAMA. 2013;310:1352–68.
2. Roehm E. A reappraisal of Women's Health Initiative estrogen-alone trial: Long-term outcomes in women 50–59 years of age. Obstet Gynecol Int. 2015; article ID 713295, doi.org/10.1155/2015/713295.
3. Anderson GL, Limacher M, Assaf AR, et al. Effects of conjugated equine estrogen in postmenopausal women with hysterectomy: The Women's Health Initiative Randomized Controlled Trial. JAMA. 2004;291:1701–12.
Viscoli CM, Brass LM, Kernan WN, et al. A clinical trial of estrogen replacement therapy after ischemic stroke. N Engl J Med. 2001;345:1243–49.
Ross RK, Paganini-Hill A, Wan PC, et al. Effect of hormone replacement therapy on breast cancer risk: Estrogen versus estrogen plus progestin. J Natl Cancer Inst. 2000;92:328–32.
Chen CL, Weiss NS, Newcomb P, et al. Hormone replacement therapy in relation to breast cancer. JAMA. 2002;287:734–41.
Porch JV, Lee IM, Cook NR, et al. Estrogen-progestin replacement therapy and breast cancer risk: The Women's Health Study. Cancer Causes Control. 2002;13:847–54.
Weiss LK, Burkman RT, Cushing-Haugen KL, et al. Hormone replacement therapy regimens and breast cancer risk. Obstet Gynecol. 2002;100:1148–58.
Li CI, Malone KE, Porter PL, et al. Relationship between long durations and different regimens of hormone therapy and risk of breast cancer. JAMA. 2003;289:3254–63.
Olsson HL, Ingvar C, Bladstrom A. Hormone replacement therapy containing progestogens and given continuously increases breast carcinoma risk in Sweden. Cancer. 2003;97:1387–92.
4. Van Veelen H, Willemse PHB, Tjabbes T, et al. Oral high-dose medroxyprogesterone acetate versus tamoxifen: A randomized crossover trial in postmenopausal patients with advanced breast cancer. Cancer. 1986;58:7–13.
See also Parazzini F, Colli E, Scatigna M, et al. Treatment with tamoxifen and progestins for metastatic breast cancer in postmenopausal women: A quantitative review of published randomized clinical trials. Oncol. 1993;50:483–89.
5. Badwe R, Hawlader R, Parmar V, et al. Single-injection depot progesterone before surgery and survival in women with operable breast cancer: A randomized controlled trial. J Clin Oncol. 2011;29:2845–51.
See also Badwe RA, Wang DY, Gregory WM, et al. Serum progesterone at the

time of surgery and survival in women and premenopausal operable breast cancer. Eur J Cancer. 1994;30A:445–48.

6. Grattarola R. The premenstrual endometrial pattern of women with breast cancer: A study of pro-gestational activity. Cancer. 1964;17:1119–22.
Cowan LD, Gordis L, Tonascia JA, Jones GS. Breast cancer incidence in women with a history of progesterone deficiency. Am J Epidemiol. 1981;114:209–17.
7. Strom BL, Berlin JA, Weber AL, et al. Absence of an effect of injectable and implantable progestin-only contraceptives on subsequent risk of breast cancer. Contraception. 2004;69:353–60.
8. Mohammed H, Russell A, Stark R, et al. Progesterone receptor modulates estrogen receptor-? action in breast cancer. Nature. 2015;523:313–17.
Carroll JS, Hickey TE, Tarulli GA, et al. Deciphering the divergent roles of progestogen in breast cancer. Nat Rev. Cancer. 2017;17:54–64.
9. Kuhl H, Stevenson J. The effect of medroxyprogesterone acetate on estrogen-dependent risks and benefits — an attempt to interpret the Women's Health Initiative results. Gynecol Endocrinol. 2006;22:303–17.
10. Santen RJ, Pinkerton J, McCartney C, et al. Risk of breast cancer with progestins in combination with estrogen as hormone replacement therapy. J Clin Endocrinol Metab. 2001;86:21.
11. Micheli A, Muti P, Secreto G, et al. Endogenous sex hormones and subsequent breast cancer in pre-menopausal women. Int J Cancer. 2004;112:312–18.
Berrino F, Muti P, Micheli A, et al. Serum sex hormone levels after menopause and subsequent breast cancer. J Natl Cancer Inst. 1996;88:291–96.
12. Gadducci A, Biglia N, Cosio S, et al. Progestagen component and combined hormone replacement therapy in postmenopausal women and breast cancer risk: A debated clinical issue. Gynecol Endocrinol. 2009;25:807–15.
13. Campagnoli C, Abba C, Ambrogio S, et al. Pregnancy, progesterone and progestins in relation to breast cancer risk. J Steroid Biochem Mol Biol. 2005;97:441–50.
Campagnoli C, Clavel-Chapelon F, Kaaks R, et al. Progestins and progesterone and hormone replacement therapy and the risk of breast cancer. J Steroid Biochem Mol Biol. 2005;96:95–108.
Sitruk-Ware R. Progestogens in a hormonal replacement therapy: New molecules, risks, and benefits. Menopause. 2002;9:6–15.
De Lignières B, de Vathaire F, Fournier S, et al. Combined hormone replacement therapy and risk of breast cancer in a French cohort study of 3175 women. Climacteric. 2002;5:332–40.
Fournier A, Berrino F, Riboli E, et al. Breast cancer risk in relation to different types of hormone replacement therapy in the E3N-EPIC cohort. Int J Cancer. 2005;114:448–54.
Fournier A, Berrino F, Clavel-Chapelon F. Unequal risk for breast cancer associated with different hormone replacement therapies: Results from E3N cohort study. Breast Cancer Res Treat. 2008;107:103–11.
Murkes D, Conner P, Leifland K, et al. Effects of percutaneous estradiol-oral

progesterone versus oral conjugated equine estrogens-medroxyprogesterone acetate on breast cell proliferation and Bcl-2 protein in healthy women. Fertil Steril. 2011;95:1188–91.

14. Siegel RL, Miller KD, Jemal A. Cancer statistics, 2018. CA: Cancer J Clin. 2018;68:7–30.

15. Barzi A, Lenz AM, Labonte MJ, et al. Molecular pathways: Estrogen pathway in colorectal cancer. Clin Cancer Res. 2013;19: 5842–48.

16. Hendifar A, Yang D, Lenz F, et al. Gender disparities in metastatic colorectal cancer survival. Clin Cancer Res. 2009;15:6391–97.
Fernandez E, Bosetti C, La Vecchia C, et al. Sex differences in colorectal cancer mortality in Europe, 1955–1996. Eur J Cancer Prev. 2000;9:99–104.
Hildebrand JS, Jacobs EJ, Campbell PT, et al. Colorectal cancer incidence and postmenopausal hormone use by type, recency, and duration in cancer prevention study II. Cancer Epidemiol Biomarkers Prev. 2009;18:2835–41.
Tannen RL, Weiner MG, Die D, et al. A simulation using data from a primary care practice database closely replicated the Women's Health Initiative trial. J Clin Epidemiol. 2007;60:686–95.
Rennert G, Rennert HS, Pinchev M, et al. Use of hormone replacement therapy and the risk of colorectal cancer. J Clin Oncol. 2009;27:4542–47.
Green J, Czanner G, Reeves G, et al. Menopausal hormone therapy and risk of gastrointestinal cancer: Nested case-control study within a prospective cohort, and meta-analysis. Int J Cancer. 2012;130:2387–96.
Calle EE, Miracle-McMahill HL, Thun MJ, et al. Estrogen replacement therapy and risk of fatal colon cancer in a prospective cohort of postmenopausal women. J Natl Cancer Inst. 1995;87: 517–23.
Slattery ML, Anderson K, Samovitz W, et al. Hormone replacement therapy and improved survival among postmenopausal women diagnosed with colon cancer (USA). Cancer Causes Control. 1999;10:467–73.
Mandelson MT, Miglioretti D, Newcomb PA, et al. Hormone replacement therapy in relation to survival in women diagnosed with colon cancer. Cancer Causes Control. 2003;14:979–84.
Chan JA, Meyerhardt JA, Chan AT, et al. Hormone replacement therapy and survival after colorectal cancer diagnosis. J Clin Oncol. 2006;24:5680–86.

17. Tsilidis KK, Allen NE, Key TJ, et al. Menopausal hormone therapy and risk of colorectal cancer in the European Prospective Investigation into Cancer and Nutrition. Int J Cancer. 2011;128: 1881–89.
Newcomb PA, Chia VM, Hampton JM, et al. Hormone therapy in relation to survival from large bowel cancer. Cancer Causes Control. 2009;20:409–16.

18. Hartz A, He T, Ross JJ. Risk factors for colon cancer and 150,912 postmenopausal women. Cancer Causes Control. 2012;23: 1599–605.
Hoffmeister M, Raum E, Krtschil A, et al. No evidence for variation in colorectal cancer risk associated with different types of postmenopausal hormone therapy. Clin Pharmacol Ther. 2009; 86:416–24.

19. Vessey MP, Doll R. Investigation of relation between use of oral contraceptives and thromboembolic disease. BMJ. 1968;2:199–205.

20. Kiley J, Hammond C. Combined oral contraceptives: A comprehensive review. Clin Obstet Gynecol. 2007;50:868–77.

21. Kaunitz AM. Clinical practice: Hormonal contraception in women of older reproductive age. N Engl J Med. 2008;358:1262.
Ratner S, Ofri D. Menopause and hormone-replacement therapy. Part 2. Hormone-replacement therapy regimens. West J Med. 2001;175(1):32–34.

22. Centers for Disease Control, Cancer and Steroid Hormone Study. Long-term oral contraceptive use and the risk of breast cancer. JAMA. 1983;249:1591–95.
Centers for Disease Control. Oral contraceptive (OC) use and the risk of breast cancer in young women. MMWR. 1984;33:353–54.
Cancer and Steroid Hormone (CASH) Study of the Centers for Disease Control and the National Institute of Child Health and Human Development. Oral-contraceptive use and the risk of breast cancer. N Engl J Med. 1986;315:405–11.
Murray P, Stadel BV, Schlesselman JJ. Oral contraceptive use in women with a family history of breast cancer. Obstet Gynecol. 1989;73:977–83.

23. Marchbanks PA, McDonald JA, Wilson HG, et al. Oral contraceptives and the risk of breast cancer. N Engl J Med. 2002;346: 2025–32.

24. Hannaford PC, Selvaraj S, Elliott AM, et al. Cancer risk among users of oral contraceptives: Cohort data from the Royal College of General Practitioners Oral Contraception Study. BMJ. 2007;335: 651–58.

25. Figueiredo JC, Bernstein L, Capanu M, et al. for the WECARE Study Group. Oral contraceptives, postmenopausal hormones, and risk of asynchronous bilateral breast cancer: The WECARE Study Group. J Clin Oncol. 2008;26:1411–18.
Figueiredo JC, Haile RW, Bernstein L, et al. Oral contraceptives and postmenopausal hormones and risk of contralateral breast cancer among BRCA1 and BRCA2 mutation carriers and non-carriers: The WECARE Study. Breast Cancer Res Treat. 2010; 120:175–83.

26. Hunter DJ, Colditz GA, Hankinson SE, et al. Oral contraceptive use and breast cancer: A prospective study of young women. Cancer Epidemiol Biomarkers Prev. 2010;19:2496–502.

27. Moorman PG, Havrilesky LJ, Gierisch JM, et al. Oral contraceptives and risk of ovarian cancer and breast cancer among high-risk women: A systematic review and meta-analysis. J Clin Oncol. 2013;31:4188–98.

28. Vessey MP, Doll R, Jones K, et al. An epidemiological study of oral contraceptives and breast cancer. BMJ. 1979;175:1757–60.
Spencer JD, Millis RR, Hayward JL. Contraceptive steroids and breast cancer. BMJ. 1978;1:1024–26.
Matthews PN, Millis RR, Hayward JL. Breast cancer in women who have taken contraceptive steroids. BMJ. 1981;282: 772–76.

29. Siegel RL, Miller KD, Jemal A. Cancer statistics, 2018. CA: Cancer J Clin. 2018;68:7–30.

30. Kiley J, Hammond C. Combined oral contraceptives: A comprehensive review. Clin Obstet Gynecol. 2007;50:868–77.

31. Vessey MP, Painter R. Endometrial and ovarian cancer and oral contraceptives – findings in a large cohort study. Br J Cancer. 1995;71:1340–42.
Vessey M, Yeates D, Flynn S. Factors affecting mortality in a large cohort study with special reference to oral contraceptive use. Contraception. 2010;82:221–29.
Bast RC, Brewer M, Zou C, et al. Prevention and early detection of ovarian cancer: Mission impossible? Recent Results Cancer Res. 2007;174:91–100.
Walker GR, Schlesselman JJ, Ness RB. Family history of cancer, oral contraceptive use, and ovarian cancer risk. Obstet Gynecol. 2002;186:8–14.
32. Collaborative Group on Hormonal Factors in Breast Cancer. Breast cancer and hormonal contraceptives: Collaborative reanalysis of individual data on 53,297 women with breast cancer and 100,239 women without breast cancer from 54 epidemiological studies. Lancet. 1996;347:1713–27.
33. ESHRE Capri Workshop Group. Hormones and breast cancer. Hum Reprod Update. 2004;10:281–93.
34. R. C. Rabin, "Birth Control Pills Still Linked to Breast Cancer, Study Finds," New York Times, December 6, 2017.
35. Mørch LS, Skovlund CW, Hannaford PC, et al. Contemporary hormonal contraception and the risk of breast cancer. N Engl J Med. 2017;377:2228–39.
36. Hunter DJ. Oral contraceptives and the small increased risk of breast cancer. N Engl J Med. 2017;377:2276–77.
37. Michels KA, Pfeiffer RM, Brinton LA, et al. Modification of the associations between duration of oral contraceptive use and ovarian, endometrial, breast, and colorectal cancers. JAMA Oncol. 2018;4:516–21.
38. Stuenkel C. More evidence why the product labeling for low-dose vaginal estrogen should be changed? Menopause. 2018;25: 4–6.
39. Crandall C J, Hovey, KM, Andrews CA, et al. Breast cancer, endometrial cancer, and cardiovascular events in participants who used vaginal estrogen in the Women's Health Initiative Observational Study. Menopause. 2018;25:11–20.

Kapitel 8

1. S. Love, Dr. Susan Love's Menopause and Hormone Book (New York: Random House, 2003), 23.
2. Ravdin's argument may be found here: Ravdin PM, Cronin KA, Howlader N, et al. The decrease in breast cancer incidence in 2003 in the United States. N Engl J Med. 2007;356:1670–74. The authors wrote: "Discontinuation of hormone replacement therapy could have caused a decreased incidence of breast cancer by direct hormonal effects on the growth of occult breast cancers, a change that would have been expected to affect predominantly estrogenreceptor-positive tumors."
Avrum's rebuttal evidence may be found here: Decline in breast cancer incidence—United States: 1999–2003. MMWR. 2007;56: 549–53. "Age-adjusted incidence rates for invasive breast cancer [the kind that takes years to

develop] decreased each year during 1999– 2003, with the greatest decrease, 6.1%, occurring from 2002 to 2003." Rates of in situ breast cancer decreased only 2.7 percent.

3. Ravdin PM, Cronin KA, Chlebowski RT. A decline in breast cancer incidence. N Engl J Med. 2007;357:513.
   Ravdin et al.'s comment was in response to Bluming AZ. Correspondence: A decline in breast-cancer incidence. Letter to the editor. N Engl J Med. 2007;357:509–13.
   And also in response to Zahl P-H, Mæhlen J. A decline in breast-cancer incidence. Letter to the editor. N Engl J Med. 2007;357:509–13. These two Norwegian researchers noted, "In contrast to the results reported by Ravdin et al., from 2002 to 2005, breast-cancer incidence rates were stable in Norway and Sweden, despite a sharp decline in the use of hormone-replacement therapy."
4. Powledge T. Easing hormone anxiety. Scientific American. 2007;297:32–34.
5. Anderson GL, Chlebowski RT, Aragaki AK, et al. Conjugated equine oestrogen and breast cancer incidence and mortality in postmenopausal women with hysterectomy: Extended follow-up of the Women's Health Initiative randomised placebo-controlled trial. Lancet Oncol. 2012;13:476–86.
6. Garnet Anderson, quoted in Carol Ostrom, "Estrogen-Only Pills Cut Breast-Cancer Risk for Some," Seattle Times, March 6, 2012; https://www.seattletimes.com/seattle-news/estrogen-only-pills-cut-breast-cancer-risk-for-some/
7. C. Smyth, "Women Told Hormone Replacement Therapy Does Not Lead to Early Death," Times (UK), Sept. 13, 2017; https://www.thetimes.co.uk/article/women-told-hrt-does-not-lead-to-early-death-ztk08tn7j?shareToken=ad8acbab104dce49546d8e90d85b7987
8. Manson JE, Aragaki AK, Rossouw JE, et al. Menopausal hormone therapy and long-term all-cause and cause-specific mortality: The Women's Health Initiative Randomized Trials. JAMA. 2017;318: 927–38.
9. S. Sloman and P. Fernbach, The Knowledge Illusion: Why We Never Think Alone (New York: Riverhead Books, 2017), 160.
10. D. Kahneman, Thinking, Fast and Slow (New York: Farrar, Straus and Giroux, 2011), 276.
11. C. Tavris and E. Aronson, Mistakes Were Made (but Not by Me), rev. ed. (Boston: Houghton Mifflin Harcourt, 2015).
12. Tatsioni A, Siontis GCM, Ioannidis JPA. Partisan perspectives in the medical literature: A study of high frequency editorialists favoring hormone replacement therapy. J Gen Intern Med. 2010; doi:10.1007/s11606-010-1360-7.
13. Vera-Badillo FE, Shapiro R, Ocana A, et al. Bias in reporting of end points of efficacy and toxicity in randomized, clinical trials for women with breast cancer. Ann Oncol. 2013;24:1238–44.
14. US Preventive Services Task Force Recommendation Statement. Hormone therapy for the primary prevention of chronic conditions in postmenopausal women. JAMA. 2017;318:2224–33.

15. Grady D. Evidence for postmenopausal hormone therapy to prevent chronic conditions: Success, failure, and lessons learned. Editorial. JAMA Intern Med. December 12, 2017, doi:10.1001/jamainternmed.2017.7861.
16. Visvanathan K, Levit LA, Raghavan D, et al. Untapped potential of observational research to inform clinical decision making: American Society of Clinical Oncology research statement. J Clin Oncol. 2017;35:1845–54.
17. Frieden TR. Evidence for health decision making — beyond randomized, controlled trials. N Engl J Med. 2017;377:465–75.
18. Lobo RA. Hormone replacement therapy: Current thinking. Nat Rev Endocrinol. 2017;13:220–31.
19. Shapiro S, Farmer RDT, Mueck AO, et al. Does hormone replacement therapy cause breast cancer? An application of causal principles to three studies. Part 2. The Women's Health Initiative: Estrogen plus progestogen. J Fam Plann Reprod Health Care. 2011;37:165–72.
20. The 2017 hormone therapy position statement of the North American Menopause Society. Menopause. 2017;24:728–53.
21. Erdem U, Ozdegirmenci O, Sobaci E, et al. Dry eye in postmenopausal women using hormone replacement therapy. Maturitas. 2007;56:257–62.
    Schaumberg DA, Buring JE, Sullivan DA, et al. Hormone replacement therapy and dry eye syndrome. JAMA. 2001;286: 2114–19.
22. Edelson RN. Menstrual migraine and other hormonal aspects of migraine. Headache. 1985;25:376–79.
23. Lobo RA. Hormone replacement therapy: Current thinking. Nat Rev Endocrinol. 2017;13:220–31.
24. Panay N, Hamoda H, Arya R, et al. The 2013 British Menopause Society and Women's Health Concern recommendations on hormone replacement therapy. Menopause Int. 2013;19:59–68.
    Pitkin J. Should HRT be duration limited? Menopause Int. 2013; 19:167–74.
25. The 2017 hormone therapy position statement of the North American Menopause Society. Menopause. 2017;24:728–53.
26. Prague JK, Roberts RE, Comninos AN, et al. Neurokinin 3 receptor antagonism rapidly improves vasomotor symptoms with sustained duration of action. Menopause. 2018;25:1–8.
27. Santen RJ, Allred DC, Ardoin SP, et al. Postmenopausal hormone therapy: An Endocrine Society scientific statement. J Clin Endocrinol Metab. 2010;95:S1–S66.
28. Zhao J-G, Zeng X-T, Wang J, Liu L. Association between calcium or vitamin D supplementation and fracture incidence in community-dwelling older adults: A systematic review and meta-analysis. JAMA. 2017;318:2466–82.
29. Santoro N, Braunstein GD, Butts CL. Compounded bioidentical hormones in endocrinology practice: An Endocrine Society scientific statement. J Clin Endocrinol Metab. 2016;101:1318–43.

30. Bhavnani BR, Strickler RC. Menopausal hormone therapy. J Ob-Gyn Canada 2005;27:137-62.
Shah S, Bell RJ, Davis SR. Homocysteine, estrogen and cognitive decline. Climacteric. 2006;9:77–87.
31. Brinton RD, Proffitt P, Tran J, Luu R. Equilin, a principal component of the estrogen replacement therapy Premarin, increases the growth of cortical neurons via an NMDA receptor-dependent mechanism. Exp Neurol. 1997;147:211–20.
32. Pickering G. Physician and scientist. Br. Med J. 1964,2:1615–9.
33. Blakemore C, Cooper GF. Development of the brain depends on the visual environment. Nature. 1970;228:477–78.

Ein Wort zum Schluss

1. Neves-e-Castro M. My dream. Climacteric. 2004;7:322–23.

Stichwortverzeichnis

K

L

M

N

O

P

R

S

T

U

V

W

Studienverzeichnis

CASH, Cancer And Steroid Hormone Study
(Studie über Krebs und Steroidhormone)

EPAT, Estrogen Prevention of Atherosclerosis Trial
(Östrogen-Atherosklerose-Präventionsstudie)

ERA, Estrogen Replacement and Atherosclerosis
(Östrogenersatz- und Atherosklerosestudie)

Framingham-Herz-Studie

HABITS, Hormonal Replacement Therapy After Breast Cancer
(Studie über Hormonersatz-Therapie nach Brustkrebs)

ICE, Isoflavone Clover Extract Study
(Studie über Isoflavone aus Rotklee-Extrakt)

NHS, Nurses' Health Study
(Studie mit Krankenschwestern)

PEPI, Postmenopausal Estrogen/Progestin Interventions Trial
(Postmenopausale Östrogen/Progestin Interventionsstudie)

PURE, Prospective Urban Rural Epidemiology
(Prospektives Stadt-Land-Epidemiologie-Projekt)

REMEMBER, Research Into Memory, Brain Function and Estrogen Replacement
(Studie zur Erforschung von Gedächtnis, Gehirnfunktion und Östrogenersatz)

SWAN, Study of Women's Health Across the Nation
(Landesweite multiethnische Studie über die Gesundheit der Frau)

The Million Women Study
(Eine-Million-Frauen-Studie)

WHIMS, Women's Health Initiative Memory Study
(WHI-Gedächtnisstudie)

WHI, Women's Health Initiative
(Studie zur Erforschung der Gesundheit von Frauen)

Stimmen zum Buch

„Wie konnte ein fehlerhaftes wissenschaftliches Ergebnis zu einem überzeugenden Schwergewicht werden, das den Umgang mit der Gesundheit von Frauen weltweit veränderte? In ihrem faszinierenden Bericht stellen Bluming und Tavris dieses Ergebnis infrage und decken die Gründe für dessen außergewöhnlichen Einfluss auf."

Dr. Robert B. Cialdini, Autor von Influence and Pre-Suasion *(zu Deutsch etwa: „Einfluss und gutes Zureden")*

„Das ist ein so wichtiges Buch, und ich werde es jeder Frau wärmstens empfehlen. Wegweisend und sorgfältig recherchiert, liefert *Östrogen!* wesentliche Informationen über die vielen Vorteile von Östrogen in den Wechseljahren, selbst nach einer Brustkrebsdiagnose. Es deckt Fehlinterpretationen von Studienergebnissen auf, die bei Frauen (und ihren Ärzten) zu ungerechtfertigten Bedenken gegenüber der Anwendung von Östrogen geführt haben. Die hier vorgelegten wohlüberlegten Informationen werden dazu beitragen, dass Frauen Östrogen, das für viele ein gesünderes, längeres Leben bedeutet, mit einem besseren Gefühl anwenden."

Dr. phil. Patricia T. Kelly, spezialisiert auf die Risikobewertung von Krebs und Autorin von Assessing Your True Risk of Breast Cancer *(zu Deutsch etwa: „Stellen Sie Ihr wirkliches Brustkrebsrisiko fest")*

„Angesichts der erheblichen Morbidität und Mortalität an Brustkrebs, angesichts des emotionalen Tributs, den er fordert sowie der gewaltigen Konsequenzen, die seine Behandlung nach sich zieht, ist die frontale Breitseite gegen die gängige Meinung zur Anwendung von Östrogen erfrischend und begrüßenswert. Dieses Buch wird zu einer lebhaften Debatte über die Verdienste bestehender jahrzehntelanger klinischer Forschung über Östrogen anregen und dazu beitragen, die Abwägung zwischen Nutzen und Risiken der Hormontherapie, wie Kliniker und Patientinnen sie verstehen, neu auszurichten."

Dr. med. Jerome P. Kassirer, Ehrenprofessor, Medizinische Hochschule der Tufts University und ehemaliger Chefredakteur des New England Journal of Medicine

„Nach mehr als zwei Jahrzehnten Tätigkeit in der Gesundheitsförderung von Frauen war ich entsetzt über die Versuche der Women's Health Initiative, ihre eigenen Ergebnisse zu verfälschen und der Sensationsgier preiszugeben, um Absichten zu fördern, die gegen die Hormontherapie gerichtet sind. Ich hoffe, dass *Östrogen!* genügend Aufmerksamkeit auf sich zieht, um den Ängsten und Fehlinformationen über die HET gegenzusteuern, die es bei vielen Frauen und ihren Ärzten noch gibt."

Phyillis Greenberger, MSW (Master der Sozialarbeit, von engl. Master of Social Works), ehemalige Präsidentin und Geschäftsführerin der Society for Women's Health Research (Forschungsgesellschaft für Frauengesundheit)

„Dieses Buch ist lange überfällig, und ich ziehe meinen Hut vor den Autoren für ihren Mut und ihren Einsatz (sowie ihren deutlichen und geistreichen Schreibstil). Ich glaube, es ist ein ethisches Gebot für alle Kliniker, die Frauen in der Menopause oder Frauen mit Brustkrebs behandeln, ihre Patientinnen auf dieses Buch aufmerksam zu machen."

Dr. med. Michael Baum, Gastdozent für medizinische Humanwissenschaften, University College London

„Bluming und Tavris erzählen die Geschichte des Östrogens auf eine Weise, die sowohl Laien als auch Fachleuten gerecht wird. Dieses Buch ist eine gründlich recherchierte und sorgfältig begründete Rehabilitation der HET. Sehr aufschlussreich!"

Dr. med. Harriet Hall, Redakteurin, Science-Based Medicine

„Gut geschrieben, erkenntnisreich und knallhart widerlegt *Östrogen!* erfolgreich die Milliarden-Dollar-schwere, auf Regierungsebene durchgeführte, als Women's Health Initiative bekannte Studie, die behauptete, dass Hormone für postmenopausale Frauen schädlich seien. Diese Studie hatte Unrecht. Es hat sich herausgestellt, dass Östrogen sehr wohl eine Rolle für die Gesundheit der Frau spielt."

Dr. med. Vincent T. DeVita Jr., Professor für Medizin am Yale Cancer Center, Professor für Epidemiologie und öffentliche Gesundheit an der Yale Medical School

Über die Autoren

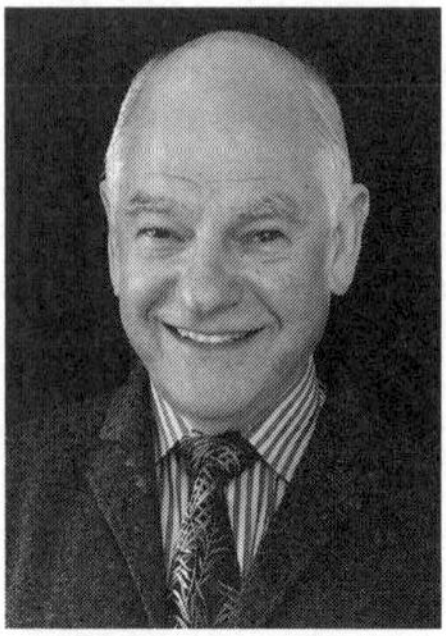

Avrum Bluming promovierte am Columbia College für Humanmedizin und Chirurgie. Er arbeitete vier Jahre lang als leitender Prüfer für das National Cancer Institute (Nationales Krebsinstitut), zwei Jahre davon als Chef des Zentrums für die Behandlung von Lymphomen in Kampala, Uganda. Seine erste Lumpektomie-Studie zur Behandlung von Brustkrebs organisierte er 1978 in Südkalifornien und er untersuchte mehr als zwanzig Jahre lang die Vorteile und Risiken der Hormontherapie bei ehemaligen Brustkrebs-Patientinnen. Dr. Bluming war Professor für klinische Medizin an der University of Southern California (USC) und Gastreferent am Royal College of Physicians in London sowie am Pasteur-Institut in Paris. Er wurde vom American College of Physicians (US-amerikanische internistische Fachgesellschaft) mit dem Ehrentitel „Master" ausgezeichnet, eine Ehre, die nur 500 der mehr als 100 000 Fachärzten in den Vereinigten Staaten zuteilwird.

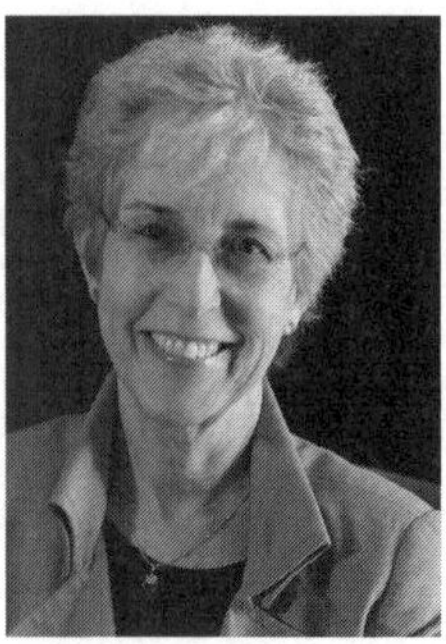

Carol Tavris promovierte an der University of Michigan in Sozialpsychologie. Sie schrieb unter anderem *Ich habe recht, auch wenn ich mich irre*, zusammen mit Elliot Aronson (als e-Book) sowie *Anger: The Misunderstood Emotion* (zu Deutsch etwa: „Wut: Die missverstandene Emotion"; nur in englischer Sprache erhältlich) und *The Mismeasure of Women* (zu Deutsch etwa: „Die falsch vermessene Frau"; ebenfalls nur in englischer Sprache erhältlich). Sie hat für ein breites Spektrum von Zeitungen und Zeitschriften Artikel, Kommentare und Buchrezensionen zu Themen der psychologischen Wissenschaft verfasst – unter anderem in der *Los Angeles Times*, der *New York Times Book Review*, im *Wall Street Journal*

und in der *TLS* (*Times Literary Supplement*, die Literaturbeilage der Times) – sowie die Kolumne „The Gadfly“ (Die Stechfliege) für die Zeitschrift *Sceptic*. Sie ist Mitglied des Verbandes für psychologische Wissenschaft und wurde für ihre Bemühungen um die Gleichbehandlung der Geschlechter, die Wissenschaft und ihre skeptische Haltung mehrfach ausgezeichnet.